JN033609

Mathematical Modelling of Infectious Disease Epidemics

感染症流行を読み解く数理

Hiroshi Nishiura

Tetsuro Kobayashi

Asami Anzai

Kazuyuki Aihara

Natalie Linton

編著・西浦 博

著・小林鉄郎
安齋麻美
合原一幸
ナタリー・リントン

日本評論社

まえがき

　これまで新興感染症の流行を繰り返してきたが，僕自身を含めて人間は，どうしてここまで愚かなのだろうかと悔やんでいる．新型コロナウイルス感染症(COVID-19)の流行が起こる前まで，何度も何度も本分野を真剣に考え，飛躍的に改善させるチャンスは十分にあった．1980年代のHIV/AIDSはもちろん，重症急性呼吸器症候群(SARS)や高病原性鳥インフルエンザ，バイオテロの脅威，さらには，新型インフルエンザの汎世界的流行，エボラ出血熱，ジカ熱….COVID-19によって，皆さんの生活がここまで深刻に影響を受ける前から，われわれは感染症に対する備えや共生のあり方について日々問われ続けてきた．僕たちはずっとチャンスを与えられ続けてきたのだ．

　しかし，僕たちは幾多のチャンスをみすみす逃してきてしまった．感染症の流行データは，数理的・理論的手法を駆使することにより日々分析されている．例えば，2009年に発生した新型インフルエンザのパンデミックに際し，「どれくらい感染者数・死亡者数が見込まれるか」という疑問に回答し，「どういった対策を講ずればよいか」「ワクチンの数はどのくらい必要か」を明らかにするために，インフルエンザの流行メカニズムを考慮した数理モデルを利用して，さまざまな分析が実施された．また，国連機関などから報告される世界のマラリア患者数推定やエイズ患者数の将来予測が毎年ニュースで報じられるが，それらは数理モデルを利用した統計学的推定に基づいて算出された値を利用している．感染症の数理モデルに対する社会的ニーズの増大はとどまるところを知らず，感染症に関わる社会のあらゆる場面で数理的手法の応用が求められる時代になったと言っても過言ではない．

　一方で，数理モデルを使うための体制は，感染症流行対策を真に左右するほどまでに発展していなかった．理論的な落とし穴を回避しつつ，人類を救うためにはまったく十分ではなかった．今日までの問題をもっと予見できたはずであるし，研究体制を拡充してもっと若手を鍛えることができたはずである．データサイエンスを基盤とした憂国の若者たちが，真剣な目つきで迫

りくる感染症に対して構える体制を何重にも構築できていたはずなのだ.

　本書はその後悔の上に立っている. というのも, 編著者と『数学セミナー』元編集長の入江孝成氏は, 氏が編集部に入門したての頃からの付き合いであり, 本書は過去 12 年間を通して連載や特別記事などとして執筆してきた著作の集大成としてできている. 編著者は, 今回の流行で多くのつらい思いを感じ, また, 人々がつらい日々を過ごすのを目の当たりにして, 本書をもっと早く世に出しておけばと身に染みている. 自身の論文や原著研究活動ばかりを優先し, こうやって出版に至ったのは, 恥ずかしながら COVID-19 流行開始後 2 年以上が経過した後になったのだ.

　感染症流行の観察データを利用した分析手法を理解するためには,「感染過程」と呼ばれる伝播のメカニズムを数理的かつ理論的に深く理解しなければならない. つまり,「感染症がどのように集団内で増えるのか」や「感染メカニズムや接触パターンを理解した上でデータ分析を実施する手段はどのようなものか」に関して, 基礎理論を習得することが不可欠である. しかし, 感染症の理論疫学に関してまったく経験のない方が数学の話を聞くと, 即座に「感染症流行の理論は難しい」という印象を学ぶ前から抱いてしまうことになる. そして, そういった気持ちを少しでも有する限り, 感染症が流行る理(ことわり)を深めていくことが大変難しくなってしまう. そんな食わず嫌いの印象を(特に一般読者の方に向けて)打破する必要があると編著者は常々感じてきた. このことは, 雑誌『数学セミナー』に幾度となく連載をすることになった第 1 の動機である. 表現が悪いかも知れないが, 本書は基礎理論と応用に関して, 最も重要な事項だけを「つまみ食い」した. このようにすることで, 読者が持つ数学的な前提知識によらず, 最もやさしく解説した「感染症の理論疫学入門書」を提供することを目指した. 数理モデルは基礎的なコンセプトと重要な想定さえ理解すればまったく難しくなく,「数学者ではない」という理由だけで尻込みする必要は一切ないことをまず冒頭で述

べておきたい．まったく専門外の場で勉学・労働している一般読者の皆さんにとっても，本書が感染症の流行理論に関する理解を少しだけでも深めるきっかけになれば，これ以上の喜びはない．

　もう1つの執筆動機は，応用をする際のニーズに対応できる感染症数理モデルに関する入門書を提供することである．日本の医学や公衆衛生の現場では，他の先進諸国と比較して感染症の理論疫学に関する研究や数理モデルを応用した分析機会がきわめて少ない．日本の医学研究・疫学研究と数理科学の間では使用される言葉自体が大きく異なり，特に社会実装に役立つモデル活用となれば大きな谷のようなものが存在する．本書では，それぞれの分野を一定の度合で経験した編著者が，橋渡しをする潤滑油の役割を担う書籍を提供することを試みた．もちろん，『数学セミナー』での執筆に相当するテーマばかりが本書に散りばめられているので，学問的視野の重点配分が不十分である可能性は否定できない．日が当たりにくいが内容的にきわめて重要なテーマがカバーできておらず，今後も書籍などを通じて伝授しなければならない本分野内の専門的事項は山積している．

　これまで編著者は，幸運にも素晴らしい指導者に出会ってきた．日本においては専門家が数少ない中，入門以降，稲葉寿，中澤港，梯正之の各氏からは基礎理論を教わるだけでなく，1つひとつのターニングポイントで適切な道標さえ示唆いただく機会に恵まれた．また，ロンドン大学，チュービンゲン大学およびユトレヒト大学において，感染症流行理論の先駆的実績を有するRoy Anderson, Klaus Dietz, Hans Heesterbeekの各氏からは数多くの解析・応用的方法を学び，盗み取らせていただいた．上述の通り，日本評論社の入江孝成氏の根気なくしては，本書の出版は成し遂げることができるものではなかった．また最後に，新型コロナウイルス感染症の流行対策でいつも遅くに帰ってきてしまう私と，時をともにしてくれる妻・知子と子どもたちに御礼を述べたい．　　　　　　　　2022年5月12日　京都　西浦　博

CONTENTS

第1章

緒論
感染症のコンパートメントモデルと
基本再生産数

小林鉄郎
（京都大学大学院医学研究科）

西浦 博
（京都大学大学院医学研究科）

はじめに

　感染症は，膠原病や生活習慣病のような内的要因で起こる疾病と異なり，細菌やウイルスなど病原体への暴露がなければ，絶対に罹患することがない．新型コロナウイルス感染症(COVID-19)のように人から人へ伝播するものについては，一人で部屋の中にこもっていれば絶対に感染することがない．しかし，日常的に接触を一切しないことは現実的にほぼ不可能である．感染症の流行はいくつかの仮定をすることで数理モデルを用いた予測がしやすい．ここでは，感染症数理モデルの基本形ともいえる，コンパートメントモデルと基本再生産数について述べていく．

SIRコンパートメントモデル

　対象とする感染症の病態学的および疫学的特徴によってさまざまなコンパートメントモデルがあるが，新型コロナウイルスやインフルエンザではその代表格ともいえるケルマック(Kermack)とマッケンドリック(McKendrick)らが1927年までに考えたSIRモデルを用いて考えると最も分かりやすい．このモデルでは，コミュニティ内の人口を3種類に分けて考える．すなわち，未感染かつワクチン等で免疫を獲得していない感受性人口(susceptible, 以下S)，感染性人口(infectious, 以下I)，治癒人口(recovered, 以下R)である．ここで，SIRモデルを用いた感染流行のモデルを立てる際に，以下のような条件を仮定する．

- Sが病原体に暴露されたら直ちにIへ移行する
- 他者への2次感染はIのみが起こす
- Iは一定期間で自動的にRへ移行する
- 治癒後は免疫がつき，2度目の感染はない(RからSやIに戻ることはない)

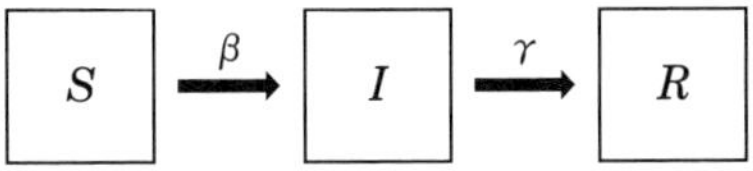

図1.1

これをもとに，図1.1のようなコンパートメントモデルを考える．この遷移は3つの微分方程式で表すことができる．

$$\frac{dS}{dt} = -\beta SI \tag{1.1}$$

$$\frac{dI}{dt} = \beta SI - \gamma I \tag{1.2}$$

$$\frac{dR}{dt} = \gamma I \tag{1.3}$$

「感染」は，Iの1人がウイルスや細菌など病原体をSの一人に接触して感染させることで成立する．1回の接触で，SはIに移行するので，Sの人数は1人減り，Iの人数は1人増える．単位時間における有効な接触の頻度は，その時点でコミュニティ内に存在するSの減少人数（あるいはIの増加人数）に等しく，それは，その時点でのSおよびIの人数に比例する（(1.1)および(1.2)式）．そして，「治癒」とは1人のIが一定の感染期間Dを経てRに移行するイベントであるので，単位時間に起こる治癒のイベント数は，その時点でコミュニティ内に存在するIの人数に比例し，その分だけIが減少し，同じ数だけRが増加する（(1.2)および(1.3)式）．また，βを伝達率といい「単位時間に1人のIが1人のSと接触を起こす率」を意味する．そして，$\beta I\ (= \lambda)$を感染力（force of infection）と呼ぶこともあり「コミュニティ内で単位時間に1人のSが2次感染をしてしまうハザード率」を意味する．γは治癒率といい，単位時間に1人のIが治癒してRに移る率のことで，これは平均感染性期間Dの逆数に等しい（$\gamma = 1/D$）．

感染齢aを考慮したSIRモデル

微分方程式(1.1)，(1.2)，(1.3)は簡略化されたものであり，本来のケルマッ

4

クーマッケンドリック型モデルは時刻 t に加えて，感染時刻からの経過時間である感染齢 a も考慮している．また，前項では定数として扱っていた伝達率 β や治癒率 γ は感染齢によって変化すると仮定している．このとき，(1.1), (1.2), (1.3)式の代わりに以下の4式を用いる．

$$\frac{dS(t)}{dt} = -S(t)\int_0^\infty \beta(a)I(t,a)da \tag{1.4}$$

$$I(t,0) = S(t)\int_0^\infty \beta(a)I(t,a)da \tag{1.5}$$

$$\left(\frac{\partial}{\partial t}+\frac{\partial}{\partial a}\right)I(t,a) = -\gamma(a)I(t,a) \tag{1.6}$$

$$\frac{dR(t)}{dt} = \int_0^\infty \gamma(a)I(t,a)da \tag{1.7}$$

感染人口 I は感染齢ごとの変化を考えなければならないので，(1.2)式における I の変化は，右辺の βSI（増加分）と γI（減少分）をそれぞれ(1.5)式と(1.6)式に分けて考える．(1.5)式の $I(t,0)$ は時刻 t における感染齢 $a=0$ の感染人口，つまり新規感染者数を意味する．(1.6)式の左辺は，時刻 t，感染齢 a の感染人口の単位時間あたりの治癒人数を表す．図1.2で示したように，時刻 t が1進めば，感染齢 a も1進む（t 軸および a 軸に対して45度の点線の方向に進む）ので，t 方向と a 方向の瞬間的変化（偏微分）の合計が単位時間あたりの治癒人数となる．また，時点 t における感染人口（総数）$I(t)$ は以下のように計算できる．

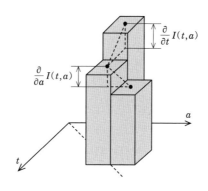

図1.2

$$I(t) = \int_0^\infty I(t,a)da$$

なお，次節以降は感染齢 a を考慮せずに(1.1),(1.2),(1.3)式のみを用いて説明していく．

基本再生産数 R_0

次に我々が知りたいのは，全人口が感受性であるコミュニティに一人の感染者が現れたとき，そこから流行(エピデミック)が起こるか否かである．流行が起こるということは，感染人口の時間変化率が正の値をとるということなので，(1.2)式より，

$$\frac{dI}{dt} = \beta SI - \gamma I = (\beta S - \gamma)I > 0$$

と表すことができる．ただし，$I < 0$ は現実にありえないので，求める流行の条件は $\beta S - \gamma > 0$ となる．流行初期段階では感受性人口 S が全人口 $N\,(= S + I + R)$ にほぼ等しい $(S \approx N)$ ことを利用し，式変形して

$$\frac{\beta}{\gamma}N > 1$$

を得る．この不等式の左辺は「1人の感染者が起こす2次感染の総数」にほかならず，基本再生産数(basic reproduction number)と呼び，R_0 と表す．

$$R_0 = \frac{\beta}{\gamma}N \tag{1.8}$$

1人の感染者が必ず R_0 人に2次感染を起こすと仮定するなら，総感染者数 Z は $Z = R_0 + R_0^2 + R_0^3 + \cdots$ という，公比を R_0 とした等比数列の総和に等しく，R_0 が1より小さければ，ある一定の値 $(1/(1-R_0))$ に収束する．逆に，1よりも大きければ感染者数は幾何級数的に増えていき，最終的には無限に発散する．ただし，これは流行初期状態における「感受性人口 S が全人口 N にほぼ等しい」ことを仮定した計算であり，実際の感受性人口は有限である．ここで s,i,r を全人口における S,I,R の比率 $(\therefore s = S/N,\ i = I/N,\ r = R/N)$ として(1.1),(1.2),(1.3)式を書き直すと，全人口 $n = 1$ より $R_0 =$

β/γ になるので，(1.3)式の I を(1.1)式に代入して積分計算することで以下が求まる．

$$R_0 = -\frac{\ln(1-z)}{z} \tag{1.9}$$

ここで z は時刻 t が無限に発散したときの治癒人口の割合 $r(\infty)$ であり，最終的な総感染者比率を意味する（最終規模方程式と呼ばれる）．つまり，総感染者の比率 z は「基本再生産数のみで一意に決まる」ことを意味する（図1.3）．例えば，$R_0 = 2$ であれば，人口の約80%（$z = 0.8$）が感染することになり，$R_0 = 3$ であれば約94%（$z = 0.94$）が感染することを意味する．

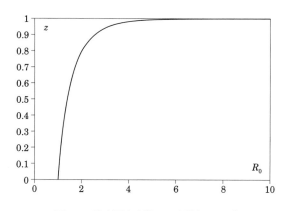

図1.3　基本再生産数でみた流行サイズ

では，人口の一部がワクチン接種や既感染で免疫をつけていたら（$r(0) > 0$ だったら）どうだろうか．そこに一人の感染者が現れた時点ではまだ，$i \approx 0$ と近似できるため，$s + r = 1$ である．上述の基本再生産数 R_0 は「全人口が感受性」を持つことを仮定していたが，人口の一部の s だけがまだ免疫をつけていない（$r(0)$ が免疫をつけている）人口での実効再生産数 R_E は $R_E = R_0 s = R_0(1-r)$ となる．$R_E = 1$ を r について解くと，

$$r = 1 - \frac{1}{R_0}$$

となる．これこそが，「その人口で流行を起こさないために最低限必要なワクチン接種率（ないしは流行終息に必要な総感染比率）」すなわち集団免疫閾

値(herd immunity threshold)である．新型コロナウイルスの従来株における基本再生産数を 2.5 とすると，感染収束のために必要な最終免疫獲得比率は $1-1/2.5 = 60\%$ と見積もられてきた．

人口の異質性

　これまでは老若男女問わず完全にランダムに接触する人口を前提としていたが，現実世界では成人は成人同士，小児は小児同士で集まる傾向があったり，感染力に男女差があったりする(性感染症など)．このような人口の異質性(heterogeneity)を加味したモデルを考えるとき，次世代行列(next generation matrix)を用いると考えやすい．例えば，人口を成人 (A) と小児 (C) の 2 つのサブグループに分けて考えたとき，次世代行列 $\boldsymbol{K}$ は以下のように表される．

$$\boldsymbol{K} = \begin{pmatrix} R_{CC} & R_{CA} \\ R_{AC} & R_{AA} \end{pmatrix}$$

これはつまり，2 次感染のパターンが小児から小児，成人から小児，小児から成人，成人から成人の 4 種類あることを意味し，1 人あたりの感染者が生み出す感染者数の平均値をそれぞれ，$R_{CC}, R_{CA}, R_{AC}, R_{AA}$ と定義する(下付きの 2 文字が 2 次感染者，1 次感染者の順に表記されていることに注意)．ここで t 世代目における小児と成人の感染者数をそれぞれ $I_{C,t}, I_{A,t}$ とすると次の $t+1$ 世代におけるそれらの感染者数は以下のようになる．

$$\begin{pmatrix} I_{C,t+1} \\ I_{A,t+1} \end{pmatrix} = \begin{pmatrix} R_{CC} & R_{CA} \\ R_{AC} & R_{AA} \end{pmatrix} \begin{pmatrix} I_{C,t} \\ I_{A,t} \end{pmatrix} \tag{1.10}$$

ゆえに 0 世代目の感染者数を用いて以下のような一般式で書き表すこともできる．

$$\begin{pmatrix} I_{C,t} \\ I_{A,t} \end{pmatrix} = \begin{pmatrix} R_{CC} & R_{CA} \\ R_{AC} & R_{AA} \end{pmatrix}^t \begin{pmatrix} I_{C,0} \\ I_{A,0} \end{pmatrix}$$

ここで，次世代行列 $\boldsymbol{K}$ が一定であるならば，世代 t が ∞ に発散するとき，以下のような面白い定理が成り立つ(証明は割愛)．

- 任意の初期感染者数($I_{C,0}$ および $I_{A,0}$)に対し,世代 t の総感染者数に対する次世代 $t+1$ の総感染者数の比 $\lambda = (I_{C,t+1}+I_{A,t+1})/(I_{C,t}+I_{A,t})$ は一定の値に収束する.
- 任意の初期感染者数($I_{C,0}$ および $I_{A,0}$)に対し,総感染者数に対する小児および成人の感染者数の比($I_{C,t}/(I_{C,t}+I_{A,t})$ および $I_{A,t}/(I_{C,t}+I_{A,t})$)は一定の値に収束する.

例えば,次世代行列を

$$K = \begin{pmatrix} 1.4 & 0.4 \\ 0.4 & 0.3 \end{pmatrix}$$

と定めると,初期感染者数($I_{C,0}$ および $I_{A,0}$)がどのような値をとっても,t 世代目における総感染者数に対する次の $t+1$ 世代目の総感染者数の比 λ は必ず 1.53 に収束し,総感染者数に対する小児および成人の感染者数の比は必ずそれぞれ 0.75 と 0.25 に収束する.これはつまり,t 世代目の感染者行列に定数 λ を掛けたものが $t+1$ 世代目の感染者行列に等しくなることを意味する.

$$\begin{pmatrix} I_{C,t+1} \\ I_{A,t+1} \end{pmatrix} = \lambda \begin{pmatrix} I_{C,t} \\ I_{A,t} \end{pmatrix}$$

ここで世代間の感染者総数の比である λ は基本再生産数 R_0 と同義であることに気付かれたい.さらに (1.10) 式より,以下の等式が成り立つ.

$$\begin{pmatrix} R_{CC} & R_{CA} \\ R_{AC} & R_{AA} \end{pmatrix} \begin{pmatrix} I_{C,t} \\ I_{A,t} \end{pmatrix} = R_0 \begin{pmatrix} I_{C,t} \\ I_{A,t} \end{pmatrix}$$

つまり,基本再生産数 R_0 は次世代行列 K の固有値(の大きい方)になる.これを一般的な式で表現すると,人口を n 個のサブグループに分け,各サブグループ間における再生産数 R_{ab}(a が 2 次感染者,b が 1 次感染者の属性)を表した次世代行列 K は

$$K = \begin{pmatrix} R_{11} & \cdots & R_{1n} \\ \vdots & \ddots & \vdots \\ R_{n1} & \cdots & R_{nn} \end{pmatrix}$$

となり,基本再生産数 R_0 は次世代行列 K の最大固有値になる.

人口の異質性を加味したSIRモデル

また，異質性を加味した SIR モデルでは，先述の$(1.1), (1.2), (1.3)$式の代わりに以下のような 3 つの微分方程式で書き表すことができる．

$$\frac{ds_a}{dt} = -s_a \sum_b \beta_{ab} i_b \tag{1.11}$$

$$\frac{di_a}{dt} = s_a \sum_b \beta_{ab} i_b - \gamma i_a \tag{1.12}$$

$$\frac{dr_a}{dt} = \gamma i_a \tag{1.13}$$

このとき，s_a, i_a, r_a は，サブグループ a の人口 N_a における感受性人口，感染人口，治癒人口の比率である（$\because s_a = S_a/N_a, \ \ i_a = I_a/N_a, \ \ r_a = R_a/N_a, \ s_a + i_a + r_a = 1$）．この式が与えられたときの基本再生産数を求めてみよう．流行初期では $s_a \approx 1$ なので，(1.12)式は以下のような行列で表すこともできる．

$$\frac{d}{dt}\begin{pmatrix} i_1 \\ i_2 \\ \vdots \\ i_n \end{pmatrix} = \begin{pmatrix} \beta_{11}-\gamma & \beta_{12} & \cdots & \beta_{1n} \\ \beta_{21} & \beta_{22}-\gamma & \cdots & \beta_{2n} \\ \vdots & \vdots & \ddots & \vdots \\ \beta_{n1} & \beta_{n2} & \cdots & \beta_{nn}-\gamma \end{pmatrix}\begin{pmatrix} i_1 \\ i_2 \\ \vdots \\ i_n \end{pmatrix}$$

このとき，右辺の $n \times n$ 行列を伝播行列（transmission matrix）$\boldsymbol{T}$ と推移行列（transition matrix）$\boldsymbol{\Sigma}$ の 2 つの成分の和（$\boldsymbol{T}+\boldsymbol{\Sigma}$）として考える．それぞれの行列は以下のように表される．

$$\boldsymbol{T} = \begin{pmatrix} \beta_{11} & \beta_{12} & \cdots & \beta_{1n} \\ \beta_{21} & \beta_{22} & \cdots & \beta_{2n} \\ \vdots & \vdots & \ddots & \vdots \\ \beta_{n1} & \beta_{n2} & \cdots & \beta_{nn} \end{pmatrix}$$

$$\boldsymbol{\Sigma} = \begin{pmatrix} -\gamma & 0 & \cdots & 0 \\ 0 & -\gamma & \cdots & 0 \\ \vdots & \vdots & \ddots & \vdots \\ 0 & 0 & \cdots & -\gamma \end{pmatrix}$$

このとき，行列 $\boldsymbol{K}_L$ を以下のように定義する（次世代行列 $\boldsymbol{K}$ とは異なるので

注意).

$$K_L = -T\Sigma^{-1}$$

これは，人口の異質性を考慮しない SIR モデルの(1.8)式(総人口 $n = 1$ としたもの) $R_0 = \beta/\gamma$ に相当している．つまり，β が T に相当し，$1/\gamma$ が Σ^{-1} に相当し，行列 K_L の固有値の最大値が基本再生産数 R_0 になる．実際に計算してみると，

$$\Sigma^{-1} = \begin{pmatrix} -\dfrac{1}{\gamma} & 0 & \cdots & 0 \\ 0 & -\dfrac{1}{\gamma} & \cdots & 0 \\ \vdots & \vdots & \ddots & \vdots \\ 0 & 0 & \cdots & -\dfrac{1}{\gamma} \end{pmatrix}$$

より，

$$K_L = -T\Sigma^{-1}$$

$$= \begin{pmatrix} \beta_{11} & \beta_{12} & \cdots & \beta_{1n} \\ \beta_{21} & \beta_{22} & \cdots & \beta_{2n} \\ \vdots & \vdots & \ddots & \vdots \\ \beta_{n1} & \beta_{n2} & \cdots & \beta_{nn} \end{pmatrix} \begin{pmatrix} \dfrac{1}{\gamma} & 0 & \cdots & 0 \\ 0 & \dfrac{1}{\gamma} & \cdots & 0 \\ \vdots & \vdots & \ddots & \vdots \\ 0 & 0 & \cdots & \dfrac{1}{\gamma} \end{pmatrix}$$

$$= \begin{pmatrix} \dfrac{\beta_{11}}{\gamma} & \dfrac{\beta_{12}}{\gamma} & \cdots & \dfrac{\beta_{1n}}{\gamma} \\ \dfrac{\beta_{21}}{\gamma} & \dfrac{\beta_{22}}{\gamma} & \cdots & \dfrac{\beta_{2n}}{\gamma} \\ \vdots & \vdots & \ddots & \vdots \\ \dfrac{\beta_{n1}}{\gamma} & \dfrac{\beta_{n2}}{\gamma} & \cdots & \dfrac{\beta_{nn}}{\gamma} \end{pmatrix}$$

なお，行列 K_L を次世代行列 K に変換する方法はディークマン（Diekmann）らの論文[1]を参考にされたいが，今回の場合は $K_L = K$ が成り立つので，

$$K = \begin{pmatrix} R_{11} & \cdots & R_{1n} \\ \vdots & \ddots & \vdots \\ R_{n1} & \cdots & R_{nn} \end{pmatrix} = \begin{pmatrix} \dfrac{\beta_{11}}{\gamma} & \cdots & \dfrac{\beta_{1n}}{\gamma} \\ \vdots & \ddots & \vdots \\ \dfrac{\beta_{n1}}{\gamma} & \cdots & \dfrac{\beta_{nn}}{\gamma} \end{pmatrix} \tag{1.14}$$

となる．また，(1.13)式を(1.11)式に代入し，(1.14)を利用すると，以下の式
が導ける．

$$z_a = 1 - \exp\left(-\sum_b R_{ab} z_b\right) \tag{1.15}$$

これは異質性を加味しない人口での(1.9)式に相当する．

これからの展望

　異質性を加味した方法で基本再生産数を求めることにより，集団免疫閾値
$(1-1/R_0)$ を計算したり，季節性インフルエンザなどの際に効率よく再生産
数を1未満にするための，限られた人数分のワクチンの各サブグループへの
最適配分率を計算することができる．新型コロナウイルスにおいては，夜の
繁華街とその他で2次感染の頻度が異なることが流行初期から分かり，どの
クラスターをどの程度行動制限すればどこまで総感染者数を減らすことがで
きるか計算することにも用いられた．また，人口の異質性に加えて，各サブ
グループ内の個人レベルの異質性や年齢別の異質性を加味することによって，
$R_0 = 2.5$ を仮定した人口における新型コロナウイルスの集団免疫閾値は
60％よりも低くなると見積もられた．これはつまり，先述の異質性を加味し
ない場合よりも遥かに低い接種率で流行が終わるとする科学的見解を与えた
[2][3]．

参考文献

[1] Diekmann O., et al., "The Construction of Next-Generation Matrices for Compartmental Epidemic Models", *J. R. Soc. Interface*. 2010 Jun 6; 7(47): pp. 873-885. doi: 10.1098/rsif.2009.0386.

[2] Gomes G. M., et al., "Individual Variation in Susceptibility or Exposure to SARS-Cov-2 Lowers the Herd Immunity Threshold", *J, Theor. Biol.* 2022; 540, 111063.

[3] Britton T., et al., "A mathematical model reveals the influence of population heterogeneity on herd immunity to SARS-CoV-2", *Science*. 2020; 369: pp. 846-849.

第 2 章

エボラ流行の基礎理論

西浦 博
（京都大学大学院医学研究科）

エボラウイルス病の流行

　エボラウイルスはウイルス学上ではフィロウイルス科というRNAウイルスに分類されます[1].「エボラ」という名称は1976年にコンゴ民主共和国(当時, ザイール共和国)に流れるエボラ川に近いヤンブクという集落で初めて患者が発見され, ウイルスが分離されたことに由来し[2], 同ウイルスは「ザイールエボラウイルス」と呼ばれます. また, 同年に別の似通った流行がスーダンでも発生し, そのスーダンの患者から分離されたウイルスは「スーダンエボラウイルス」と呼ばれます. 日本国内の感染症法上ではエボラウイルス病は「1類感染症」に分類され, 最も警戒されています. 1類感染症とは, 感染性や感染した際の重症度等に基づく総合的な観点からみて危険性がきわめて高い感染症のことを言うのですが, ほかにはペストやクリミア・コンゴ熱, マールブルグ病など, 同様に感染すると致死的であるものが含まれています. さまざまな法律上でエボラウイルス病は最も対応措置が講じやすいように段取りされており, 例えば出入国管理法5条によると, 日本は患者である外国人の入国を拒否することができます.

　2014年の流行は, 2013年12月後半に発病したヒト感染者が最初の患者だったのではないかと言われています[2]. 西アフリカでも, 特に, ギニア, リベリア, シエラレオネの3か国で大規模な流行が認められ, 周辺国(例えば, セネガル, マリ, ナイジェリア)でも感染者を認めましたが, 集団発生は一時的なものに抑えられました. 流行が本格的な指数関数的増殖則に従って増えたのは2014年6〜8月と考えられ, 9月頃に発表された複数のリアルタイム研究によって同流行は大規模流行であって抜本的な対策を講じなければ確率的に終息することはなく, 相当の被害を出すことが確実視されました[1,3]. このことは同時期に報道でも報じられました.

　幸運なことに, 10〜12月を境に, 先進諸国を中心としてこれまでにない規模の保健医療面での国際協力が展開され, 特に, 野外設営の病院を含む患者の入院施設を整備し, これ以上の接触・2次感染が起こらないように接触者の追跡調査が行われました. それらの成果に伴い, 絶望視されていた患者数

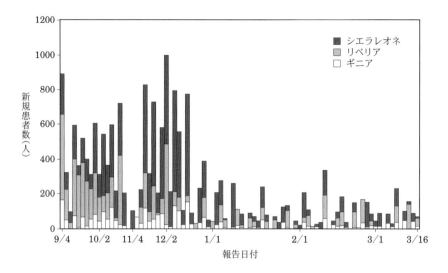

図2.1　2014年9月以降の患者数の推移(報告間隔は不定規). エボラ
ウイルス病の患者は診断方法の違いによって3種類に分類され, 核酸
増幅法に基づく検査を経た確定患者, その確定患者と接触歴のある疑
い患者, 症状等から疑われる可能性患者の3つがある. 図内の患者数
はそれらすべてを足した総数である. 世界保健機関(WHO)の公表デー
タベースを基に筆者が改編を加えた[3].

の増殖度が2014年後半から一気に減少に転じ, 2015年までには相当下火の
状況になりました(図2.1).

　2015年3月11日時点までに, ギニアで3285人, リベリアで9343人, シエ
ラレオネで11619人の感染者が報告され, それぞれの国で2170人, 4162人,
3629人の死亡が報告されました. 3か国を合わせると, 累積感染者数は
24247人にのぼり, 9961人の累積死亡が報告されました. 20世紀中盤以降の
人類史上, 最も被害規模が甚大であり, 世界レベルで見ても死亡リスクの高
い流行であると言えます.

エボラウイルス病伝播の自然史

　感染経路や伝播の特徴が判明次第に，図2.2のような自然史が検討可能になりました．「潜伏期間」は感染から発病までに要する時間です．ほとんどの感染症において感染時刻は直接的に観察することができませんので，潜伏期間の分布は発病時刻を基に感染時刻を推測する上で，ひいては総感染者数や2次感染のダイナミクスを統計学的に推定する上で必須の情報となります．平均潜伏期間は10.3日，標準偏差は8.2日と報告されており，同分布の右裾を根拠に（95パーセンタイルを利用して）暴露を受けた健常者の行動制限の期間（検疫期間）を21日にするよう取り決められました[5]．

　図2.2におけるもう1つの分布は「発病間隔（発症間隔）」と呼ばれ，これ

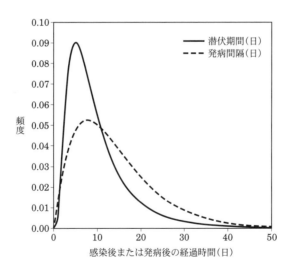

図2.2　エボラウイルス病の自然史．感染してから発病するまでの時間を潜伏期間と呼ぶ．ある患者が発病してから，その者が生み出した次の世代の患者が発病するまでの時間を発病間隔と呼ぶ．潜伏期間は個々の患者の感染時刻の推定をはじめ，患者数や感染経路の統計学的推定などさまざまな用途に用いられる．発病間隔は確率論的思考に基づいて感染源と2次感染者を繋ぎ合わせることによって感染ネットワークをコンピュータ上で再構築する上で必須の情報源である[2,3]．

は感染源の発病から2次感染者の発病までに要する時間を意味します．潜伏期間は感染者数や感染時刻の逆計算に用いられるのに対して，発病間隔は伝播動態を理解する上で必須の情報です．と言うのも，図2.2の平均発病間隔は14.2日，標準偏差は9.6日ですが，これは1つの感染世代が次の2次感染者の感染世代によって置き換えられるまでに2週間を要することを意味します．後で議論しますが，これは1か月という時間に2〜3程度の感染世代しか入らないことを意味します．インフルエンザの発病間隔は約3日間ですが，これと比較するといかにエボラウイルスが遅く増える病気であるか，ということが理解されるでしょう[2]．

エボラウイルス病の死亡リスク

エボラウイルス病の死亡リスクは，感染して患者となった際の死亡確率で評価され，それは「致命割合[1]」と呼ばれます．

エボラウイルスの確定患者および疑い患者の致命割合は67.8%から76.5%と報告されています[5]．致命割合の推定研究では，臨床経過（死亡あるいは回復）の観察が完了した症例に対象を限って推定が実施されました[3,5]．これは過去の流行における死亡リスクの報告値ともおおむね矛盾しないものです（次ページ図2.3）．過去の流行では致命割合は90%未満であり，40〜89%の範囲で分布していました[2,4]．ザイールエボラウイルスの死亡リスクは60〜89%と分布し，スーダンエボラウイルスのそれが40〜69%と分布しているのと比べてより強毒と考えられています．

---

1)　より身近な呼び方では「致死率」とも呼ばれる．ただし，死亡リスクは率ではなく，リスクはあくまでも確率である．

18

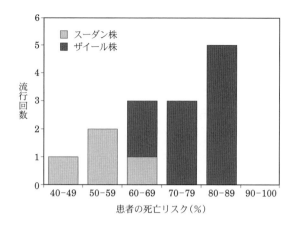

図 2.3　エボラウイルス病患者の死亡リスクの分布. 2014～15 年の西
アフリカにおける流行を除いて，過去 14 回の流行における致命割合の
分布を検討した結果を示す．横軸は致命割合であり，感染して患者と
なったときの死亡確率を表す．縦軸は致命割合が対応範囲にあった流
行回数のカウントを示す[2,4]．

エボラウイルス病は感染しやすいのか

　リアルタイム研究ではエボラウイルス病の R_0 は 1.5～2.0 程度であると推
定され[1,3]，それはインフルエンザとあまり変わらないと考えられます(例
えば，H1N1-2009 の R_0 期待値は 1.4 でした)．しかし，これを基に「エボラ
ウイルス病とインフルエンザの感染性は同程度だ」と議論するのは，厳密
には歓迎されるべきものではありません[6]．

　その理由を理解するために再生産方程式を利用してエボラウイルスの伝播
について考えましょう．時刻 t における新規感染者数を $i(t)$ と記述すると
します．以下が再生産方程式です．

$$i(t) = \int_0^\infty A(\tau)i(t-\tau)d\tau \tag{2.1}$$

ここで $A(\tau)$ は 1 人あたりの感染者が感染齢(感染後の経過時刻) τ で生み出
す 2 次感染率を表します．R_0 はこの 2 次感染率をすべての感染齢について

（全感染性期間を通じて）積分したものであり,

$$R_0 = \int_0^\infty A(\tau)d\tau \tag{2.2}$$

となります.

　ここで流行初期に感染者数が増殖率 r で指数関数的に増殖しているとき（$i(t) = i_0 \exp(rt)$, ここで i_0 は定数）を考えましょう. 式(2.1)は以下のようになります:

$$1 = \int_0^\infty A(\tau)\exp(-r\tau)d\tau \tag{2.3}$$

式(2.2)より, (2.3)は以下と変わりません.

$$1 = \frac{R_0}{\int_0^\infty A(s)ds} \int_0^\infty A(\tau)\exp(-r\tau)d\tau \tag{2.4}$$

感染齢に対して 2 次感染が起こる相対的頻度を $g(\tau)$ と書き換えて整理すると

$$R_0 = \frac{1}{\int_0^\infty g(\tau)\exp(-r\tau)d\tau} \tag{2.5}$$

を得ます. 式(2.5)は R_0 は指数関数的な増殖率 r と $g(\tau)$ によって特徴づけられ, より厳密には相対的な 2 次感染頻度 $g(\tau)$ のラプラス変換として記述できることを指し示すものです. つまり, R_0 は増殖率の大きさだけでなく, 1 人あたりの感染源が感染後の経過時刻のいつに 2 次感染を引き起こすのかを説明する分布によって大きく左右されることが理解されます. 図 2.4(次ページ)に, 麻疹, インフルエンザ, エボラの 3 つの感染症の流行初期の増殖率の違いを示します. R_0 は, それぞれ 15.0, 1.4, 1.7 と想定し, 麻疹, エボラ, インフルエンザの順に大きいです. しかし, 2 次感染に要する日数が大きく異なります. 麻疹では約 12 日, インフルエンザは 3 日, エボラは約 15 日です. すると, 式(2.5)を利用して指数関数的増殖率に変換すると, 麻疹は依然として最も増殖率が高いですが, インフルエンザがその次に速く, エボラが最も増殖率が遅いのが理解されます.

　R_0 はあくまでも世代ごとでみた感染性の指標です. もし, エボラが 1 世代に数週を要するならば, 同程度の R_0 でも 1 世代に 3 日程度で済むインフル

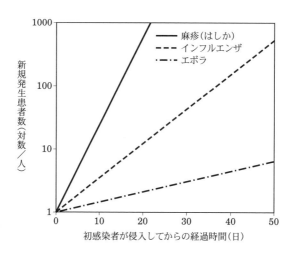

図2.4　流行初期における患者増殖率の比較．麻疹，インフルエンザ，エボラウイルス病の3つの感染症の患者増殖率を比べるとエボラが最も遅い[6]．

エンザのほうが時間あたりでみたときの感染性は高い，と言えるのです．このことはエボラが隔離に向いていることを支持します．公衆衛生の人的資源やインフラの確保は時間との闘いであり，患者の増殖度が遅いほうが時間当たりの闘いに追いつきやすいからです[6]．

　ここで2次感染率 $A(\tau)$ が $A(\tau) = pc(\tau)\Gamma(\tau)$ に分解可能とします．$\Gamma(s)$ は感染後時刻 s でも感染性を保持している生残率，$c(s)$ が感染後時刻 s における感染性を有する接触率，p が接触あたりの感染成功確率だとします．このとき，R_0 は以下のように分解されます：

$$R_0 = p \int_0^\infty c(s)\Gamma(s)ds \tag{2.6}$$

上記の通り，エボラの R_0 はインフルエンザのそれと近い値です．しかし，$\Gamma(s)$ でモデル化される感染性期間はインフルエンザよりもエボラのほうが長いです．そのとき，仮に接触率 $c(s)$ が定数 c であったとすると，式(2.6)は，エボラの接触あたりの感染成功確率 p はインフルエンザのそれよりも相当に小さいということを示唆しています．図2.5（次ページ）に示す通り，エボラウイルス病の感染経路が主に体液を要する物理的接触に基づく一方，イ

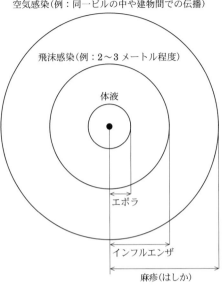

空気感染(例：同一ビルの中や建物間での伝播)

飛沫感染(例：2～3メートル程度)

体液

エボラ

インフルエンザ

麻疹(はしか)

図2.5　**感染到達範囲の比較**．麻疹，インフルエンザ，エボラウイルス
病の3つの感染症の2次感染が成立し得る感染源からの距離を同心円
状に描くと，いかに物理的接触の波及する距離が短いのかが理解され
る[6]．

ンフルエンザは主に感染源から2～3メートルで発生する飛沫感染によって
2次感染が生じているという違いを反映しているものと考えられます．

　R_0 が同程度であるにも関わらず，増殖率はエボラのほうがインフルエン
ザよりも低く，接触あたりの感染確率もエボラのほうがインフルエンザより
相当に低いのです．感染性の指標というのは必ずしも R_0 に頼りすぎてはな
らず，流行対策(例：隔離)など目的に応じてメトリックを使い分けることが
重要です．

参考文献

[1] Nishiura H, Chowell G. "Early transmission dynamics of Ebola virus disease
(EVD), West Africa, March to August 2014", *Eurosurveillance* 2014; 19(36): pii=
20894.

[2] Chowell G, Nishiura H. "Transmission dynamics and control of Ebola virus
disease (EVD): a review", *BMC Medicine* 2014; 12(1): 196.

[3] WHO Ebola Response Team. "Ebola virus disease in West Africa-the first 9months of the epidemic and forward projections", *New England Journal of Medicine* 2014; 371(16): pp. 1481-1495.

[4] Legrand J, Grais RF, Boelle PY, Valleron AJ, Flahault A. "Understanding the dynamics of Ebola epidemics", *Epidemiology and Infection* 2007; 135(4): pp. 610-621.

[5] WHO Ebola Response Team. "West African Ebola epidemic after one year-slowing but not yet under control", *New England Journal of Medicine* 2015; 372(6): pp. 584-587.

[6] Nishiura H, Chowell G. "Theoretical perspectives on the infectiousness of Ebola virus disease", *Theoretical Biology and Medical Modelling* 2015; 12: 1.

column ①

インフルエンザを隔離で制御できるのか？

●隔離で流行制圧は可能か？

　隔離の徹底に加えて「どれだけ有効か」を明らかにすることが不可欠です．隔離が満足な効果を与えるのなら，貴重な予算を投入する意義があります．

　そもそも現場では何を基準に隔離をしているかを考えてください．観察できるのは発病者（発熱や咳など症状を発現した者）です．感染という現象は直接観察ができませんが，発病すると感染を認識できて隔離に至ります．

　インフルエンザ制圧の難しい点として，発病前に感染者が次の感染者を生み出したり，発病せずに感染者が2次感染者を生み出し続けたりする事例が多いことが挙げられます．図 C1.1（次ページ）に，感染源（1次感染者）と感染させられた2次感染者の関係を図示します．

　実は図 C1.1 のパターンが感染症の制圧可能性を左右する最重要因子となります．1番目のケースのように発病後に2次感染が起こる場合，1次感染者の発病を早期に発見できれば2次感染を防ぐことが可能です．しかし，2番目のように1次感染者の発病前に2次感染が起こることが多いと隔離で2次感染を防ぐことが困難です．さらに，3番目のように発病せずに2次感染が起こる場合は隔離自体が不可能です．インフルエンザは，これら3パターンすべてが起こります．

　2番目や3番目ばかりが起こる感染症も数多く存在します．2番目の例はエイズです．病原体 HIV に感染後，エイズ発病までに平均10年を要し，ほとんどの2次感染がエイズ発病前に起こります．3番目の例は小児麻痺を起こすポリオです．根絶に最も近い感染症ですが，発病するのは感染者200〜500人に1人の割合で，残りは発病しないまま2次感染を起こします．これらは隔離で制圧できません[1].

24

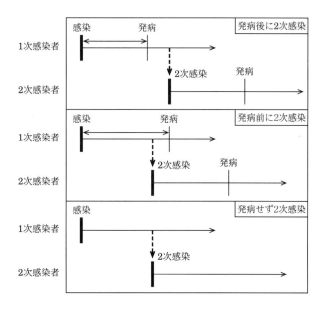

図 C1.1　感染と発病との関係. 発病後に 2 次感染が起こる場合は隔離
が有効. 発病前に 2 次感染が起こる場合は不顕性感染（発病しないま
ま感染している状態）の頻度が有効性を決定する. 発病せずに 2 次感染
が起こる場合は隔離できない.

●隔離の目標値設定

　インフルエンザ流行を隔離のみで制圧するために必要な目標値を検討
します. 新型インフルエンザの感染者 1 人が生み出す 2 次感染者数の平
均値を R_0 とし 1.5〜2.5 の範囲にあるとします. 2 次感染が発病前に起こ
る比率を θ とすると, 発病前の 2 次感染者数は θR_0, 発病後のそれは
$(1-\theta)R_0$ です.

　発病後, 即座に隔離される比率が ε である場合, 2 次感染者数は

$$R_i = \theta R_0 + (1-\varepsilon)(1-\theta)R_0$$

に減少します. 隔離下の 2 次感染者数の平均値 R_i が 1 を下回ると流行制
圧が可能です. その条件を ε について解くと

$$\varepsilon > \frac{1}{1-\theta}\left(1-\frac{1}{R_0}\right)$$

が流行制圧条件ですね.

　図 C1.2 に ε を図示します. 2 次感染の 60% 以上が発病前に起こるとき, すべての発病者を隔離しても, 流行を制圧することが不可能です. インフルエンザの不顕性感染者による 2 次感染の相対頻度を意味する θ は 0.25〜0.50 ですから, 流行制圧には半数以上の発病者の隔離が必要です[2].

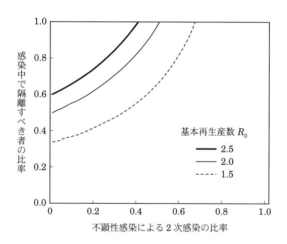

図 C1.2　流行を制圧するために隔離すべき者の比率と全 2 次感染中の不顕性感染の比率との関係. 不顕性感染の比率が高いと発病後の隔離が完璧でも流行を制圧できない.

　インフルエンザの感染から発病までの期間を意味する潜伏期間が平均 1.5 日と短いことにも注意しましょう. 保健従事者は短時間で発病者を発見しなければなりません. 隔離は新型インフルエンザ対策として重要ですが, 隔離のみで流行を制圧することは困難と考えられています.

参考文献

[1] C. Fraser et al. "Factors that make an infectious disease outbreak controllable". *PNAS* 2004; 101: pp. 6146–6151.

[2] H. Inaba, H. Nishiura "The state-reproduction number for a multistate class age structured epidemic system and its application to the asymptomatic transmission model". *Math. Biosci.* 2008; 216: pp. 77–89.

第 3 章

新型インフルエンザの
重大度レベルの数理
—— 感染リスク

西浦 博
（京都大学大学院医学研究科）

　2009 年 4 月下旬に新型インフルエンザ(H1N1)の流行が明らかとなり，それは瞬く間に全世界へと拡大しました．それからの数か月間で流行状況の把握と感染防止対策，医療体制の確保などが，かつてないスピードで進行しました．

　新型インフルエンザに関しては以下の 2 つの課題について解説したいと思います．

　　1. 現在の流行はどれくらい重大なのか？
　　2. 数理的に導かれる最適な対策とは何か？

　まず重大度レベルに焦点を当て，その中でも感染リスクについて議論します．重大度を明らかにするというのは「流行中のパンデミックをどれくらい恐れるべきか？」という命題に回答を寄せるものです．「重大度」という表現を利用しましたが，これは新型インフルエンザの場合で言えば**死亡リスク**にほかなりません[1]．個人レベルの死亡リスクとは，「感染時の死亡確率」であり，これは**致命割合**と呼ばれます．一方で，集団レベルの死亡リスクは，「集団内でどれだけの者が(1 つの流行を通じて)死亡するか」を意味します．集団レベルの死亡リスクを考える場合，それは「**感染し，その結果として死亡する**」という 2 段階の結果を反映します．前者は「どれくらい感染しやすいのか」に影響され，後者は致命割合を指します．まずは感染リスクについて考えていきましょう．

感染リスクは基本再生産数に依存する

　おさらいですが感染症が伝播する能力は基本再生産数(basic reproduction number; R_0)によって決定されます．これまでにも述べてきましたが[1]，R_0

---

1)　ただし，経済など社会的損失を考慮することも重要なのは言うまでもありません．本稿では病気のみに注目します．

はすべての者が感受性を有する(感染し得る)集団において，1人の感染者が生み出す2次感染者数の平均値を意味します[3]．$R_0 > 1$ であれば感染者数が正の成長率で増殖し，流行が拡大しますが[2]，$R_0 < 1$ であれば感染者人口の成長率が負となって流行は近い未来に消滅すると予期されます．1つの流行が終息するまでに人口内で感染する者の割合 z を最終規模(final size)と呼びます．すべての集団がランダムに接触を経験するような理論的人口では，R_0 と z の間に以下の関係が成立するのでしたね．

$$1-z = \exp(-zR_0) \tag{3.1}$$

これは最終規模方程式と呼ばれます(第1章の式(1.9)や(1.15)と同じような式です)．式(3.1)の両辺の解釈は同じです．左辺 $(1-z)$ は1つの流行を通じて感染から免れる確率です．一方，人口に属する個体が経験する感染の累積リスクは平均 zR_0 ですから，感染を回避する確率は $\exp(-R_0 z)$ で与えられます．また，最終規模方程式は，潜伏期間や世代時間[3]のような感染状態の遅れを来たす要因や，感染しても発病しない不顕性感染の存在など，R_0 以外の要因には影響を受けないことが知られています[4]．

　こちらもおさらいですが図 3.1(次ページ)に最終規模 z を R_0 の関数として図示します．疫学のテキストには感染症の R_0 の概ねの推定値が整理されており[2,5]，天然痘(痘そう)は 5〜7，麻疹(はしか)は 12〜18，水痘(水ぼうそう)は 8〜10 と推定されています．図 3.1 から明らかなように，これらの感染症が初めて人口内に侵入したとき，理論的には人口の 95% 以上の者が感染すると期待されます．新型インフルエンザの基本再生産数は，最も早くに報告されたメキシコにおける推定値では 1.4〜1.6 と推定されました[6,7]．過去のパンデミックを含め，インフルエンザの R_0 は 3 未満と考えられており[8]，これは必ずしも人口のほとんどが感染するわけではないことを意味します．また，仮に R_0 が大きくても，ワクチン接種などによって1人あたり

---

2)　ここで流行とは，通常では見られない異常かつ大規模な感染者数の増加(大規模流行；major epidemic)を指し，それは，感受性宿主(感染し得る者)の減少や劇的な流行対策が行われない限り，確率的には終息しないものです．ただし，$R_0 < 1$ であろうとも小規模流行(minor epidemic)は起こり得ることに注意を要します．

3)　潜伏期間とは感染から発病までに要する期間であり，世代時間とは1次感染者の感染時刻からその者が生み出した2次感染者の感染時刻までの期間です．

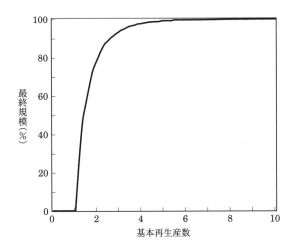

図 3.1　基本再生産数と最終規模の関係. ランダムな接触を経験する
集団の最終規模 z は R_0 を利用して $1-z = \exp(-zR_0)$ で与えられる.

が生み出す 2 次感染者数の平均値を下げることができれば，図 3.1 から明ら
かなように最終規模は小さく抑えられると期待されます.

　現実的には 1 つの流行を通じて図 3.1 ほど高い割合の人たちが感染しない
ことがしばしばあります. その最も大きな理由が伝播の異質性（heterogenei-
ty）に起因します. 伝播の異質性とは，特定の個体の属性（年齢，職業，地理
的な帰属など）によって 2 次感染を引き起こすパターンの性質が異なること
を意味します. 異質性をモデル化する場合，ランダムな（同質の）接触を経験
する人口を想定した式（3.1）を以下で置き換えることによって記述されるの
でしたね[9].

$$1-z_i = \exp\left(-\sum_j R_{ij}z_j\right) \tag{3.2}$$

ここで z_i は離散的な属性 i の集団における最終規模であり，R_{ij} は属性 j に
帰属する 1 人の感染者が生み出した属性 i における 2 次感染者数の平均値を
意味します. 属性とは，例えば年齢群別の伝播の異質性を検討する場合は年
齢群を指すと考えれば良いでしょう. R_{ij} を (i, j) 要素とする正方行列は次
世代行列（next generation matrix）と呼ばれ，伝播の異質性を取り込んだモデ
ルの基本再生産数は次世代行列の最大固有値で与えられます[3]. 各属性 i

の人口が N_i とすると，全人口における最終規模 z は

$$z = \frac{\sum\limits_i z_i N_i}{\sum\limits_j N_j} \tag{3.3}$$

のように人口の重みをつけた平均として与えられます.

基本再生産数の落とし穴

　人口あたりの感染者割合が R_0 に依存すると言っても，R_0 の大小の比較にはさまざまな落とし穴(ピットフォール)があります. 特に，

- (1) 異なる感染症間の R_0 の違いの解釈,
- (2) 推定問題,
- (3) 伝播能力の比較,
- (4) 最終規模の解釈問題(季節性を代表とする時間変動の影響),

について考えましょう.

　上述のように新型インフルエンザと天然痘の R_0 はそれぞれ約 1.5，約 6 と考えられます. 1つの流行が終わったときの感染リスクを考える上では，これらが直接に最終規模に影響しますので天然痘のほうが大きな感染規模になるものと考えられます. また，この連載の後半で議論しますが，流行前のワクチン接種を考えるときも，流行制御のために目標とすべきワクチン接種割合が R_0 に依存して決定しますから，静的な流行対策を構築する上では R_0 の大小関係が対策の強度に直接に影響を与えます. ただし，だからと言って天然痘よりも新型インフルエンザのほうが流行を制御しやすい，というわけではありません.

　図 3.2 (A)(次ページ)にこれら2つの感染症の患者数が流行初期にどのように増大するかを比較します. どちらも指数関数的に増大しますが，新型インフルエンザのほうが患者数が多くなります. 図 3.2 (B)は累積感染者数の

(A)

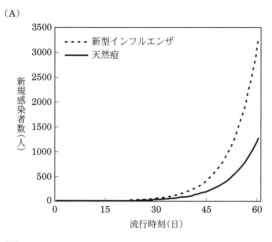

(B)

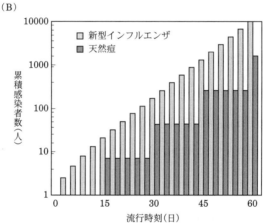

図 3.2 流行の時間発展の比較. 新型インフルエンザと天然痘の流行初期における時間発展の比較. (A)は新規感染者数, (B)は累積感染者数(縦軸が対数であることに注意). R_0 は新型インフルエンザで 1.5, 天然痘で 6.0 と想定し, 平均世代時間は新型インフルエンザでは平均 3.0 日, 天然痘では平均 15.0 日と仮定した.

対数を感染世代[4]ごとに比較したものです. 新型インフルエンザは平均世代時間が約 3 日間であるのに対して, 天然痘のそれは約 15 日間です. つまり, 1 人の感染者が侵入してから R_0 人の 2 次感染者を生み出すまでに要する世代時間が, 天然痘では新型インフルエンザの 5 倍長く, R_0 を感染者の時間あ

たり増殖率に変換して考えると新型インフルエンザのほうが速く増えることになるのです。言い換えれば、流行初期の単位時間あたり(週別、月別)の感染者数は新型インフルエンザのほうが天然痘よりも多くなります。これは動的な流行対策に大きな影響を及ぼします。例えば、感染者に接触した可能性のある者を探し出して行動制限を実施する流行対策を「接触者追跡調査」と呼びますが、単位時間あたりに数多くの感染者が含まれる新型インフルエンザでは困難をきわめる一方、天然痘ではそれが比較的容易であることが知られています。

基本再生産数の推定問題

　短期的流行における R_0 の統計学的推定は図 3.2 (A)のような流行初期のデータを基に、その内的増殖率[5]を推定することで実施されます。時刻 t における新規感染者数と感受性宿主(感染し得る者)の数をそれぞれ $c(t), S(t)$ とし、世代時間の密度関数を $g(s)$ とすると、単位時間あたりの新規感染者数はケルマック-マッケンドリック型モデルにより以下の再生産過程で記述されます:

$$c(t) = \frac{R_0 S(t)}{N} \int_0^\infty c(t-s)g(s)ds \tag{3.4}$$

再生産過程は、時刻 t における新規感染者数(左辺)について、右辺の(主に)時刻 t よりも前に発生した感染者数を用いて自己再生する模様を描写したものです。$g(s)$ は各感染者がその感染後時刻 s において 2 次感染を引き起こす相対的頻度を表し、積分の外にある $R_0 S(t)/N$ は時刻 t に起こると期待される 1 人の感染者あたりの 2 次感染者数の平均値を意味します。流行初期の内的増殖率を r とし、感染者数が

---

4) 感染世代は伝播の順による世代交代を表現するもので、最初に侵入する感染者を第 0 世代、その者によって生み出された 2 次感染者を第 1 世代、第 1 世代によって生み出された 2 次感染者を第 2 世代、…、のように考えます。

5) 感染者が指数関数的に増殖(マルサス増殖)するときの単位時間あたりの増殖度のことで、マルサス係数と呼ばれます。$y = a\exp(bx)$ における b のことです。

$$c(t) = k \exp(rt) \qquad (k \text{ は定数})$$

に従って増殖しているとします. 流行初期の感受性宿主の減少はほとんど無視できる程度で, $S(t) \approx N$ とします. このとき, 式(3.4)は

$$1 = R_0 \int_0^\infty \exp(-rs)g(s)ds \qquad (3.5)$$

と書き換えられます. これをオイラー–ロトカ方程式と呼び, R_0 の推定量は

$$\widehat{R}_0 = \frac{1}{\int_0^\infty \exp(-rs)g(s)ds} = \frac{1}{M(-r)} \qquad (3.6)$$

で与えられます. $M(-r)$ は内的増殖率 r が与えられたときの世代時間のモーメント母関数と呼ばれるものです. 例えば, $g(s)$ が平均 T_g の指数分布に従うとすると $\widehat{R}_0 = 1 + rT_g$ となりますし, $g(s)$ が分散 0 で平均 T_g (デルタ関数)とすると $\widehat{R}_0 = \exp(rT_g)$ となります.

　流行初期の多くの場合において, 世代時間の密度関数を推定するのが困難であることが少なくありません. 図3.2 (A)のような流行初期の曲線から推定できるのは多くの場合において内的増殖率 r のみで, $g(s)$ は過去の事例から得られた既知のものを想定した上で, R_0 を r の情報だけを基に推定する場合が多いのです. $g(s)$ を同時推定しない場合, R_0 の推定値が世代時間の平均と分散の変動によってどれくらい大きく変動するのかを検討することが欠かせません(感度分析). 図3.3 (次ページ)に $r = 0.135/$日で固定したときの, 世代時間と R_0 の関係を図示します. 平均世代時間が長くて分散が小さいほど, 同じ内的増殖率でも R_0 は大きく推定されるのです[10]. 未知の感染症が流行したときの R_0 の推定手法はまだ未解決の問題が多く, R_0 の推定値の大小の誤差が世代時間の想定の違いによって生じていることも少なくないのです[8].

　ただし, 式(3.6)の推定手法は伝播の異質性を考えた場合も(r の情報のみを基に)妥当かつ頑健な R_0 の推定値を与えます. 時刻 t におけるタイプ i の集団の新規感染者数および感受性宿主数を $c_i(t), S_i(t)$ と書きます. この集団における再生産過程は

$$c_i(t) = \sum_i \frac{R_{ij}S_i(t)}{N} \int_0^\infty c_j(t-s)g(s)ds \qquad (3.7)$$

と書くことができます. 流行初期に

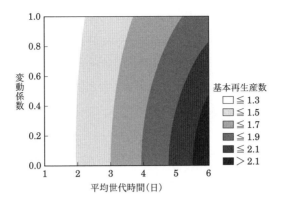

図 3.3　基本再生産数と世代時間の関係. 流行曲線から推定される内
的増殖率は 0.135/日で固定した. 横軸は平均世代時間, 縦軸は世代時
間の変動係数. 世代時間が長くて分散が小さいほど, 同じ内的増殖率
でも R_0 は大きく推定される.

$$c_i(t) = k \exp(rt) w_i$$

に従って $c_i(t)$ が指数関数的に増殖するとします. ここで w_i とは次世代行列
$K = (R_{ij})$ の固有ベクトルです. このとき

$$w = Kw \int_0^\infty \exp(-rs)g(s)ds = wR_0 M(-r) \tag{3.8}$$

ですから, $\widehat{R_0} = 1/M(-r)$ となります. 伝播の異質性が存在する下でも, R_0
の推定量は同じなのです. ただし, 日本の流行初期(2009 年 5 月)のように,
(ほぼ)未成年者間のみでしか伝播が起こっていないときの内的増殖率は, そ
の他の属性の者(成人や高齢者など)を巻き込んでいない状況での値です(全
年齢層を巻き込んだ流行になっている時期よりも r が大きく推定されてしま
います). 流行初期の短い期間の内的増殖率のみに頼りすぎていると, 不偏
的な R_0 を推定することが困難です[7].

感染性の比較

2 つの異なる新型インフルエンザ流行, あるいは新型インフルエンザと季

節性インフルエンザの間で再生産数を比較するにはどうすれば良いでしょう
か．類似の病原体による感染症なので世代時間が有意に異ならないとすると，
再生産数の代わりに内的増殖率を比較すれば良いのです．現在流行中の新型
インフルエンザの内的増殖率を r_p と書き，季節性のそれを r_s とします．推
定値を比較するだけなら簡単ですが，できれば仮説検定をしたいものです．
帰無仮説 H_0 を $r_p < r_s$ とし，対立仮説 H_1 を $r_p > r_s$ としましょう．

　確率過程において，時刻 t において増殖率 r_k の下の流行で累積感染者数が
C_k 人である確率を

$$p_{r_k}(C_k, t) = \Pr(C_{r_k}(t) = C_k)$$

と書きます（$k = p, s$）．比較すべき2つの流行が独立であるとします．増殖
率の代わりに適当に2つの正の定数 L と M を選びます（$L < M$）．2つの流
行の感染者数 C_p と C_s を比較します．帰無仮説 $\bar{H}_0$ を満たす観察の結合分布
は $p_L(C_p, t) p_M(C_s, t)$ で与えられ，対立仮説 $\bar{H}_1$ のそれは $p_M(C_p, t) p_L(C_s, t)$ で
す．確率比を検討するわけですから Wald の逐次確率比検定[6] が最適な検定
手法です．決定関数 $d(t)$ は

$$d(t) = \log \frac{p_M(C_p, t) p_L(C_s, t)}{p_L(C_p, t) p_M(C_s, t)} \tag{3.9}$$

で与えられます[11]．単純出生過程[7]では $C_k(0) = 1$ のとき

$$p_r(x, t) = \exp(-rt)(1 - \exp(-rt))^{x-1} \tag{3.10}$$

ですから[9]，決定関数は

$$d(t) = (C_s(t) - C_p(t)) \log \frac{1 - \exp(-Lt)}{1 - \exp(-Mt)} \tag{3.11}$$

と書き換えられます．式(3.11)を利用すれば，2つの流行の流行開始後時刻
T までに観察された感染者数データを基に $R_p > R_s$ という仮説が採択される

---

6)　逐次検定とは，時間軸にそって検定を（結論が出るまで）逐次行っていくものです．逐次
確率比検定とは（対立仮説の下での尤度）/（帰無仮説の下での尤度）をデータが増えるたびに計
算し，どちらかの仮説が採択されるまで（あるいは結論が出なくてあきらめるまで）検討する手
法です．

7)　微小時間 Δt において，各感染者はたかだか1人の2次感染者を独立に生み出すとしたも
の．1人の感染者によって1人の2次感染者が生み出される確率は時間区間に比例して，ある
定数 $r > 0$ によって $r\Delta t$ で与えられます．

か否か(あるいは結論が保留されるか)を客観的に判断することができます[8].

　1つの重要な課題として、インフルエンザの季節性について議論しておかなければなりません。インフルエンザの流行に季節が大きな影響を与えることは経験的に明白なのですが、その背景にあるメカニズムはまだ十分に明らかではありません。現在の流行は北半球では夏前に拡大し、南半球では冬季に拡大しました。上述した最終規模や推定モデルは(劇的な流行対策が施されない限り)伝播能力がカレンダー時刻に独立[9]と想定していますが、実際の流行では再生産数が季節に大きな影響を受けるであろうと信じられています。季節の影響が強い場合、定量的評価の基礎理論である流行閾値という概念そのものが大きく混乱する可能性もあり[12]、観察データの分析手法だけでなく伝播動態の基礎理論自体もまだまだ解決すべきことづくめです。

参考文献

[1] 西浦博、「「新型インフルエンザ(H1N1)」の疫学とその理論的考察」、『数学セミナー』2009；48(7)：pp. 40-46.

[2] 稲葉寿編、『感染症の数理モデル（増補版）』、培風館、2020.

[3] O. Diekmann, J. A. P. Heesterbeek, *Mathematical Epidemiology of Infectious Diseases: Model Building, Analysis and Interpretation*, Wiley, 2000.

[4] J. Ma, D. J. Earn, "Generality of the final size formula for an epidemic of a newly invading infectious disease", *Bulletin of Mathematical Biology* 2006; 68(3): pp. 679-702.

[5] R. M. Anderson, R. M. May, *Infectious Diseases of Humans: Dynamics and Control*, Oxford University Press, 1991.

[6] C. Fraser, et al. "Pandemic potential of a strain of influenza A (H1N1): early findings", *Science* 2009; 324(5934): pp. 1557-1561.

[7] H. Nishiura, et al. "Transmission potential of the new influenza A (H1N1) virus and its age-specificity in Japan", *Eurosurveillance* 2009; 14(22): pii = 19227.

8) $d(t)$ の境界は、固定標本数の検定を扱うときと同じく、第1種・第2種の過誤によって決定されます。境界には上限と下限があるため、H_0 採択、H_1 採択、いずれも採択しない、という3通りの結果が有り得ます。

9) 感受性宿主の減少のような内的な伝播動態以外の要因によって1人あたりが生み出す2次感染者数が変動しないこと(R_0 は季節に関係ないと想定したことと等価になります)。

[8] G. Chowell, H. Nishiura, "Quantifying the transmission potential of pandemic influenza", *Physics of Life Reviews* 2008; 5(1): pp. 50-77.

[9] F. Ball, D. Clancy, "The final size and severity of a generalised stochastic multitype epidemic model", *Advances in Applied Probability* 1993; 25(4): pp. 721-736.

[10] J. Wallinga, M. Lipsitch, "How generation intervals shape the relationship between growth rates and reproductive numbers", *Proceedings of the Royal Society of London, Series B* 2007; 274(1609): pp. 599-604.

[11] A. T. Bharucha-Reid, "On the stochastic theory of epidemics", *Proceedings of the Third Berkeley Symposium on Mathematical Statistics and Probability* 1956; 3: pp. 111-119.

[12] N. Bcaer, M. G. Gomes, "On the final size of epidemics with seasonality", *Bulletin of Mathematical Biology* 2009; 71(8): pp. 1954-1966.

column ②

そんなにタミフルはありません

●新型インフルエンザのための備蓄計画

　1918～19 年に世界的に流行したスペインかぜと呼ばれるインフルエンザは人類史上で最も甚大な被害を及ぼしました．世界で 6 億人が感染し，4～5 千万人が死亡したと言われています(ただし，これらの数値もまずは疑ってかかりましょう．多くのケースで妥当な想定や数式が欠落しています)．2000 年代には東南アジア諸国を中心に H5N1 型と呼ばれる新しいタイプのインフルエンザウイルスが主にニワトリなどの家禽で流行を起こし，ヒトの感染者も報告されてきました．この鳥インフルエンザウイルスがスペインかぜと同等，あるいはそれ以上の感染者や死亡者を生み出すように進化した場合の被害は計り知れず，世界中の国と地域が対応に迫られたのです．

　日本や先進国では治療薬(タミフル[1])や H5N1 型に対応するワクチンの備蓄を始めました．国民の不安を取り除くため，政府機関を中心に対応計画が整備されてきました．予算の限られた条件下では，「何をすれば有効か」や「それはどれだけ有効か」を確実に評価した上で，住民とともに地域固有の政策を決定する必要があります．

●タミフル備蓄はどれだけ必要か

　ある地域で新型インフルエンザの流行に対峙するためには，どれだけのタミフルを備蓄すれば良いでしょうか．それには，本章や第 1 章でも紹介した以下の最終規模方程式が有用です．

$$R_0 = \frac{-\ln(1-z)}{z}$$

これは SIR 数理モデルの解析解として得られますが[1]，R_0 は基本再生

---

1)　タミフルは商品名で，正式名称はオセルタミビル．

40

産数です．zは最終規模と呼ばれ，人口あたりで1つの流行によって感染する者の割合を指します．スペインかぜのR_0推定値が1.5〜2.5ですので，上式により最終規模pは58.3〜89.3%程度と大雑把に見積もることができます．日本では(おそらく現代社会の特徴や流行対策の成功なども勘案して)人口の50%が感染する可能性があるとしています．それは暗にR_0が約1.4と見積もったことにほかなりません．

　日本の人口が1億2700万人とすると，50%の人をすべて治療するならば6350万人分の備蓄が必要でしょう．

参考文献
[1] 稲葉寿編,『感染症の数理モデル(増補版)』培風館，2020.

第 4 章

デング熱の数理モデル

西浦 博
（京都大学大学院医学研究科）

　本章では 2014 年 8 月以降に流行したデング熱についてご紹介します．蚊が媒介するこの感染症のリスクとどう向き合うべきなのか，一緒に考えていきましょう．

日本のデング熱はどれくらい危険か

　図 4.1（次ページ）に 2014 年の流行曲線を示します．10 月 14 日時点までに153 人がデング熱と診断・報告されました．これらすべての者は（全 4 種あるうちの）デングウイルス 1 型の同じウイルスの感染によって生じました．全感染者中 4 人の発病時刻は不明であり，図 4.1 では残りの 149 人の発病時刻（発熱時刻）を基に流行曲線を描いています．149 人のうち 123 人（82.6%）は代々木公園への訪問歴がありました．当地で感染蚊への暴露を受け，感染したようです．一方，代々木公園で暴露歴のない患者が流行後半で相対的に増えました．代々木公園のほとんどの敷地を閉鎖して同公園での暴露を物理的に取り締まったのですから当然の帰結ではありますが，他の場所での感染者が出現した理由は代々木公園以外のヒトスジシマカ（いわゆるヤブカ）が生息する場所で，ヒト → 蚊 → ヒトの感染サイクルが成立したことによるものです．

　デング熱はずっと昔に日本で流行を起こしたことがありましたが，2014 年に最初の国内感染者が診断された際に「70 年振り」であることが大々的に新聞紙上で強調されました．ただ，本当に 70 年間ずっとデング熱が日本で国内感染を起こしてこなかったかと言えば，そうではありません．現に，1 年前に国内感染は実証されました．2013 年夏，ドイツ人旅行者が日本の長野県や山梨県を旅行し，日本以外の旅行地に赴かないままドイツに帰国したところ，日本で暴露を受けてから平均潜伏期間くらいの日数が経過した後にドイツでデング熱を発病し，それが診断されたことが医学誌に報告されました[1]．すなわち，そのドイツ人旅行者は日本国内の旅行中に，デング熱が流行していないはずの日本で感染した，というのです．ただし，だからと言って，デング熱が日本に常在していたわけではなく，ほんの 1〜2 サイクルのヒト → 蚊 → ヒトの感染環が成立していたものと考えられます[1]．現に，冬場に

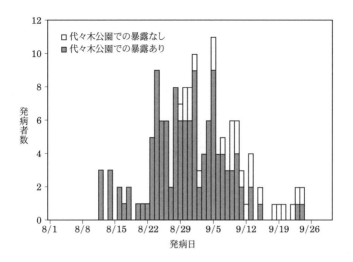

図 4.1　2014 年に日本国内で流行したデング熱の流行曲線. 灰色は
代々木公園での暴露があった患者，白色は代々木公園での暴露がなか
った患者．2014 年 10 月 14 日現在までに 153 人が診断され，うち発病
日が明確な 149 人のデータを示す.

なるとヤブカが不在になり流行は収まります.

　デング熱の症状は発熱や関節痛が主で，非特異的です．他のウイルス感染
症と区別が難しく，確定診断に至ることが少ないです[3]．ただ，感染を肌で
経験した自身の私見も込めて書きますが，主観的に感染はきわめてキツイも
ので，寝込んでいるときの苦しさは通常のかぜ以上だと思います．しかし，
乳幼児を除くデング熱患者の死亡リスクはきわめて低いです．主観的に一過
性の症状が苦しいのはノロウイルスに似た感じと表現すればわかりやすいで
しょうか．また，感染しても無症状のまま経過する方も多いですし，高い年
齢での感染のほうが発病しやすいことも知られています[4,5]．無症候性感
染や非特異的症状などの特徴のため，感染者を診断すること自体が困難です．
そのため，70 年間に渡って国内感染がなかったわけではないのですが，それ
を否定するための実証データがありません.

　4 つあるウイルス型のうち，異なる 2 つ目以降の型の感染時に発病しやす

---

1)　2013 年の同報告当時，筆者は東京大学の医学部生である上野諒君(現在メルボルン在住)
と一緒にこの点について数理モデルを利用して説明しました[2].

く，かつ，重症化しやすいことが知られています[5,6]．ただし，日本で2つ目以降の異なる型に暴露されるリスクは，毎年大規模な流行を認める東南アジア諸国と比較するときわめて低いです．また，2つ目の型の感染によって重症化するメカニズムは未だ十分に検討が行われたわけではありません[7]．もちろん，（後述しますが）2つ以上の型のデングウイルスに感染しないよう個人レベルで感染予防行動をすることは重要です．

夏場の日本はあなどれない

さて，日本でデング熱の流行が発生したのですが，どれくらいの頻度で2次感染が起こったのか，数理モデルを利用して考えましょう．これには再生産方程式を利用すると比較的容易に理解することが可能です．ここで時刻 t におけるヒトの新規感染者数を $j_h(t)$，蚊の新規感染数を $j_v(t)$ としましょう．蚊からヒトへの伝播に要する時間間隔の確率密度関数を $f_{hv}(s)$ と記述し，ヒトから蚊への伝播に要する時間間隔の確率密度関数を $f_{vh}(s)$ と書きましょう．まず，図4.1の流行曲線を認めるには，蚊からヒトへの伝播が起こることが必須です．このダイナミクスは以下で記述されます．

$$j_h(t) = R_{hv} \int_0^\infty f_{hv}(s) j_v(t-s) ds \qquad (4.1)$$

ここで R_{hv} は1匹の感染蚊が生み出したヒトの2次感染者数の平均値です．上記に加えて，そもそも感染したヒトが蚊の生息地に侵入しなければ蚊を介する2次感染が発生せず，図4.1の流行を認めるには至りません．1人のヒトの感染者が生み出す平均的な蚊の2次感染数を R_{vh} とすると

$$j_v(t) = R_{vh} \int_0^\infty f_{vh}(\tau) j_h(t-\tau) d\tau \qquad (4.2)$$

で蚊の新規感染を記述可能です．2つの式はまとめることができて，ヒトの感染ダイナミクスは

$$j_h(t) = R \int_0^\infty \int_0^\infty f_{hv}(s) f_{vh}(\tau) j_h(t-\tau-s) d\tau ds \qquad (4.3)$$

のように，ヒトの感染源からヒトの2次感染者が再生産される過程として記

述可能です．ここで $R = R_{hv}R_{vh}$ ですが，式(4.3)は理論的簡便性のために，蚊から蚊への卵を通じた経卵巣感染について，ごく稀にしか起こらないため無視していることに注意しましょう．

ここでヒト感染者数が流行初期に増殖率 r で指数則に従って増加する場合を考えます．定数 k を利用して $j_h(t)$ は以下のように記述できるものとします．

$$j_h(t) = k \exp(rt) \tag{4.4}$$

すると，式(4.2)より

$$j_v(t) = kR_{vh} \exp(rt) \int_0^\infty f_{vh}(\tau) \exp(-r\tau) d\tau \tag{4.5}$$

を得ます．式(4.5)では，感染蚊の数も同じ増殖率 r で指数関数的に増加します．ここで

$$M_{vh}(-r) = \int_0^\infty f_{vh}(\tau) \exp(-r\tau) d\tau \tag{4.6}$$

を増殖率 r が与えられたときの，ヒトから蚊への感染必要日数のモーメント母関数と定義し，$M_{vh}(-r)$ と記述することにします．冗長ではありますが，式(4.5)は

$$j_v(t) = kR_{vh} \exp(rt)M_{vh}(-r) \tag{4.7}$$

と書き換えられます．$j_h(t)$ だけでなく，感染蚊 $j_v(t)$ も同じ増殖率 r で指数関数的に増殖するので，

$$j_v(t) = k_0 \exp(rt) \tag{4.8}$$

と書き換えても構いません．すると，式(4.1)より

$$j_h(t) = k_0 R_{hv} \exp(rt) \int_0^\infty f_{hv}(s) \exp(-rs) ds \tag{4.9}$$

を得ます．式(4.6)と同様の手続きをすることにより

$$j_h(t) = k_0 R_{hv} \exp(rt)M_{hv}(-r) \tag{4.10}$$

を得ます．$M_{hv}(-r)$ は増殖率 r が与えられたときの蚊からヒトへの感染必要日数のモーメント母関数です．

いま，蚊とヒトという2つの種間の伝播を伴うデング熱流行の問題は，ヒトおよび蚊を宿主タイプの別として扱う次世代行列を用いると簡単に理解することができます．デング熱の感染環は，図4.2（次ページ）のようにヒトか

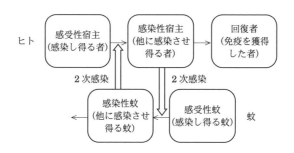

図 4.2　デングウイルスの感染環. ヒトから蚊，蚊からヒトへの伝播を
繰り返して主な伝播のサイクルが成立すると考えられている．しかし，
ごく稀に蚊から蚊への親子間伝播が経卵巣感染として起こることがあ
る．

ら蚊，蚊からヒトへの伝播サイクルをグルグルと繰り返すものです．上述の
ような R_{hv} および R_{vh} が与えられたとき，次世代行列 K は

$$K = \begin{pmatrix} 0 & R_{hv} \\ R_{vh} & 0 \end{pmatrix} \tag{4.11}$$

となります．2つの種からなる集団において，典型的な1つの感染個体が生
み出す2次感染個体数の平均値を基本再生産数(R_0)と呼びます．それは次世
代行列の最大固有値で定義されます．簡単に計算可能ですが，$R_0 = \sqrt{R_{hv}R_{vh}}$
となります．

　式(4.7)と(4.10)より

$$R_0 = \sqrt{\frac{j_h(t)j_v(t)}{kk_0 \exp(2rt)M_{hv}(-r)M_{vh}(-r)}} \tag{4.12}$$

となり，ここで平方根の中の分子にある $j_v(t)$ と $j_h(t)$ を式(4.4)と(4.8)の右
辺で置き換えると

$$R_0 = \frac{1}{\sqrt{M_{vh}(-r)M_{hv}(-r)}} \tag{4.13}$$

を得ます．指数関数的増殖度 r が推定され，ヒトから蚊および蚊からヒトへ
の感染に要する期間が既知であれば，基本再生産数を推定することが可能で
す[8, 9].

　図4.3(次ページ)において，日本のデング熱流行について，対数軸を活用

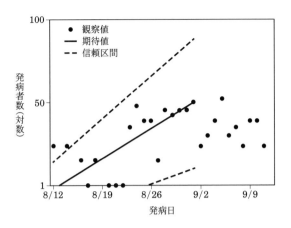

図 4.3　日本におけるデング熱流行の感染者数増殖率. 新規発病患者数を対数で縦軸に取って増殖率を検討した結果，概ね 8 月 12 日から 9 月 1 日までの 20 日間で線形で近似される増殖を認める．点は観察データ，実線は理論的な感染者数（指数間的増殖数）の期待値で，点線は上下の 95% 信頼区間の幅を表す.

して検討します．対数軸で近似的に指数則に従う増殖期間を見定め，同期間を対象に指数則に従う感染者数の関数を外挿します．目算ですが，概ね 8 月 12 日から 9 月 1 日までの 20 日間に渡って，近似的に線形で説明できそうな増殖を認めました．増殖率 r の推定値は 0.12（95% 信頼区間：$[0.07, 0.17]$）（／日）と推定されます．例えば，ヒトから蚊の伝播に要する平均日数は 8 日間，蚊が感染したヒトを吸血後に蚊の中でウイルスが十分に増殖して感染性を獲得するまでに要する日数（外部潜伏期間）を平均 12 日，蚊の出生時平均余命を 10 日間とすると，基本再生産数 R_0 は 4.45（95% 信頼区間：$[2.68, 8.18]$）と推定されます.

　以上より，2014 年の伝播が起こりやすい時期の日本で見られた流行の R_0 は 4.5 弱程度と推定されます．これは，海外における R_0 推定値の範囲である 1.5 から 5.8 程度と概ね一致します[8]．と言っても，蚊が媒介するベクター媒介疾病の R_0 は，ベクター[2]である蚊の個体群動態に強く依存することに注

---

2)　病原体をある宿主から他の宿主へ運ぶ役割を担う生物のこと.

意を要します．代々木公園を訪れた特定の者しか暴露を経験しなかったのならば，推定された R_0 は日本の全人口ではなく，代々木公園という特定の場所での伝播しか反映していません．今回，代々木公園という公的な公園を基点に非常に規模の大きな流行が起こりました．これほど大きな流行が過去に認識されないまま起こっていたとは考え難く，今回の流行は特別に大規模だったと思われます．そのため，根拠のないままにデング熱を「恐るるなかれ」と一刀両断してしまうことは好ましくなく，流行規模を大きくしてしまった要因を確実に特定し，今後実施すべき予防策や流行対応について詳細に検討することはきわめて重要と考えられます．

蚊から蚊への伝播

さて，1点だけデング熱の数理モデルについて興味深い経卵巣感染について追記しておきましょう．実は，デング熱の伝播において，ヒト感染者から吸血してウイルスを体内で増幅し，他のヒトへと伝播を引き起こす蚊はメスだけです．ヤブカのオスは怖くはないのです．しかし，経卵巣感染という母から子への伝播が蚊の間で稀に起こることが知られています．感染した母から生まれたオスの蚊がウイルスを保有していることがあり，（本来はオスは吸血せず感染するはずがないので）経卵巣感染が判明するのです．残念ながら，具体的な経卵巣感染の頻度はよく観察されていないのですが，その重要性自体は数理的に検討可能です．

これまでに紹介したモデルは図4.2のように異種間の伝播だけを加味したものでした．そのため，式(4.11)の次世代行列は非対角成分だけが非負で，対角成分はゼロでした．ところが，経卵巣感染が1個体の感染蚊(メス)から確率 p で発生するとすると次世代行列は以下となります．

$$K = \begin{pmatrix} 0 & R_{hv} \\ R_{vh} & p \end{pmatrix} \qquad (4.14)$$

R_0 は次世代行列 K の最大固有値ですから

$$R_0 = \frac{1}{2}\left(p + \sqrt{p^2 + 4R_{hv}R_{vh}}\right) \tag{4.15}$$

となります．仮にワクチン接種によって蚊→ヒトの2次感染の発生数を $(1-q)$ 倍に減らしめることが可能だとします．ヒトのワクチン接種下の個体群における実効再生産数 R_v は以下で与えられます．

$$R_v = \frac{1}{2}\left(p + \sqrt{p^2 + 4(1-q)R_{hv}R_{vh}}\right) \tag{4.16}$$

$R_v < 1$ を満たせばワクチン接種による大規模流行の予防が期待できます．この条件を q について解くと

$$q > 1 - \frac{1-p}{R_{hv}R_{vh}} \tag{4.17}$$

となります．経卵巣感染の確率 p が1に近ければ近いほど達成すべき q が大きくなることが理解されます．同時に，p が1に近ければ近いほど，R_0 が大きくなることは式(4.15)から自明です．要するに，経卵巣感染の頻度が高ければ高いほど，ヒトだけを対象にした流行対策の必要達成度合いが上昇し，デング熱の制御が難しくなるのです．

　実は，不等式(4.17)の右辺を $1-1/T$ と置き換えたときに得られる T，つまり，

$$T = \frac{R_{hv}R_{vh}}{1-p} \tag{4.18}$$

をタイプ別再生産数と呼びます．ヒトと蚊，あるいは，より多くの種類の複数の宿主が感染動態に関わるような系において，特定の宿主（生物種）だけが感染制御のターゲットになり得るような場合に，R_0 を活用した $1-1/R_0$ と同様に $1-1/T$ によって流行制御の閾値を与える指標をタイプ別再生産数と呼ぶのです[10][3]．もし $p=0$ であれば $R_0 = \sqrt{R_{hv}R_{vh}}$ であり，ヒトを対象にしたデング熱対策は R_0 を利用しても T を利用しても同一のものが得られます．

　あくまでも理論的な話ですが，経卵巣感染を通じてデングウイルスは媒介蚊の中で越冬することが可能です．ただし，数値的に経卵巣感染は稀と考えられており，越冬の確率は天文学的に低いものかも知れません．おそらく，

---

3)　タイプ別再生産数は次世代行列に対して感染制御対象の宿主を規定する予測行列を掛けた行列の最大固有値として導出されます．詳しくは[10]を参照してください．

越冬のリスクよりも，再び海外からの感染者の移入があることのほうが流行発生のメカニズムとして相対的により重要なことなのでしょう．

デング熱との付き合い方

　夏場の流行はほどなく終焉に至ると考えられています．ヒトスジシマカ（ヤブカ）が冬季に活動しなくなりますから，温帯にある日本では伝播自体がなくなるのです．寒くなるにつれてデング熱の伝播能力が弱まるのは，蚊の個体群動態の季節性だけによるものではありません．

　図4.4に外部潜伏期間と基本再生産数の関係を図示します．外部潜伏期間とは，感染したヒトの血液を蚊が吸血してから蚊の体内でウイルスが増殖し，再びヒトを感染させる能力を獲得するまでに要する期間のことです．実は，外部潜伏期間は気温に強く依存することが知られています[11]．外気温が30℃以上ですと5〜10日間くらいで蚊の体内でウイルスが増殖し，次のヒト

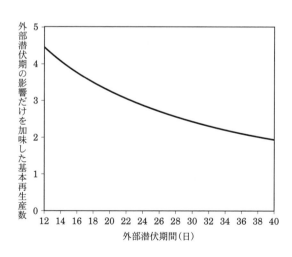

図4.4　外部潜伏期間を考慮した基本再生産数の変動．横軸の外部潜伏期間とは感染したヒトの血液を蚊が吸血してから蚊の体内でウイルスが増殖し，再びヒトを感染させる能力を獲得するまでに要する期間．縦軸は，外部潜伏期間の変化に影響を受けることを加味した基本再生産数の値．

感染者を生み出す能力が獲得されます．一方，真夏が過ぎた頃の 20℃ 台前半では外部潜伏期間は 20 日間程度となり，秋から冬にかけての 10℃ 台では外部潜伏期間に 30〜40 日間を要します．外部潜伏期間が延長するということは，ヒト → 蚊 → ヒトという 1 つの感染サイクルが成立するスピードが遅くなることを意味します．外部潜伏期間の影響を加味しただけでも，再生産数は真夏の約 4.5 から秋の終わり頃までには約 2.2 に半減するのです．これに加えて蚊の数が減り，また，蚊の吸血行動にも変化が訪れます．

　以上のことから，温帯では夏の流行が終焉に至るのは確実視されますが，今後はどうでしょうか．当然かも知れませんが，遠くない未来にデング熱の流行が再び起こるものと予測されます．デング熱の流行は複合的要因によって日本で発生したと考えられますが，実は，従来から声高に叫ばれてきた地球温暖化による悪影響の顕著なものがベクター媒介疾病であり，特にデング熱であると言われてきました．最近のデング熱の拡大というのは，日本だけでなく，中国の広東省やヨーロッパにおける小規模流行に加え，オーストラリアの亜熱帯地域であるクイーンズランド州での大規模流行が新たに報告されるなど目覚ましいものがあります[12,13]．一般的に，気候変動が感染症流行にもたらす影響は予測が難しく，自然界の野生生物における流行動態の不確実性が大きいために単純に語ることが困難です．しかし，気温が長期的に上昇傾向であることは自明であり，ベクターである蚊の生息範囲が拡大し，過去数十年を通じてデング熱の流行が拡大したことも観察上で自明なのです．もちろん，温暖化だけではなく，現在の国際社会のように，南北で露骨な保健問題や疾病構造の格差がある状態を是正せずに先進国が発展してきました．デング熱のような感染症がほんの少しの契機で熱帯地域から温帯地域の夏に持ち込まれるのは当然のことかも知れません．

おわりに

　2014 年の流行は私たちが一生を通じて共生するヤブカとの付き合い方を見直すには絶好の機会と言えます．デング熱を媒介する蚊のうち，より伝播

頻度の高いネッタイシマカは日本に生息しませんが，媒介可能なヒトスジシマカが広く分布しています．皆さんも毎夏，足が白と黒の縞模様のヤブカを見かけると思います．それがヒトスジシマカです．

これまでの常識では，ヤブカに咬まれたなら痒み止めの薬を塗れば大丈夫と思われがちでした．しかし，蚊に咬まれるという生物学的現象は，血液が他の生物種と触れる数少ない機会です．血液が外来種に暴露する機会は感染リスクが高い瞬間であることを認識すべきなのです．家庭レベルにおける庭の水瓶や自宅前の排水溝はもちろん，公共の場でボウフラや成虫の生息地を減らしめて駆除を実施し，日常生活でも殺虫剤や忌避剤を利用すれば蚊の咬傷は防げます．長袖や長ズボンを着用し，サンダルでなく靴を履き，できるだけ白色の洋服を着る地道な対策も有効でしょう．

参考文献

[1] Schmidt-Chanasit J, Emmerich P, Tappe D, Gunther S, Schmidt S, Wolff D, Hentschel K, Sagebiel D, Schoneberg I, Stark K, Frank C. "Autochthonous dengue virus infection in Japan imported into Germany, September 2013". *Euro Surveill.* 2014; 19 (3): pii = 20681.

[2] Ueno R, Nishiura H. "Diagnosis of a single imported dengue case who had travelled to Japan-how serious is it for travellers?" *Euro Surveill.* 2014; 19 (8): pii = 20715.

[3] Nishiura H, Halstead SB. "Natural history of dengue virus (DENV)-1 and DENV-4 infections: reanalysis of classic studies". *J. Infect. Dis.* 2007; 195 (7): pp. 1007-1013.

[4] Egger JR, Coleman PG. "Age and clinical dengue illness". *Emerg. Infect. Dis.* 2007; 13: pp. 924-925.

[5] Thai KT, Nishiura H, Hoang PL, Tran NT, Phan GT, Le HQ, Tran BQ, Nguyen NV, de Vries PJ. "Age-specificity of clinical dengue during primary and secondary infections". *PLoS Negl. Trop. Dis.* 2011; 5 (6): e1180.

[6] Guzman MG, Alvarez M, Halstead SB. "Secondary infection as a risk factor for dengue hemorrhagic fever/dengue shock syndrome: an historical perspective and role of antibody-dependent enhancement of infection". *Arch. Virol.* 2013; 158 (7): pp. 1445-1459.

[7] Mizumoto K, Ejima K, Yamamoto T, Nishiura H. "On the risk of severe dengue during secondary infection: A systematic review coupled with mathematical

modeling". *J. Vector Borne Dis.* 2014; 51 (3): pp. 153-164.

[8] Nishiura H. "Mathematical and statistical analyses of the spread of dengue". *Dengue Bulletin* 2006; 30: pp. 51-67.

[9] Marques CA, Forattini OP, Massad E. "The basic reproduction number for dengue fever in Sao Paulo state, Brazil: 1990-1991epidemic". *Trans. R. Soc. Trop. Med. Hyg.* 1994; 88 (1): pp. 58-59.

[10] Roberts MG, Heesterbeek JAP. "A new method for estimating the effort required to control an infectious disease". *Proc. R. Soc. Lond. B* 2003; 270: pp. 1359-1364.

[11] Tjaden NB, Thomas SM, Fischer D, Beierkuhnlein C. "Extrinsic incubation period of dengue: Knowledge, backlog, and applications of temperature dependence". *PLoS Negl. Trop. Dis.* 2013; 7 (6): e2207.

[12] Williams CR, Mincham G, Ritchie SA, Viennet E, Harley D. "Bionomic response of Aedes aegypti to two future climate change scenarios in far north Queensland, Australia: implications for dengue outbreaks". *Parasit Vectors* 2014; 7: 447.

[13] Schaffner F, Mathis A. "Dengue and dengue vectors in the WHO European region: past, present, and scenarios for the future". *Lancet Infect. Dis.* 2014; 14(12): pp. 1271-1280.

column ③
インフルエンザの伝播は子どもが悪いのか？

新型インフルエンザを含むインフルエンザ全般で大人と子どもの感染リスクが異なることが知られています．ここではインフルエンザ伝播の年齢別の特徴とワクチン接種の優先順位について考えます．

●次世代行列

最も簡単なケースとして，人口が子どもと成人の2者から成る場合を考えます（それぞれ添字 c と a で表します）．感染世代 i におけるそれぞれの新たな感染者数を $I_{c,i}$ および $I_{a,i}$ と書きます．1人の子どもから別の子どもへの2次感染者数の平均値を $R_{c,c}$ とし，同様に子ども→大人，大人→子ども，大人→大人への2次感染者数を $R_{a,c}, R_{c,a}, R_{a,a}$ と書きます．すると，

$$\begin{pmatrix} I_{c,i+1} \\ I_{a,i+1} \end{pmatrix} = \begin{pmatrix} R_{c,c} & R_{c,a} \\ R_{a,c} & R_{a,a} \end{pmatrix} \begin{pmatrix} I_{c,i} \\ I_{a,i} \end{pmatrix} \tag{C3.1}$$

のようにして感染者数の増殖が表現できます．式(C3.1)右辺の $R_{m,n}$ の行列を次世代行列と呼びます．子どもと大人の区別に加えて，成人を青壮年と高齢者に分ける場合は，2×2行列を3×3行列に発展させるだけです．より詳しい年齢群やその他の属性（遺伝および地理的属性など）を検討する場合も，この正方行列の要素を増やすことで対応できます．

複数の属性を考慮する場合の R_0 は「人口全体で最も典型的な1人の感染者が生み出す2次感染者数の平均値」と解釈されます．式(C3.1)右辺の次世代行列は各属性（年齢群など）の感染者数が感染世代ごとに増殖する模様を記述します．R_0 は人口全体の感染者の増殖比ですから，次世代行列の最大固有値にほかなりません．R_0 の閾値（$R_0 > 1$ で流行拡大，$R_0 < 1$ で減衰）もそのまま用いることができます．

●年齢群間の接触

　次世代行列の要素さえ推定できれば年齢群間の感染の拡がりを表現できます．ここで，インフルエンザ伝播の年齢別特徴を詳しく捉えた0〜4歳，5〜18歳，19〜64歳，65歳以上という4年齢群を順に年齢群1〜4と記述します．一般的に，年齢群別のインフルエンザ罹患率（流行期間を通じて年齢群別人口あたりで感染する者の割合）は図C3.1のようなパターンを示すことが知られています[1].

　図C3.1は最終規模の分布と呼ばれ，1つの流行を通じた各年齢別人口の感染者の割合のことを指します．年齢群 i の最終規模を z_i とすると，それは $R_{i,j}$ を利用して

$$z_i = 1 - \exp\left(-\sum_{j=1}^{4} z_j R_{i,j}\right) \tag{C3.2}$$

で与えられることが知られています[2].　図C3.1には4つの年齢群 i の入力情報 z_i があり，式(C3.2)は未知の $R_{i,j}$ が $4 \times 4 = 16$ 個あります．つまり，自由度が4にも関わらず16の要素からなる行列を定量化するためには，次世代行列を年齢別の接触パターン等を質的に考慮して4つの不明パラメータだけで記述すれば良く，これは実際に可能です．以上の過

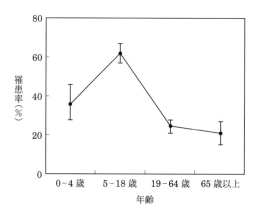

図 C3.1　年齢群別にみたインフルエンザ罹患率の一般的特徴.

程で，年齢別の $R_{i,j}$ を推定し，学童の感染のほとんどが学童同士で起こっ
ていることが推察されます．

参考文献

[1] I. M. Longini, et al, "Containing pandemic influenza with antiviral agents", *Am. J. Epidemiol.* 2004; 159: pp. 623-633.

[2] O. Diekmann, J. A. P. Heesterbeek, *Mathematical Epidemiology of Infectious Diseases: Model Building, Analysis and Interpretation* (Wiley, 2000).

第 5 章

MERS は日本にとって
どれくらい危険なのか?

西浦 博
（京都大学大学院医学研究科）

新しい感染症MERS

　MERS は，2012 年 9 月に最初の感染者が診断され原因ウイルスが分離された比較的新しい感染症です[1]．感染すると咳・発熱・呼吸苦が徐々に進行し，基礎疾患を持つ高齢者を中心に呼吸不全による死亡が起こります．原因はコロナウイルスと呼ばれる上気道を中心に呼吸器系の感染を起こす身近なウイルスで，いわゆる冬季のかぜ（風邪症候群）の一部の原因はコロナウイルスであることが知られています．特に MERS 関連コロナウイルスは，2002-3 年に中国広東省を基点に香港を介して世界中に流行が拡大した重症急性呼吸器症候群（SARS；severe acute respiratory syndrome，"サーズ"）ウイルスと近縁であることが知られています．2012 年以前にも MERS は存在したと考えられますが，ヒトの感染があまり高頻度に起こらなかったのか，あるいは，ウイルスが重症の呼吸器症状を引き起こさなかったのか，理由は定かではありません．

　感染者はおもに中東地域で診断されてきました．というのも，このウイルスはヒトコブラクダからも分離されており，観光あるいは商用でラクダに接触した経験のあるヒトに感染が高頻度で認められるためです[1]．だからと言って，世界中のラクダが感染しているのではありません．おもに，サウジアラビア，UAE（アラブ首長国連邦），カタールを中心としたアラビア半島で感染が認められています．ヒト-ヒト感染も起こるのですが，病院等の医療機関での発生が多いのが特徴です[2]．また，肺の病変が悪くなればなるほど感染性が高くなる傾向があり，感染者の治療にあたる医療従事者や病室を共有するほかの患者などを中心に 2 次感染が起こります．2015 年の韓国における流行でも，複数の医療機関で感染者の増幅が認められました[3]．

　と言っても，感染者はラクダか医療機関での暴露経験者に限定されています．1 人の感染者が生み出す 2 次感染者数の平均値を意味する基本再生産数 R_0 が推定されてきましたが，MERS では $R_0 < 1$ と考えられます[4,5]．そのため，すぐさま大規模流行は起こらないと考えられます．ただし，同ウイルスは進化速度が速く，今後に感染性が変化（上昇）することはあり得ます．ま

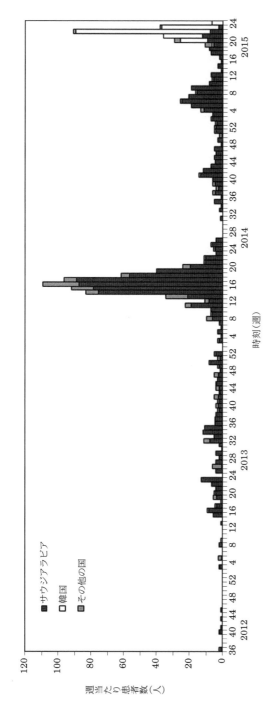

図 5. 1　**中東呼吸器症候群 (MERS) の世界的流行.** 縦軸は週あたりの確定患者数を示す. 横軸は各年の週を第 1 週とするものである. 多くの患者がサウジアラビアで診断されているが, それらが中東周辺諸国およびその他の地域の諸外国へ飛び火し続けている. 2015 年 5 月に韓国での流行が起こったが, それらが MERS の全容に次いで大きな流行であったたかが理解される. 世界全体で, 韓国はサウジアラビアに次いで 2 番目に多い確定患者数を経験した国となった. 図は, 世界保健機関の公表データベースを基に筆者が改編を加えたもの[8].

た, 観察データは病院内での集団発生に基づくため, コミュニティでの流行
規模がどの程度になるのかは判断が難しく, 地域レベルの流行リスクはきわ
めて不確実です[6].

　問題視すべきなのは, 同感染症の致命割合(いわゆる, 致死率)がSARSと
同程度で高いことです. 確定患者の致命割合は40%程度と推定されていま
すが[1], 診断バイアスがある程度で補正された2次感染者の間の死亡リス
クは約20%と推定されています[5]. 韓国での流行における分析第一報でも
致命割合は同程度の約20%と推定されており[7], 基礎疾患を持たない方の
季節性インフルエンザの感染時致命割合が0.1%未満であることを考えると,
20%がいかに大きいかお分かりいただけると思います. もう1点, 問題視す
べきなのは, ラクダを含む動物が感染源であるため, 抜本的対策を講じるこ
とにいまだ成功しておらず, 感染者が中東地域から世界中へダラダラと放出
され続けている, ということです(前ページ図5.1). もちろん, 旅行者に対
してラクダとの接触を避けるよう注意喚起は行われていますが, 知識の供給
だけですべての感染を防ぐことは難しく, 世界中の国が今後も続くであろう
感染者輸入のリスクと向き合うことを余儀なくされています.

MERS感染者の輸入リスク

　現状が続く限り, 中東からの感染者の輸出には歯止めがかからず, 日本に
感染者が到達するのは時間の問題と言えます. では, 1〜2年のうちに, 日本
がMERS感染者を輸入するリスクは具体的にどの程度でしょうか. 近年,
到達時刻の新しいモデル化が行われ, この疑問に容易に回答可能となりまし
た.

　図5.2(A)(次ページ)は, MERSが最初に診断・分離された日(2012年9月
3日)以降に, 世界の国々で最初にMERSの感染者が診断されるまでに要し
た日数の分布を示してします. これは到達時刻(arrival time)と呼ばれ, おも
に輸入ハザードの積分結果である累積リスクを反映した数値と捉えられます.
メタ個体群モデルで時間および空間に対する流行拡大を十分に定量化すると,

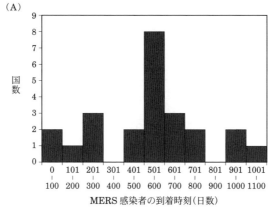

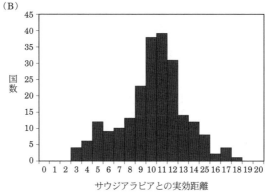

図5.2　MERSの諸外国への到達．(A)は到着時刻(arrival time)と呼ばれ，MERS関連ウイルスが分離されて以降の経過時刻の関数として国数をカウントした結果である[8]．(B)は，航空機移動ネットワークに基づくサウジアラビアと世界225か国との実効距離である．ネットワークデータには旅客機の飛行ルート数を活用した．

その産物として到達時刻が得られます．

　ただ，必ずしもメタ個体群モデルが必要ということではなく，特にMERSのようにヒト-ヒト感染が著しく持続しやすいわけではない感染症の場合は，アラビア半島の感染状況に強い影響を受けますので，それを適切にモデル化することがより重視されます．それに対応することに成功したのが実効距離(effective distance)という概念で，ドイツ人ネットワーク科学者Brockmannにより提唱された画期的な指標です[9]．国間のフライトルート数(便

数) に基づく航空機移動ネットワークを考えましょう. ある国 i にとって輸出元の国 j からの実効距離は, 直行便が ij 間に存在する場合には以下で与えられます:

$$d_{ij} = 1 - \ln(P_{ij}). \tag{5.1}$$

ここで, P_{ij} は隣接行列によって計算される j から i への渡航確率です. 1 日のうちで国 j を出発して i 国に行く便数を m_{ij} とすると

$$P_{ij} = \frac{m_{ij}}{\sum_a m_{aj}} \tag{5.2}$$

で計算されます. 国 j から i への直行便がない場合は, 乗り換え回数プラス 1 に相当する経路の数 (λ_{ij}) も考慮します. 実効距離は以下で定義されます:

$$D_{ij} = \min(\lambda_{ij} - \ln(W(\varGamma_{ij}))). \tag{5.3}$$

ここで $W(\varGamma_{ij})$ とは上記の隣接行列に基づくネットワークの重みを全経路分掛け合わせたもので,

$$W(\varGamma_{ij}) = P_{i,\lambda_{ij}-1} \times P_{\lambda_{ij}-1,\lambda_{ij}-2} \times \cdots \times P_{b,j} \tag{5.4}$$

となります. b は j 国の次に経由する国です. 計算結果が最も小さい経路 1 つをとって実効距離が得られます.

要するに, 実効距離とは経路数 (path) とそれぞれのエッジの重みの 2 つのネットワーク情報を基に, 2 つのノード (国) ペアに関する距離を定量化する簡便な物理的指標です. この指標が提案された 2013 年の研究で最も顕著な発見は, SARS と 2009 年の新型インフルエンザ H1N1-2009 の両方で, 到達時刻と実効距離の間に美しい線形の関係が認められた, ということです[9]. それ以前は, 到達時刻は航空機移動ネットワーク以外にも, 基本再生産数ほかの複雑な伝播動態で特徴付けられると考えられてきました. しかし, そうではなく, きわめて単純に航空機移動ネットワークが到着時刻を決定していることが裏付けられたのです.

図 5.2 (B) はサウジアラビアから他の 225 か国への実効距離を分布として検討した結果です. 中東の国は大変近く, イランが 6.8, クウェイトが 4.4, ヨルダンが 4.6 などと計算されます. MERS 発見後の早い段階で輸入感染者を認めたドイツが 4.4, イギリスが 5.0 です. 日本は 8.7, 韓国が 8.4 と計算されます. 実効距離を輸入ハザードの唯一の説明変数として生存解析を実施し

た場合，2015年6月末時点での輸入確率が計算されます．既に輸入を経験した国々ではありますが，イランが14.7%，クウェイト21.8%，ヨルダン21.0%，ドイツ21.4%，イギリス19.4%です．韓国の輸入リスクは12.0%なのに対して，日本の輸入リスクは11.6%です．

　日本へのMERS患者輸入が目前に迫った状態が続いてきたことを実感いただけるかと思います．

MERSの伝播リスク

　MERS患者の輸入は目前であるとして，その輸入感染者が国内で2次感染を起こすリスクは具体的にどの程度かを考えましょう．その記述のために，分岐過程（分枝過程とも呼ぶ，branching proccess）を用います．分岐過程は図5.3のような侵入リスクに伝播の確率性を加味した確率過程モデルの1つです．ほとんどの輸入感染者は2次感染者を生み出さない一方，一部の輸入感染者から連鎖的な伝播が起こることをモデル化するのに用いられます．

　今だけ確率性を無視して分岐過程パラメータの推定原理をご紹介します．初期感染者が1人のとき，感染世代別の新規感染者数は以下のように幾何級

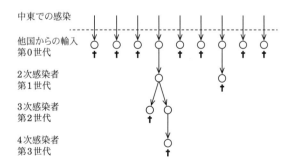

図5.3　分岐過程モデル．○印は感染個体，矢印は伝播，十字架は消滅（extinction）を表す．ほとんどの輸入感染者は2次感染者を生み出さないが，子孫の分布（offspring distribution）に従って，一部で2次感染の連鎖が認められる．

数的な増殖として記述されます.

$$1, R_0, R_0^2, R_0^3, R_0^4, \cdots \tag{5.5}$$

第 $(n-1)$ 世代までの総感染者数 I_n は

$$I_n = \frac{1-R_0^n}{1-R_0} \tag{5.6}$$

となります. いま, MERS では $R_0 < 1$ ですから, 分子の n 乗部分は十分に小さいため無視できます. 式(5.6)を R_0 について解くと

$$R_0 \approx 1 - \frac{1}{I_n} \tag{5.7}$$

を得ます. $R_0 < 1$ の集団発生においても感染者数の情報を得ることが感染性を知る上で重要であることを指し示す結果です. R_0 が1に近ければ近いほど, 総感染者数が多くなります.

 1人あたりの感染者が生み出す2次感染者数のバラつきが大きく, その分布が負の二項分布によって記述可能である場合を考えましょう. その際, R_0 以外に, バラつきを与えるパラメータ k がわかると流行規模を予測することに役立ちます. 1人の感染者が x 人の2次感染者を生み出す確率は以下で与えられます.

$$\Pr(X=x) = \frac{\Gamma(k+x)}{x!\,\Gamma(k)}\left(\frac{R_0}{R_0+k}\right)^x\left(1+\frac{R_0}{k}\right)^{-k} \tag{5.8}$$

k が0に近ければ近いほど分散が大きく裾が長い分布が得られます. 一方, k が1だと幾何分布, 無限大だとポアソン分布に帰着することが知られています[10].

 確率母関数の微分を割愛しますが[1], 分岐過程を利用すると1人の(輸入)感染者が侵入したときに総感染者数が y となる確率が計算されます:

$$\Pr(Y=y) = \frac{\prod_{j=0}^{y-2}\left(\frac{j}{k}+y\right)}{y!}\left(\frac{k}{R_0+k}\right)^{ky}\left(\frac{R_0 k}{R_0+k}\right)^{y-1}. \tag{5.9}$$

 また, 感染世代数の観察確率についても類似の導出が可能です[11]. 例えば, 第0世代で終了(輸入感染者が2次感染者を生み出さずに終了)する確率は

---

1) 確率母関数を利用した解析的導出は拙著論文[10]をご参照ください.

$$\Pr(Z=0) = \frac{1}{\left(1+\dfrac{R_0}{k}\right)^k} \tag{5.10}$$

であることが知られています．

図5.4（次ページ）は式(5.9)と(5.10)に対応するMERSの観察データです．世界中でこれまでに計36回の輸入イベントがあり，うち23回は中東地域外で観察されました．それぞれの分布が解析的に導出されましたので，最尤推定を実施してパラメータR_0とkを推定可能です．日本への輸入時に想定される2次感染者数や感染世代数に関する計算が可能となります．

その結果，基本再生産数は0.75と推定され，それは先行研究と同程度でした．1人の感染者が侵入したときの2次感染の発生確率は22.7%（95%信頼区間：[19.3, 25.1]）と推定されました（他方，75%以上の確率で，輸入感染者1名のみで感染連鎖は起こらずに終焉すると考えられました）．1人の感染者が侵入したとき，3次感染者，4次感染者，5次感染者と感染の連鎖が続く確率はそれぞれ10.5%，6.1%，3.9%と推定されました[2]．多くの場合，1人の感染者の侵入が起こると，数人の総感染者数が発生するだけで済みますが，総感染者数が8人以上となる確率は10.9%（95%信頼区間：[7.6, 13.6]）と推定されました．

MERSのヒトからヒトへの感染性は限られており，同ウイルスによって今すぐパンデミックが起こるとは考え難いです．しかし，1人あたりが生み出す2次感染者数のばらつきがきわめて大きい感染症であり，韓国で見られたような流行が一定の確率で起こり得ることを想定すべき結果が得られました．MERSでは，ほとんどの感染者は2次感染者を一切生み出しませんが，一部の者が多数の2次感染を生み出す「スーパースプレッダー」[12]となります．図5.5（67ページ）にあるように，ほとんどの感染者は2次感染者を生み出しませんが，一部の者がほかと比べて著しく多い2次感染者を生み出すのです．既に20年近く前になりますが，こういった感染樹の図式表現（graphical representation）はシンガポールやトロントでのSARS流行を彷彿とさせるもので，2つの感染症の特徴も何かと似ています[1]．

---

2) 韓国では4次感染者までが確認されました．

66

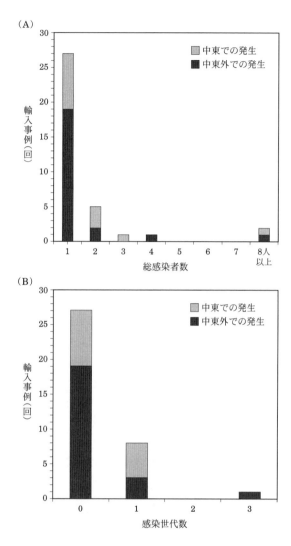

図5.4 MERS 輸入時の2次感染リスクを与えるデータ.（A）が1人
の輸入時の総感染者数の分布，（B）が1人の輸入時の感染世代数の分布
である．（A）の横軸には輸入感染者を含み，1人は2次感染なしを示す．
（B）の感染世代は輸入感染者が世代0，それによって生み出された2次
感染者を世代1と呼ぶ．全世界の計36回の輸入（うち23回は中東地域
外）を分析した[11].

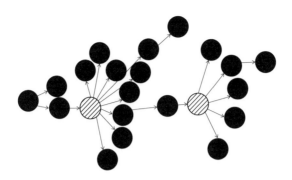

図5.5　伝播経路に基づく MERS の感染樹(transmission tree). 図5.4 の観察データを基に分岐過程のパラメータ R_0 と k の統計学的推定を実施した後に実施したランダムな流行シミュレーションの1回分の結果を示す. ほとんどの感染者は2次感染者を生み出さないが, ストライプで示す一部の者がほかと比べて著しく多い2次感染者を生み出す.

　韓国で MERS の4次感染者が認められたように, 一定規模以上の流行となる確率は十分にあることが示されました. 今後も感染者の輸入が複数の国で起こることが予期されますが, MERS は4回の感染者輸入につき1回は2次感染が見られ, さらに, 2次感染者の約2/5が3次感染者を生み出すと考えられます. 10人を超えたり3次感染が出たりすることは確率的に大いにあり得ることを想定した上で, 医療機関では粛々と2次感染防止の予防対策を実施し, 接触者を追跡しつつ本感染症の流行に対応することが求められます.

参考文献

[1] Zumla A, Hui DS, Perlman S. "Middle East respiratory syndrome". *Lancet*, 2015; 395(10229): pp. 1063-1077.

[2] Assiri A, McGeer A, Perl TM, et al. "Hospital outbreak of Middle East respiratory syndrome coronavirus". *N. Engl. J. Med.*, 2013; 369(5): pp. 407-416.

[3] Park HY, Lee EJ, Ryu YW, et al. "Epidemiological investigation of MERS-CoV spread in a single hospital in South Korea, May to June 2015". *Euro Surveill.*, 2015; 20(25): pii = 21169.

[4] Breban R, Riou J, Fontanet A. "Interhuman transmissibility of Middle East

respiratory syndrome coronavirus: estimation of pandemic risk". *Lancet*, 2013; 382 (9893): pp. 694-699.

[5] Cauchemez S, Fraser C, Van Kerkhove MD, et al. "Middle East respiratory syndrome coronavirus: quantification of the extent of the epidemic, surveillance biases, and transmissibility". *Lancet Infectious Diseases*, 2014; 14(1): pp. 50-56.

[6] Fisman DN, Leung GM, Lipsitch M. "Nuanced risk assessment for emerging infectious diseases". *Lancet*, 2014; 383(9913): pp. 189-190.

[7] Cowling BJ, Park M, Fang VJ, Wu P, Leung GM, Wu JT. "Preliminary epidemiological assessment of MERS-CoV outbreak in South Korea, May to June 2015". *Euro Surveill.*, 2015; 20(25): pii = 21163.

[8] World Health Organization (WHO). Middle East respiratory syndrome coronavirus (MERS-CoV) Geneva, Switzerland: WHO; 2015.

[9] Brockmann D, Helbing D. "The hidden geometry of complex, network-driven contagion phenomena". *Science*, 2013; 342: pp. 1337-1342.

[10] Nishiura H, Yan P, Sleeman CK, Mode CJ. "Estimating the transmission potential of supercritical processes based on the final size distribution of minor outbreaks". *J. Theor. Biol.*, 2012; 294: pp. 48-55.

[11] Nishiura H, Miyamatsu Y, Chowell G, Saitoh M. "Assessing the risk of observing multiple generations of Middle East respiratory syndrome (MERS) cases given an imported case". *Euro Surveill.*, 2015; 20(27): pii = 21181.

[12] Lloyd-Smith JO, Schreiber SJ, Kopp PE, Getz WM. "Superspreading and the effect of individual variation on disease emergence". *Nature*, 2005; 438: pp. 355-359.

column ④

予防接種はまず子どもから？

　column ③でインフルエンザの大人と子どもの感染リスクの違いについて，基礎的な数理モデルを紹介しました．本 column ではその理論に基づいて，観察データを分析するための最も単純なモデルを考えます．これを基に予防接種の年齢別優先度について考察しましょう．

　筆者は 2008〜9 年にかけて，トヨタ財団のアジア隣人ネットワークプログラムによる助成を受け，タイ公衆衛生省とマヒドン大学との共同でタイ北部の農村地域におけるパンデミック対応計画作りに取り組みました．2009 年の新型インフルエンザの直前から数理モデルを利用した対策作りを実施しましたので，以降の column でその一部をご紹介します．

●年齢別の異質性を考慮した推定

　筆者が研究プロジェクトで関わってきたタイでは，2009 年 6 月初旬から新型インフルエンザの確定診断者数に顕著な増大を認めてきました．図 C4.1 は各感染者の発病日を基に描かれたタイ全国の流行曲線で，未成

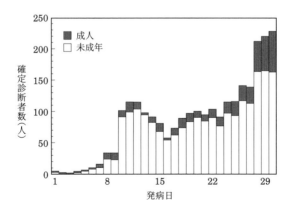

図 C4.1　タイにおける新型インフルエンザ流行（2009 年 6 月）.

年と成人は区別しています.

　未成年と成人の2者からなる人口をモデル化するために，column ③のおさらいをします. 未成年と成人をそれぞれ添字 c と a で表し，感染世代 n におけるそれぞれの新たな感染者数 $I_{c,n}$ および $I_{a,n}$ は

$$\begin{pmatrix} I_{c,n+1} \\ I_{a,n+1} \end{pmatrix} = \begin{pmatrix} R_{cc} & R_{ca} \\ R_{ac} & R_{aa} \end{pmatrix} \begin{pmatrix} I_{c,n} \\ I_{a,n} \end{pmatrix}$$

のようにモデル化できるのでした. ここで（添字 c と a を一般化して）R_{ij} というのは個体群 j における1人の感染者が生み出す個体群 i の2次感染者数の平均値です. R_{ij} を要素とする行列を次世代行列と呼びます. 感染性の尺度である基本再生産数（R_0）は次世代行列の最大固有値で与えられ，人口全体で最も典型的な1人の感染者が生み出す2次感染者数の平均値を意味します.

　図 C4.1 のような流行初期の感染者数の増殖を考えます. 1人あたりの2次感染者数は確率的に変動しますが，ポアソン過程によって変動が十分に捉えられると仮定します. 個体群 k の感染世代 n における感染者数 $I_{k,n}$ が与えられたとき，$n+1$ 世代の感染者数の条件付き期待値 $\mathrm{E}(I_{k,n+1} \mid I_{k,n})$ は

$$\mathrm{E}(I_{k,n+1} \mid I_{k,n}) \sim \mathrm{Poisson}\left[\sum_m I_{m,n} R_{km}\right]$$

のように書くことができます. 言い換えるならば，感染世代が0から N まで観察されたとき，R_{ij} の推定に利用する条件付き尤度は

$$\prod_k \prod_{n=0}^{N-1} \mathrm{E}(I_{k,n+1})^{I_{k,n+1}} \exp(-\mathrm{E}(I_{k,n+1})) \tag{C4.1}$$

に比例します.

●次世代行列の推定

R_{ij} をパラメータ2つで

$$\begin{pmatrix} aa & ab \\ ba & bb \end{pmatrix}$$

のように表します．これは比例混合と呼ばれ，個体群 i に見られる感染頻度は感染源となる個体群 j のみに依存する，と仮定したものです．1つの感染世代が次の感染世代を生み出すまでに要する世代時間は3日間ですので，図C4.1の感染者数を3日ごとにグループ化し，各々を感染世代ごとの感染者数とします．

式（C4.1）の尤度方程式を解くと，次世代行列が図C4.2のように推定されます．基本再生産数 R_0 の最尤推定値は最大固有値より1.29です．(1,1)要素の R_{cc} が1より大きいことに注意しましょう．未成年者1人あたりで平均1.23名の未成年の2次感染者を生み出します．つまり，仮に成人がいなくても，未成年者の人口だけで流行が拡大するのです．一方，成人間の再生産数 R_{aa} は1未満であり，成人だけでは流行がすぐに減衰します．条件 $R_{ii} > 1$ を満たす特定の個体群 i をリザーバ（reservoir）と呼び[1]，その集団は徹底して対策を集中すべき対象となります．

全人口を対象に，（ランダムに）ワクチンを接種する場合，ワクチン接種によって免疫を得る者の割合を p とすると，ワクチン接種下の再生産数は $(1-p)R_0$ です．これが1を下回るためには

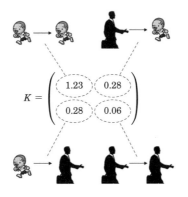

$$K = \begin{pmatrix} 1.23 & 0.28 \\ 0.28 & 0.06 \end{pmatrix}$$

図C4.2　タイにおける新型インフルエンザ流行データを基にした次世代行列の推定値．

$$p > 1 - \frac{1}{R_0} \fallingdotseq 22.7\%$$

の接種を達成しなければなりません. 一方, 図 C4.2 の次世代行列から明らかなように, 未成年のみを対象に免疫保持者が割合 q になるようなワクチン接種をして $(1-q)R_{cc} < 1$ を達成することでも, 流行を防ぐことができます. この場合, 未成年の 18.8% に接種すれば良いのです. 人口全体の 23% と未成年のみの 19% を比べて, どちらが達成しやすいかは明白です. 次世代行列の精密な推定値は, 最も効果的な予防接種戦略の構築や接種の優先度決定に直結するのです.

参考文献

[1] H. Nishiura, et al, "How to find natural reservoir hosts from endemic prevalence in a multi-host population: A case study of influenza in waterfowl", *Epidemics* 2009; 1(2): pp. 118-128.

第6章

大規模流行の発生確率に
まつわる数理

安齋麻美
（京都大学大学院医学研究科）

西浦　博
（京都大学大学院医学研究科）

　新型コロナウイルス感染症（COVID-19）の流行に関して，日本では 2020 年 2 月 1 日以降，14 日以内に中国湖北省に滞在歴がある外国人または湖北省発行の旅券を所持する外国人の入国拒否という水際対策が開始された．対象国・地域が拡大し，5 月末時点で 111 か国が入国拒否の対象となっており，同時に検疫の強化，国際線の到着空港の限定等も実施している．

　一方，日本では 2020 年 5 月 25 日に第 1 回目の緊急事態宣言が解除され，段階的な入国規制緩和の流れも出てきた．国際移動の再開は複合的な問題であり，多方面からの議論が必要である．その一つの側面として，国際移動の再開が今後の日本での流行に与える影響の評価方法を紹介する．

定量的な評価方法

　国際移動再開の影響を定量的に評価する指標として，相手国の流行状況や日本に入国する感染者数，入国した感染者により大規模流行が引き起こされる確率などが挙げられる．これらの中から本章では，大規模流行が起こる確率の計算問題を取りあげる．

　さらに，具体的な例として中国の武漢市が実施した移動制限が日本の流行に与えた影響の評価について考える．

輸入例による流行確率の計算方法

　5 章で紹介した分岐過程モデル（branching process）を用いて，1 人の感染者が新たに日本に入国した際に，日本で大規模流行が起こる確率を計算する．ここで大規模流行とは，効果的で強力な介入を行わない限り，感受性宿主が十分に減るまでは自然に（勝手に確率性などによって）消滅することがない流行のことを指すものとする．1 人の感染者によって引き起こされる 2 次感染者の数が負の二項分布（negative-binomial distribution）に従うと仮定すると，大規模な流行が起こらない確率，つまり絶滅確率 q は次の方程式をみ

たす.

$$q = \frac{1}{\left(1 + \dfrac{R}{k}(1-q)\right)^k}$$

1人の感染者が生み出す2次感染者数の平均値である R をここでは1.6 と仮定する. これは日本で対策が講じられているもとでの再生産数である. k は1人の感染者が生み出す2次感染者数の分布(offspring distribution)のばらつきを表す分散パラメータ(dispersion parameter)であり, ここでは研究論文から0.1 とする[1]. 分散パラメータが小さいほどばらつきが大きくなる.

上記のパラメータを用いると, 新型コロナウイルスに感染した人(ここでは話を簡単にするため, 感染者 = 他者に感染させる可能性がある人とする)が新たに日本に入国し, 水際対策によって発見, 隔離, 追跡されずに市中感染に寄与した場合, $q = 0.9226$, つまり大規模流行を引き起こさない確率は92.3% ということになる. したがって, 大規模流行を引き起こす確率 p は

$$p = 1 - q$$

であり, 7.7% と計算される. 感染者1人が入国した程度では大規模流行が引き起こされる可能性は高くないのである.

次に, 複数の感染者が日本に入国し市中感染に寄与した場合を考える. 感染者の流入が互いに独立に起こるとすると, n 人の感染者が日本に入国した場合の流行確率 p は次のようになる.

$$p = 1 - q^n$$

$n = 10$ の場合には, $q^{10} = 0.5533$ となり, $p = 0.467$, 大規模流行を引き起こす確率は46.7% となる. したがって, 入国する感染者数が多くなればなるほど大規模流行が起こる確率が高くなると解釈できる.

シミュレーション

ここまで示してきた絶滅確率の計算では, 現在実施されている水際対策の効果を考慮していない. 2020年6月上旬時点で日本では, 外務省の感染症危

険情報でレベル3に指定されている国・地域からの渡航者に対するPCR検査や，レベル3，レベル2の国・地域からの渡航者に対する入国後14日間の待機要請などの水際対策が講じられている．

　水際対策の効果は，日本に入国する感染者のうち水際対策で感染者として把握されずに市中感染に寄与する入国者数の減少に反映される．入国者の総数を N とおき，その集団において新型コロナウイルスに感染している人の割合（集団の感染率）を b，水際対策の効果（入国リスクの相対的減少として定量化する）を a とする．このとき，水際対策をすり抜けて市中感染に寄与する入国者数 n は

$$n = (1-a)bN$$

と表される．この場合の大規模流行が起こる確率 p は以下のようになる．

$$p = 1-q^n = 1-q^{(1-a)bN}$$

水際対策の効果を表す a は，具体的には空港で実施されているPCR検査の感度や入国後14日間の待機要請の効果が反映される．レベル3の国・地域からの渡航者は原則全員がPCR検査を受けることになっており，入国後14日間の待機については待機場所までの移動に公共交通機関の利用は不可となっている．したがって，入国者数が限られている現在の状況では，現行の水際対策が機能している限り入国者と接触する人は限られており，感染が拡大する可能性は低いと考えられる．一方で，流行が続いている国・地域が多いことを考えれば，入国制限や水際対策が緩和されることになれば市中感染に寄与する入国者数が増加し，大規模流行が起こる可能性は高まるだろう．

中国における旅行制限の効果

　この方法を利用して，以下では，中国国内での移動制限が日本での流行に与えた影響の評価について考えてみよう．

　世界で最初に大規模流行が確認された中国の武漢市では2020年1月23日より，交通機関停止や空港閉鎖が実施され市外への移動が制限されていた．これにより，移動制限が実施されなかった場合と比較して中国から日本への

感染者の流入は減少したと考えられるが，具体的に日本での流行にどのような影響を与えた可能性があるのだろうか．本章では，日本国内での流行確率，流行開始時間を指標として考える．

日本での流行確率の低下

　移動制限の効果を考えるため，移動制限が実施された場合（実際に観察された結果）とされなかった場合の流行確率の差を求める．移動制限開始までに観察された中国からの輸出例（中国国外で診断され，かつ中国で感染したと考えられる感染者）の指数関数的増加が移動制限開始以降も続いたと仮定して得られた輸出症例数を，移動制限が実施されなかった場合に日本に入国し得た感染者数とする．移動制限がある場合とない場合について，日本に入国した感染者のうち追跡されない数（市中感染に寄与する感染者数）をそれぞれ $m, \overline{m}$ として前述の大規模流行が起こる確率を計算すると，その差は以下のようになる．

$$\varepsilon = q^m - q^{\overline{m}}$$

この方法で計算されたものが，流行確率の絶対的減少となる．

流行開始時間の遅れ

　中国の移動制限が及ぼした日本での流行開始時間の遅れ効果について定式化する．ここでは，時刻 t におけるハザード（強度）を $\lambda(t)$ とするポアソン過程に従って感染者の日本への入国が成功すると仮定する．時刻 $t = 0$ は中国での流行開始時刻とする．中国での移動制限が実施されなかった場合，時刻 s までに入国が成功する確率は

$$H_0(s) = 1 - \exp\left(-\int_0^s \lambda(t)dt\right)$$

となる．次に，中国での移動制限がある場合の確率を考える．中国で移動制

限が実施された場合に日本に入国する感染者数 m と，実施されなかった場合の感染者数 $\overline{m}$ を用いると，移動制限が実施されたことによる日本での大規模流行発生確率の相対危険度は以下のようになる．

$$\frac{1-q^m}{1-q^{\overline{m}}}$$

移動制限ありの場合，前述の相対危険度分だけ日本への入国成功確率が減少する．したがって，移動制限が実施された場合の入国成功確率は相対危険度を用いると，

$$H_1(s) = 1 - \exp\left(-\frac{1-q^m}{1-q^{\overline{m}}}\int_0^s \lambda(t)dt\right)$$

となる．

次に，入国が成功する確率が 0.5 となる時刻について考える．移動制限がなかった場合，あった場合に成功確率が 0.5 となる時刻をそれぞれ σ_0, σ_1 とする．ここで，強度の積分値を $\Lambda(s)$ とすると $\Lambda(\sigma_0) = \ln(2)$，$\Lambda(\sigma_1) = \ln(2)\Big/\frac{1-q^m}{1-q^{\overline{m}}}$ となる．移動制限の実施による流行開始時間の遅れは $\sigma_1 - \sigma_0$ で計算される．また，感染者数の指数関数的増加が観察されていたため，強度の積分値は成長率(exponential growth rate) r を用いて $\Lambda(s) = c(\exp(rs)-1)$ と表すことができる．さらに，倍加時間(doubling time)は $t_d = \ln(2)/r$ である．したがって，移動制限の有無による流行開始時間の差は以下の式で計算される．

$$D = \ln\left(\frac{C\frac{1-q^m}{1-q^{\overline{m}}}+\ln(2)}{C\frac{1-q^m}{1-q^{\overline{m}}}+\ln(2)\frac{1-q^m}{1-q^{\overline{m}}}}\right)\frac{t_d}{\ln(2)}$$

ここで C は初期値によって決まる定数である．上記のモデルを用いると，2020 年 1 月 28 日から 2 月 7 日までの間に，中国では 226 人の感染者輸出が予防され，それが 70.4 % の相対的な輸出リスク減少につながり，日本での流行を 2 日間遅らせる効果があったものと推定された[2]．

さいごに

　国際移動が日本の流行に与える影響について，定量的な評価指標として流行確率を中心に紹介した．入国者数が増えるほど日本に流入する感染者数も増え，市中感染に寄与する感染者も増えることが予想される．国際移動の再開は複合的な問題であり単一の指標で判断できるものではないが，定量的な指標の一つとして活用できるものと考える．

参考文献

[1] Endo A., *et al.* "Estimating the overdispersion in COVID-19 transmission using outbreak sizes outside China", *Wellcome Open Research*, 5, p. 67, 2020.

[2] Anzai A., *et al.* "Assessing the Impact of Reduced Travel on Exportation Dynamics of Novel Coronavirus Infection (COVID-19)", *Journal of Clinical Medicine*, 9(2), p. 601, 2020.

学校は閉鎖すべきか，否か？

　学級閉鎖という経験的な感染症対策があります．学級内で欠席者数が一定数を超えると，数日の間は授業をせずに自宅待機とするものです．新型インフルエンザ対策では学級どころか学校を閉鎖することを検討しています．

●タイのインフルエンザ流行分析

　図 C5.1 は，筆者が関わったタイの研究プロジェクト地域において，2007 年 11 月に観察されたインフルエンザの流行です．時刻に対してインフルエンザの感染報告者数を基に描いた曲線を流行曲線と呼びます．流行が行政に認知されたのは最初の感染者が発病した 11 月 4 日よりも 8 日遅い 11 月 12 日でした．報告数は次第に減少傾向に移り，11 月 22 日に 2 名が観察された後は新たな感染者を認めませんでした．この小規模な流行で合計 100 名が感染しました．感染者のほとんどが学童でした．

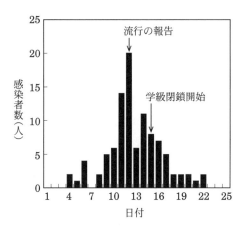

図 C5.1　タイ北部の田舎地域におけるインフルエンザ流行（2007 年 11 月に観察）．

　学校閉鎖は流行認知よりも 3 日遅い 11 月 15 日に開始され，それは流行終息後まで続きました．感染症の専門家の間で対策の細部について会議を開いて検討したとき，筆者は疫学研究者として「学校閉鎖などの対策は有効だったか？」という質問を受けました．流行は比較的に小規模でしたし，感染者のほとんどが学童だから学校閉鎖が影響を与えただろうことは簡単に推測できますが，その効果を定量的に評価することは容易ではありません．しかし，タイ政府の指針では学校閉鎖が推奨されていないため，閉鎖を勧めるか否かを決める重要な根拠作りが必要とのことで分析を依頼されました．

●実効再生産数

　実は，流行曲線を簡単なモデルで分析するだけで，流行の時間的変遷を解釈することは可能です．そのために「（時刻 t において）1 人の感染者が生み出した 2 次感染者数の平均値」を意味する実効再生産数 R_t を考えましょう．

　インフルエンザがヒトからヒトへ伝播するとき，これら 2 人の発病の間隔は約 3 日間です．つまり，3 日ごとに感染者は次の感染者を生み出します（3 日ごとに感染世代が移り変わると表現します）．ここで図 C5.1 から得られる感染者数を 3 日ごとにグループ分けします．最初に観察された 2 名のうち 1 名が最初の感染者と考えて，これを第 0 世代と呼ぶことにします．10 月 30 日を第 1 世代の開始日とすると，第 i 世代（$i = 1, 2, \cdots, 7$）の感染者数 c_i は

　2, 6, 25, 37, 20, 6, 3

です．各感染世代 i における実効再生産数を R_i とすると，第 $(i+1)$ 世代の感染者数 c_{i+1} の期待値は

$$\mathrm{E}(c_{i+1}) = R_i c_i \tag{C5.1}$$

です．実効再生産数は隣接する世代間の感染者数の比にすぎません．

　図 C5.2（次ページ）は式(C5.1)から得られた実効再生産数です．R_i が

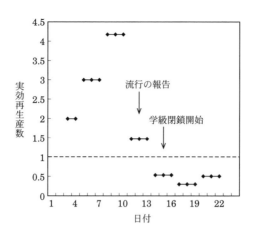

図 C5.2　インフルエンザ流行曲線に基づく実効再生産数.

1 よりも大きいと 1 人あたり 1 名以上の 2 次感染者を生産していること
になりますから流行は拡大し続けます. 一方で 1 未満であると, 流行が
減少傾向に移ったことを意味します. 観察された流行は終息したので,
当然ながら流行途中の 11 月 15 日に 1 を下回りました. 注目したいのは,
R_t と流行認知や学校閉鎖との時間的関係です. 流行認知より前に R_t は
減少を開始し, 学校閉鎖の開始前に 1 を下回りました. つまり, 2 つのイ
ベントが流行に作用した影響は否定できませんが, むしろそれらの前に
何か変化が起こって流行が終息に向かうことになったと推測できます.

　残念ながら, このケースでは流行曲線だけを基に「学校閉鎖は有効
か?」という疑問に回答できません. 学童が主な感染者なので学校閉鎖
の有用性は容易に期待できますが, 今回の観察データでは学校閉鎖以前
から流行が減少傾向に転じていました. よって, 「今回の経験を基に学校
閉鎖の有効性を強調しすぎることは適切でない」と結論しました.

第7章

直接に観察できない
感染イベント

西浦 博
（京都大学大学院医学研究科）

84

どれくらい感染者がいるのかわからない

　HIV はヒト免疫不全ウイルスの略称です．HIV はヒトの免疫細胞に感染
してそれを破壊し，免疫機構を破綻させるウイルスであることが知られてい
ます[1]．HIV が免疫細胞を破壊し続けるとヒトの免疫力（抵抗力）が極端に落
ちてしまい，感染者はさまざまな感染症に対して脆弱になってしまいます．
例えば，「かぜをこじらせる」という語をよく耳にしますが，免疫機構が正常
に機能しないとかぜが肺炎に発展し，場合によっては死亡してしまうことが
あります．免疫不全を起こして他の感染症にかかってしまうようになった
HIV 感染の状態を AIDS と呼びます．ですから，HIV に感染した者は感染
者と呼ばれますが，AIDS を発病した者は AIDS 患者と呼びます．

　HIV は血液や精液を介して伝播します．例えば，薬物中毒者は友人たちの
間でいわゆる「まわし打ち」と呼ばれる注射器の再利用をすることがありま
すが，HIV 感染者が利用した後の注射器を再利用することで HIV の伝播が
成立します．また，わが国の残念な歴史の1つとして，薬害エイズ事件があ
ったことは記憶に新しいです．1970 年代後半から 1980 年代頃まで，血友病
という止血機構に異常を来たす病気（出血すると血が凝固し難い病気）の患者
に対し，止血ができる血液成分が入った薬を投与していたのですが，その薬
は他のヒトから抽出したものであり，HIV が混入していました．また，HIV
感染者の全体の中で，性行為による感染者が最も多いです．HIV は血液だけ
でなく，精液や膣分泌液などにも高い濃度で含まれており，コンドームを使
用せずに同性間あるいは異性間の性交渉を行うと感染が成立してしまうこと
があります．

　HIV／AIDS の流行は他の感染症に比べると密やかなものです．というの
も，外見からは感染者とわからないし，感染したり発病したりすることが公
然と話題にされることがないのです．そのため，一般的に性感染症はひそか
に忍び寄り拡大します．症状が顕著に出ない特徴があるため，HIV 感染の疫

1）　HIV は，俗称でエイズウイルスと呼ばれることがありますが，それは正式名称ではありま
せん．

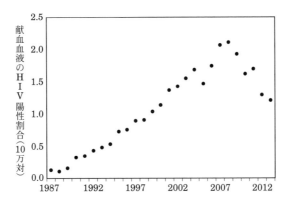

図7.1　日本における献血者中の HIV 検査陽性割合の推移. 年別の献血者中で見られる検査陽性の者の割合を受検者 10 万人対で示す. HIV 検査を目的とする献血者がいるとすれば, 観察値はその傾向に強く影響を受ける.

学に関する全体像を明らかにすることは非常に難しいことです.

　わが国では HIV／AIDS の統計情報を集計・検討するために, 厚生労働省がエイズ動向委員会を組織しており, 3 か月ごとに HIV 感染の診断および AIDS 発症の報告がなされています. ただし, 同委員会の報告に基づく HIV 感染者数および AIDS 患者数は両方とも日本における HIV／AIDS の全容を知るには不十分です. 報告されている HIV 感染者とは自発的な血液検査や献血などの際に HIV 感染が発覚して報告されたもので, これはわが国におけるすべての HIV 感染者数を示しているわけではありません（全感染者のうち, 一部の診断された者だけが報告されています）. また, AIDS 患者数に関して言えば, 1999 年を境に AIDS 患者の報告制度が改訂され, AIDS 発病前に HIV 感染を診断された者の AIDS 発病の報告は任意となりました. つまり, 現在報告されている AIDS 患者とは, AIDS 患者の全数でなく, 発症前に HIV 感染の診断を受けたことがない者しか含んでいません.

　そういった観点から考えると, 献血者中における HIV 感染者の割合に関するデータは, 人口全体における HIV 感染者の割合を推し量るに十分なデータです. 理論的には, 図7.1 に日本における献血者の全検査者数の間での HIV 感染者数の割合の推移を理解することができ, 直接的に人口内の HIV

感染者数を推定するすることに役立てることが可能です.

　しかし,この論理で感染者推定を展開するには,データ生成の過程で異質性が影響した可能性が高い点に注意しなければなりません.特に,同性愛者を中心に HIV 感染を検査することを目的に献血に来る傾向があり,その割合が大きい場合は観察値は全人口中の感染者割合ではなく,リスクとして解釈することが困難なデータとなります(そうでないと図 7.1 において,2008年頃にピーク値を取ったことの背景を説明することが困難です.)[1].HIV感染者数は数理モデルを利用して推定することが必要です.

逆計算の萌出

　HIV 感染者数は何名か? AIDS 患者数が全数報告されているときは,その推定問題を解決する手段として,逆計算法(backcalculation method)と呼ばれる統計学的手法が利用されます[2, 3].その原理を見ていきましょう.図 7.2(次ページ)に,HIV 感染から AIDS 発病までの感染自然史の模式図を提示します.図 7.2(A)のごとく,HIV 感染後,死亡する者を除けば,全員が感染後の経過時刻に依存するハザードによって AIDS を発病します.そのハザードは潜伏期間(感染から発病までの時間)の確率密度関数 $\omega(\cdot)$ を利用して記述することができます.図 7.2(B)のごとく,AIDS の潜伏期間は平均 10 年程度です.血友病患者など,感染時期が明らかな一部の感染者の情報を基に,潜伏期間を推定する研究が多数実施されてきました[4].

　簡単な数式で AIDS 患者数をモデル化してみましょう.流行開始後 1 年間の AIDS 患者数を a_1 とし,同様に流行開始後 t 年次の AIDS 患者数を a_t とします.また,流行開始後 1 年以内の新規の HIV 感染者数を h_1 とし,流行開始後 $t-1$ 年目から t 年目の間までの新規 HIV 感染者数を h_t とします.流行が開始してから 1 年が経つまでの AIDS 患者数 a_1 は 1 年目の新規 HIV 感染者 h_1 を利用して

$$a_1 = h_1 \omega_0 \tag{7.1}$$

と記述されます.ω_0 がゼロだと誰も初年度に AIDS を発症しません.次に,

（A）

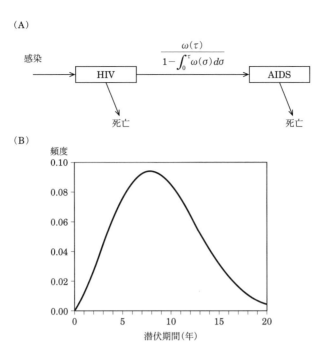

（B）

図7.2　**HIV 感染の自然史**．（A）HIV 感染から AIDS 発病までの模式
図．HIV 感染後に AIDS を発病する危険率（ハザード）は潜伏期間の確
率密度関数 $\omega(\tau)$ を利用して記述できる．（B）HIV 感染から AIDS 発
病までの潜伏期間の確率密度（ワイブル分布を外挿したもの）．平均的
に約10年間を要することが知られている[4]．

a_2 はと言えば，1年目の HIV 感染者 h_1 が確率 ω_1 で発症するか，2年目の新
規 HIV 感染者 h_2 が確率 ω_0 で発症するか，で表されるので

$$a_2 = h_1\omega_1 + h_2\omega_0 \tag{7.2}$$

となります．右辺の第1項目について言えば ω_1 は数パーセント程度ですの
で，h_1 が充分に大きければ何名か発症するかも知れません．同じことを繰り
返しましょう．a_3 は h_1 がさらに少し高い確率 ω_2 で発症するか，h_2 が確率 ω_1
で発症するか，あるいは3年目の新規感染者 h_3 が確率 ω_0 で発症するか，を
すべて考えたものですから

$$a_3 = h_1\omega_2 + h_2\omega_1 + h_3\omega_0 \tag{7.3}$$

となります．同様に

$$a_4 = h_1\omega_3 + h_2\omega_2 + h_3\omega_1 + h_4\omega_0 \tag{7.4}$$

となります．潜伏期間を利用すれば，HIV 感染者数と AIDS 患者数の間には上述のような「入れ子」の関係が成り立ちます．一般化すると

$$a_t = \sum_{\tau=1}^{t} h_\tau \omega_{t-\tau} \tag{7.5}$$

の畳み込み（convolution）で記述されます[5, 6]．

　畳み込みというオシャレな名称があるのに，なぜわざわざ逆計算法というような勉強したくなくなりそうな名前があるのでしょう？　その理由は推定する数値にヒントがあります．いま，モデルの原理を紹介しましたが，どの変数が既知（観察される値）で，どれが不明な変数かを考えてください．先進国では，エイズ患者が診断されると確実に報告されるとします．つまり，a_t は常に観察される値です．潜伏期間 ω_τ は，過去の研究から既知の分布があると想定しやすいです[4]．むしろ，ここで推定したいのは各時間における全 HIV 感染者数を意味する h_t です．要するに，上記の式は本来は AIDS 患者数を予測する式であるにも関わらず AIDS 患者数は観察データであり，むしろその右辺にある h_t を知りたいので，この式を「逆に解く」ことになります．その原理的特徴から，逆計算法という用語が頻用されることになったようです．

　先進国で逆計算法が適用されたとき，ほとんどの場合で推定だけでなく，エイズの短期将来予測が実施されてきました．推定実施から 5 年後くらいまでの短期的な未来に AIDS 患者数がどの程度見込まれるのか，畳み込み式で予測が実施されます[3]．将来予測は，以下の通りに実施することが可能です．推定時刻から 1 年後の AIDS 患者数 a_{t+1} は

$$a_{t+1} = \sum_{\tau=1}^{t} h_\tau \omega_{t+1-\tau} + h_{t+1}\omega_0 \tag{7.6}$$

で与えられます．h_t も ω_t も時刻 t までは既に推定されているので，右辺の第 1 項目は既知の値ばかりです．第 2 項目は $\omega_0 = 0$ の場合には無視できます．2 年後 a_{t+2} は

$$a_{t+2} = \sum_{\tau=1}^{t} h_\tau \omega_{t+2-\tau} + h_{t+1}\omega_1 + h_{t+2}\omega_0 \tag{7.7}$$

となります．すなわち，上のような式で第 1 項目は（既に h_0 から h_t まで推定

されているので)既知であり，そのうちで未だ AIDS を発症せずにいる HIV 感染者数のプールを利用して将来予測が実施可能です．ただし，第2項目以降に関する情報はまったく欠けており，それらが無視できる範囲の未来までしか将来予測が実施できません．そのため，逆計算法は「短期的な」将来予測のみに関して有効なのです．同様に，技術的問題として，逆計算法は最近の感染に関する情報が希薄なので，関連する計算は不確実性が高く脆弱であることを覚えておきましょう．

観察データに対応したモデル化

しかし，現実の推定に逆計算が活用されたのは，おもに HIV ／ AIDS の流行初期の時代(おもに 20 世紀中)に限られてきました．というのも，潜伏期間が独立同分布(i.i.d.)に従うという想定に頼った式(7.5)では観察現象を記述するのに十分でなくなったためです．逆計算を困難にした1つの重要な点として，1997 年から HIV 感染症の抗ウイルス療法(ART)が世界中で拡大したことが挙げられます．潜伏期間は治療によって延長し，継続的に治療を実施すると AIDS をほとんど発病しないくらいまで ART は発展しました．また，日本では AIDS の報告制度に改訂が行われました．1999 年まで，サーベイランスでは病変報告と呼ばれる制度がありました．過去に HIV 感染状態の診断・報告を受けた者が後に AIDS を発病した際に「病状が変化した」として国に再度報告することになっていました．しかし，複数回の報告を要することに対して臨床医等から不満が寄せられ，1999 年以降に同制度が廃止されてしまいました．つまり，日本では 1999 年を境に経時的にすべての AIDS 患者数を把握できなくなり，式(7.5)に頼った推定を実施することが原理的に不可能になったのです[7, 8]．

筆者はそのような制度変化に対応したモデル化をして推定問題に対応すべく取り組んできました．図 7.3 (次ページ)に競合リスクモデルとして病変報告の問題に対応する方法を提示します．競合リスクモデルは統計学の生存解析等で活用されますが，関心のある主イベント(例：AIDS 発病)以外の複数

90

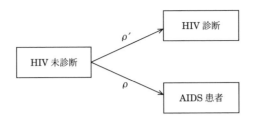

図 7.3　HIV 感染診断と AIDS 発病診断の競合. 現在の HIV／AIDS
サーベイランスにおける観察データは HIV 感染の診断と AIDS 発病の
診断が競合するリスクモデルとして記述可能である.

のイベント（例：HIV 診断）を同時に対象にするもので，競合リスクが発生し
た人には主イベントが発生しない，という場合に利用されます[2].　図 7.3 で
は AIDS 発病に加えて HIV 感染の診断が競合すると考えれば，HIV 感染か
AIDS 発病かいずれか 1 回しか報告されない現行制度に対応したモデル化が
可能となります.　それらハザードが図 7.3 のように記述され独立に分離でき
る加法ハザードモデルは

$$\frac{dh(z)}{dz} = -(\rho'+\rho)h(z) \tag{7.8}$$

のように記述され，感染後経過時刻 z の HIV 感染者 $h(z)$ のイベント発生リ
スクをモデル化できます.　ここで，感染から HIV 診断か AIDS 発病のいず
れか早い方までの診断に要する時間を誘導期間（induction period）と呼ぶこ
とにします.　時刻ゼロから HIV 診断の報告が行われていたとすると，誘導
期間は

$$F^*(x) = 1-\exp(-(\rho'+\rho)x) \tag{7.9}$$

で与えられます.　$F^*(x)$ の報告期間ごとの差分を f_d^* とすると

$$\mu_t = \sum_{\tau=1}^{t} h_\tau f_{t-\tau}^* \tag{7.10}$$

として畳み込み式が得られます[9].　ハザード (ρ, ρ') の識別性に関する情報
さえ得られれば，式(7.5)と同様に式(7.10)を利用して HIV 感染者数のノン

---

2)　競合リスクモデルは死因のモデルで頻用されます.　がんや心筋梗塞などが競合して人の
命を奪い合う様相をモデル化するのに最適です.

パラメトリック推定を実施することが可能となります.

逆計算の他分野での拡張

　逆計算法は次第に HIV／AIDS の疫学研究で用いられることが稀になりましたが, その構造を着実に発展させた畳み込みが他の感染症流行においても集団内の感染比率の推定や短期予測のために適用されました. 最も高頻度で分析されたのが, 異常プリオンタンパクの感染によって生じるウシ海綿状脳症(BSE)[3]の流行動態の分析・予測と, 感染牛の摂食に伴うヒトの異型クロイツフェルトヤコブ病(vCJD)の感染者数の推定問題の研究でした. 同流行はおもにイギリスを中心としたヨーロッパ各国で拡大し, 1980-90 年代のBSE の大規模流行の後にヒトの vCJD 患者を相当数引き起こしたことで知られています. BSE 研究では, いわゆる年齢依存型の逆計算が実施されました. ある時刻 t に日齢 a で発病する牛の頭数 $b(a,t)$ は以下のようにモデル化されました[10].

$$b(a,t) = \int_{-\infty}^{t} \lambda(a-(t-u), u) f(t-u) du \qquad (7.11)$$

ここで右辺の f は潜伏期間で, $\lambda(a,t)$ は推定したい時刻 t, 日齢 a の感染頭数です. 推定研究によっては λ をさらに t のみに依存する暴露頻度の分布と a のみに依存する日齢に依存する暴露ごとの感染リスク分布の積に分解し, それぞれを推定する研究がイギリスを中心に報告されてきました.

　もう 1 つの発展型研究は, 各感染個体における発病後時刻に対する相対的な感染性の推定研究です. ある感染源の発病時刻から 2 次感染者の発病時刻までの時間間隔を発病間隔(serial interval)と呼び, その確率密度が $s(t)$ であるとします. 発病と発病の間の時刻は,

　（ⅰ）感染源の発病から 2 次感染までの時刻
　（ⅱ）2 次感染者の感染から発病までの時刻

3）　巷では狂牛病とも呼ばれます.

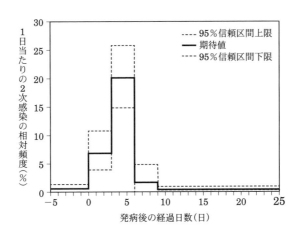

図7.4 天然痘患者の発病後時刻に対する2次感染発生の相対的頻度

[11]．横軸の時刻 0 は発熱した時刻を示す．縦軸はすべての2次感染のうち，各発病後時刻で何％の2次感染が起こっているのかを記述している．

の2つの和で与えられます．後者は潜伏期間(f)にほかなりません．ここで，$\kappa(u)$ を個々の感染者が発病後時刻 u において生み出す2次感染の確率密度であるとします．発病の x 日前から感染性が獲得され，感染源は2次感染を起こし得る能力を得るものとします．このとき，以下の関係が得られます．

$$s(t) = \sum_i \sum_{k(i)} \int_{-x}^{t} \kappa(u) f(t_{k(i)} - (t_i + u)) du \tag{7.12}$$

ここで，$k(i)$ とは i という感染源によって生み出された2次感染者のことを意味します．感染症流行中の接触者追跡調査等によって誰が誰に感染させたのかという情報が得られることがありますので，$s(t)$ の分布に関する情報が得られます．f が既知であれば，上式は逆計算による $\kappa(u)$ の推定問題に尤度関数として用いることが可能です．

図7.4に，筆者が天然痘（痘瘡）の発病間隔を分析することによって推定した天然痘患者の発病後時刻に対する2次感染の相対的頻度を示します[11]．発疹が出現する発病後4-6日目の感染性が最も高く，1日あたりで20.6％の2次感染を起こしていたものと推定されました．すなわち，天然痘患者は，発熱してすぐか発疹が出現した直後に完璧に隔離することができれば，理論

的には少なくとも 60% 以上の 2 次感染を予防することができるものと期待されました．天然痘は 1970 年代までに世界から根絶されましたが，未だ世界のどこかで保持され，生物兵器として用いられる可能性が危惧されています．その際，日本においては 1974 年度生まれ以降の世代は予防接種をしたことがないので免疫がありません．そのため，上記のような隔離や接触者追跡調査が重視されますが，それら対策を考案する上で相対的感染性の統計学的推定値は政策を構築する上で鍵となる科学的根拠であり，その推定値が逆計算によって与えられることを指し示すことができました．

おわりに

　以上にご紹介した研究に共通するのですが，感染症疫学に数理モデルが必須となる理由の 1 つとして，感染イベントが直接に観察できない事象を対象に推定問題を取り扱っていることにお気づきいただきたいと思います．AIDS の発病は見えますが，HIV に感染する「その時」はほとんどの場合において直接に見ることができません．ウシやヒトが異常プリオンに感染する場合も然り，咳や接触を通じた天然痘の 2 次感染も然りです．感染のほとんどは目で見えないから推定が興味深いのですが，感染イベントと発病という観察可能なイベントの 2 者を繋ぎ合わせるのが潜伏期間であり，その分布を畳み込みで推定するのが逆計算です．まだまだ理論は不完全であり，潜伏期間分布が独立同分布でない場合（年齢や基礎疾患によって異なる場合）や何らかの感染現象と従属性がある場合，病原体の量反応関係を加味する必要がある場合など，ひとつひとつの重要な現実的側面に対応したモデル化とその実用化を行っていかなければなりません．

参考文献

[1] Kihara M, Ono-Kihara M, Feldman MD, Ichikawa S, Hashimoto S, Eboshida A, Yamamoto T, Kamakura M. "HIV/AIDS surveillance in Japan, 1984-2000", *J. Acquir. Immune Defic. Syndr.* 2003; 32(suppl 1): S 55-62.

[2] Brookmeyer R, Gail MH. "Minimum size of the acquired immunodeficiency syndrome (AIDS) epidemic in the United States", *Lancet* 1986; 328(8519): pp. 1320-1322.

[3] Gail MH, Brookmeyer R. "Methods for projecting course of acquired immunodeficiency syndrome epidemic", *J. Natl. Cancer Inst.* 1989; 80(12): pp. 900-911.

[4] Tango T. "Estimation of haemophilia-associated AIDS incidence in Japan using individual dates of diagnosis", *Stat. Med.* 1989; 8(12): pp. 1509-1514.

[5] Nishiura H, Yanai H, Yoshiyama T, Kakehashi M. "Simple approximate backcalculation method applied to estimate HIV prevalence in Japan", *Jpn. J. Infect. Dis.* 2004; 57(3): pp. 133-135.

[6] Becker NG, Watson LF, Carlin JB. "A method of non-parametric back-projection and its application to AIDS data", *Stat. Med.* 1991; 10(10): pp. 1527-1542.

[7] Nemoto T. "HIV/AIDS surveillance and prevention studies in Japan: summary and recommendations", *AIDS Educ. Prev.* 2004; 16(3 Suppl A): pp. 27-42.

[8] Nishiura H. "Lessons from previous predictions of HIV/AIDS in the United States and Japan: epidemiologic models and policy formulation", *Epidemiol. Perspect. Innov.* 2007; 4: 3.

[9] Cui J, Becker NG. "Estimating HIV incidence using dates of both HIV and AIDS diagnoses", *Stat. Med.* 2000; 19(9): pp. 1165-1177.

[10] Nishiura H, Kakehashi M. "Interpreting the trend of bovine spongiform encephalopathy in Japan: Application of the backcalculation method to analyze case records", *J. Vet. Epidemiol.* 2004; 8(2): pp. 65-76.

[11] Nishiura H, Eichner M. "Infectiousness of smallpox relative to disease age: estimates based on transmission network and incubation period", *Epidemiol. Infect.* 2007; 135(7): pp. 1145-1150.

column ⑥

迅速診断データのウラの用途

　友人や身内でインフルエンザに感染された方をご存知の方も多いのではないでしょうか．クリニックなどで「A型インフルって診断されちゃってさあ」という話題が日常会話の中に増えていませんか？

●迅速診断の不完全性

　迅速診断検査は不完全な検査であり，完璧に感染状態を捉えることができません．特に，感染していても検査結果が陽性になる確率が低いことが知られています．この問題を理論的に理解するために，図C6.1のような検査結果と感染状態の全4通りの場合を考えましょう．

		インフルエンザ	
		感染	非感染
検査結果	陽性	A	B
	陰性	C	D

図 C6.1　迅速診断の4通りの結果.

　感度および特異度という検査能率の指標があります．感度は感染者のうち検査陽性者の割合で

$$S_e = \frac{A}{A+C}$$

で与えられます．特異度は非感染者のうち検査陰性者の割合で

$$S_p = \frac{D}{B+D}$$

です．母集団を発熱患者とすると，発熱患者中の有病割合（感染者の割合）は

$$p = \frac{A+C}{N}$$

です($N := A+B+C+D$)．発病からの時間で多少の変動はありますが，H1N1型インフルエンザでは感度は50〜70％，特異度は95％以上と推定されています[1]．

検査結果を患者さんに説明するとき，有病割合 p に依存する陽性的中度（PPV）が有用です．これは検査陽性者のうちの感染者の割合を指し，$A/(A+B)$ で与えられます．検査結果が陽性のとき，患者さんに「(100×PPV)％ の確率でA型インフルエンザだろう」と説明できます．p が小さいとPPVは小さくなります．同様に $D/(C+D)$ を陰性的中度（NPV）と呼び，正しく陰性結果が出た確率を与えます．

●検査結果は何に用いるのか

検査前に学校や職場で集団発生が起こったり，集団内の感染頻度がきわめて高い状態のときなど，特別な状況下を除いて，事前に有病割合 p を知ることは不可能です．そのため，PPVやNPVが不明ですから，検査陽性の患者さんに「どの程度の確率で真にインフルエンザか」ということを現実には説明できません．つまり，迅速診断検査というのは患者さん個人に対して大きな利益があるものではなく，また，感度が低いために感染者の約4割を検査陰性と誤判定してしまいます．

臨床検査というものは必ずしも患者個人の利益に直結する必要はありません．個人に対する恩恵が小さくても，公的な目的で有用性がハッキリしていれば，その使用は肯定されるでしょう．公の検査用途の1つとして，図C6.1のような集団レベルの検査結果を基に p を推定することを考えましょう．

検査陽性者の構成を考えましょう．集団内において，「感染者で検査陽性者」（図内A）の割合は pS_e です．一方，「非感染者で検査陽性者」（図内B）である割合は $(1-p)(1-S_p)$ です．検査陽性者の絶対数は $(A+B)$ で

すから

$$(A+B) = N(pS_e+(1-p)(1-S_p))$$

を得ます.

　上式を p について解くと

$$\hat{p} = \frac{(A+B)+N(S_p-1)}{N(S_e+S_p-1)} \tag{C6.1}$$

を得ます. S_e と S_p は上述の通り既知とします. $(A+B)$ は検査陽性者の総数ですし, N は陽性者総数 $(A+B)$ と陰性者総数 $(C+D)$ を足したものですから, どちらも既知です. つまり, 式(C6.1)を用いれば既知の情報のみを基に, 発熱患者中の有病割合をモニターすることが可能なのです. 推定された $\hat{p}$ より感染者の増減の動態を病院単位で明示的に理解することが可能になります. 有病割合は流行動態の理解に直結するのです[2].

　なお, 実践では2つのことに注意が必要です. 1つは, 式(C6.1)からわかるように, 検査陽性者だけでなく検査陰性者も報告する必要があることです. 流行状況を監視する目的で感染者数を報告している一部の医療機関のみで良いので, $(A+B)$ だけでなく $\hat{p}$ 推定の目的の下で $(A+B)$ と $(C+D)$ の両方を時系列で報告する必要があります. もう1つとして, 式(C6.1)の理論が静的であることに注意しましょう. 流行動態を理解するためには有病割合だけでなく新規の感染者数や回復者数を知ることが望ましく, 上述の理論を発展させることが求められます.

参考文献

[1] Centers for Disease Control and Prevention, "Evaluation of rapid influenza diagnostic tests for detection of novel influenza A（H1N1）virus - United States, 2009", *MMWR.* 2009; 58: pp. 826-829.

[2] J. van den Broek, H. Nishiura, "Using epidemic prevalence data to jointly estimate reproduction and removal", *Ann. Appl. Stat.*, 2009; 3（4）: pp. 1505-1520.

第 8 章

新型インフルエンザの
重大度レベルの数理
—— 死亡リスク

西浦 博
（京都大学大学院医学研究科）

本章では新型インフルエンザのような新興感染症の死亡リスクについて議論をします．重大度を最も単純かつ客観的に定量化する指標は死亡リスクです．感染時に死亡する確率を致命割合と呼びますが，本章では致命割合を精密に推定することだけでなく「人口全体でどれくらいの被害が出るのか」という課題を議論します．

人口レベルでの被害規模

方向性を見失わぬよう，最初に人口全体での被害規模を考えましょう．課題の生々しさを感じる目的で，以下に架空の話を示し実感していただきたいと思います．

> あなたは，厚生労働省あるいは世界保健機関（WHO）の新型インフルエンザ対策部署の責任者で，数理的手法の活用を専門にする役職にあります．医学と数理科学の両方を扱う専門家は世界でもごく少数しかおらず，あなたはほぼ１人で最前線で闘うことを強いられています（同時に，その希有な専門性のため，あなたから発せられる見解には世界の人々の注目が集まっています）．
>
> ある日，突然に新型インフルエンザの流行が確認され，全世界へと拡大しました．日本あるいは世界の人々が不安に陥っています．あなたの仕事は「流行はどれくらい危険か？ どれくらいの被害規模が想定されるのか？」という課題に対して専門的見解を述べることです．上司と世論の両方から提示された緊急の課題について，ミスなく数値的回答を早く出すよう催促されます．

この難局を乗り越えるためには，死亡リスクを推定することが必要です．死亡リスクは個人と集団で異なります．個人レベルでの死亡リスクは「もし感染したら，どれくらいの確率で死亡する可能性があるのか」を指し，これは致命割合にほかなりません[1]．一方，集団レベルでの死亡リスクは「ある１

---

1) 統計学的に書くならば，Pr(死亡 | 感染) のように，感染時の死亡という条件付き確率として表現できる．

人の者が1つの流行を通じて死亡する確率」として解釈されます．これは「1つの流行における人口あたりの死亡者割合」として置き換えられます．つまり，

$$\Pr(死亡 \mid 感染)\Pr(感染) \tag{8.1}$$

が集団レベルでのリスクです．式(8.1)の前者は致命割合であり，後者の$\Pr(感染)$は「1つの流行を通じて感染する確率」ですから最終規模zで与えられます[2]．

　つまり，この課題へ回答を寄せるために検討すべきことは，致命割合$\Pr(死亡 \mid 感染)$と基本再生産数(R_0)の2つの推定問題を解くことにほかなりません．$\Pr(感染)$を与えるR_0の推定は既に議論しましたね．

致命割合の定義と観察の問題

　致命割合(case fatality ratio)は「感染者のうち，感染というイベントを通じて死亡した者の割合」として定義されます[1]．CFRと略記されることが多く，その言葉の意味に従うと

$$\mathrm{CFR} = \frac{死亡者数}{感染者数} \tag{8.2}$$

の比によって推定されます．致命割合は病原体（ウイルス）の毒性を測る最も単純な疫学的指標の1つです．毒性とは「病原体が感染者を重症に陥らしめる度合い」を指します．ウイルス学の発展により，インフルエンザウイルスの一部の遺伝学的マーカーが毒性を規定することが知られていますが[2]，仮にマーカーが不在であろうとも必ずしも毒性が低いことを意味しません．そのため，疫学的情報を集積してCFRを推定することが毒性の評価に欠かせません．死亡の発生を別の方法を用いて死力(force of death)として記述するモデリングは，18世紀のダニエル・ベルヌーイによる天然痘死亡まで遡る

---

2)　基本再生産数(R_0)と最終規模zの関係は$1-z = \exp(-zR_0)$で記述される．

ことができます[3][3].

　ここで，式(8.2)の分母および分子の定義が曖昧になりがちなことを注意しておきたいと思います．まず，分母の感染者数についてですが，インフルエンザの流行ではすべての感染者を直接に観察することは実質的に不可能です．これを理解するために，図8.1に1人の感染個体が辿る感染後の経過を示します．分母にしたい感染者は左端の項目だけですが，インフルエンザウイルスの感染という現象は人口レベルで直接に観察できません．よく分かっても発病者(発熱あるいは咳などの症状を認める者)程度です．また，感染者のすべてが発病するわけではありませんし，さらに，発病者のうちの一部しか医療機関を受診しません．受診者の中でも検査を受けて確定診断された者のみが確定診断者として公式に報告されます．一方で，分子はどうでしょうか．図8.1の死亡者は確定診断された者のうちで死亡に至った者ですが，死亡者には病院で受診しないままに死亡する人もいますし，感染しても発病せずに自らがインフルエンザと気付かないままの人もいます．つまり，式(8.2)は分母・分子ともに詳細に定義することが欠かせません．理想的には，分母の感染者は感染した者のすべてであるべきですし，分子の死亡者は関連するすべての死亡を捉えたものであるべきです．

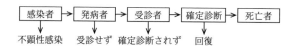

図8.1　ある感染者の発病・受診から死亡までの流れ．(知りたいのは「感染者」の数だが，流行初期は，いくつかの篩にかけられた「確定診断者」の数しか確認できない．)

　分母の感染者数は，(R_0 が推定されれば)人口全体での最終規模を基に推定することが可能かも知れません．ただし，上述の政府機関の任務を早急に完了するためには，流行が終息する気配がまったくない段階で致命割合を推定する必要があります．そのとき，図8.1の中で，できるだけ感染者の状態

---

3)　すなわち，CFR の推定問題の歴史は感染症の理論疫学の歴史そのものであるといっても過言ではない．

に近い者を分母に利用するしかありません．それによって生じる問題点を明確に議論しつつ，流行初期データからわかる致命割合を提供しなければならないのが緊急事態における現場の実情です．確定診断者数しか把握できず，それを分母に用いざるを得ないとき，明確な区別のために CFR を cCFR（confirmed CFR）と書いて区別します．そして，実際の感染者中あるいは発病者中の確定診断者数の割合が判明次第，その割合を利用して精密な致命割合を推定すれば良いでしょう．また，発病者を分母に用いるときは，sCFR（symptomatic CFR）と記述します．1918〜1919 年に流行したスペインかぜ（H1N1）および天然痘（痘そう）の sCFR はそれぞれ約 2.0%，15.0〜30.0% と推定されています．sCFR は発病時の死亡確率と解釈できます．

打ち切りデータ

　致命割合の推定を流行初期に行う場合，式(8.2)を知りすぎていることが推定の問題発生の引き金となることに注意しましょう．例として，2002〜2003 年に流行した重症急性呼吸器症候群（SARS）の cCFR の事例を考えます．流行開始が認知されて以降，WHO や政府機関によって累積確定診断者数（C_t）と累積死亡者数（D_t）の情報が日々更新されました．式(8.2)より，流行時刻 t における cCFR の推定値は D_t/C_t で得られるように思ってしまいがちですが，ここには統計学における打ち切りデータの問題が介在します．

　香港の SARS 流行における C_t と D_t を図 8.2（A）（次ページ）に示します．死亡者が増える前に確定診断者が増大しています．図 8.2（B）の観察値は各時刻 t で D_t/C_t を計算した値です．推定値は時刻の関数として大きく変動し，流行時刻とともに大きくなりました．当時，この情報を基に「毒性が高まった」という見解が政府機関などによって公表され，それはニュースにもなりました．

　しかし，その解釈は適切ではありません．D_t/C_t の計算において，分母の C_t の中には，ごく最近に発病した人が含まれており，その人は将来に死亡す

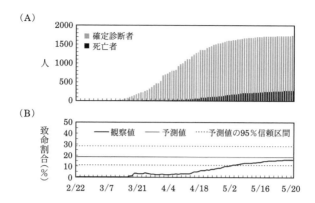

図 8.2　2003 年香港における重症急性呼吸器症候群（SARS）の流行.
（A）累積確定診断者数と累積死亡者数.　（B）観察値は各時刻で（累積
死亡者数）/（累積確定診断者数）の計算によって低く見積もられた
cCFR を意味する.　予測値は 3 月 27 日までのデータから得られる不偏
的な（バイアスされていない）cCFR の予測値.　観察値が時刻とともに
増大することに注目したい[5].

るかもしれません.　つまり，C_t 人全員の死亡リスクは時刻 t までに D_t のデー
タとしては反映されておらず，D_t/C_t の計算は cCFR を低く見積もってし
まうのです[4].

　このことは D_t/C_t を詳しく分解することで理解できます.　時刻 t における
新たな確定診断者を c_t とすると，C_t は累積ですから

$$C_t = \sum_{k=0}^{t} c_k \tag{8.3}$$

で与えられます.　一方，致命割合を p とし，（死亡者中の）発病から死亡まで
に要する時間の条件付き密度関数を f_s とすると，D_t は

$$D_t = p \sum_{k=0}^{t} \sum_{h=0}^{\infty} c_{k-h} f_h \tag{8.4}$$

です.　よって，D_t/C_t は

$$\frac{D_t}{C_t} = p \frac{\sum_{k=0}^{t} \sum_{h=0}^{\infty} c_{k-h} f_h}{\sum_{k=0}^{t} c_k} \tag{8.5}$$

となります.　式(8.5)右辺の分母は密度関数を含むので，分数部分は 1 未満

となりますから，$(D_t/C_t) < p$ です．

D_t の C_t に対する比を利用しつつも cCFR を低く見積もることを避けるためには，式(8.4)あるいは式(8.5)を

$$\tilde{p} = \frac{D_t}{\sum\limits_{k=0}^{t} \sum\limits_{h=0}^{\infty} c_{k-h} f_h} = \frac{D_t}{A_t} \tag{8.6}$$

のようにして p を推定すればいいのです[5]．式(8.6)右辺の分母は「時刻 t までに死亡リスクが観察された確定診断者数」と解釈されます．人口全体における致命割合の観察は二項分布に従いますから

$$\binom{\sum\limits_{k=0}^{t} \sum\limits_{h=0}^{\infty} c_{k-h} f_h}{D_t} w^{D_t}(1-w)^{A_t-D_t}$$

を尤度に用いれば，致命割合 w が推定されます．これを利用して，流行初期のデータを基に致命割合を予測したのが図8.2（B）の予測値です．流行終息時の cCFR が適切に推定されます．同様の打ち切りデータの取り扱いによって，新型インフルエンザの cCFR は 0.4〜0.5% 程度と推定されました[5, 6, 7][4]．

尤度 $(\Pr(X = D_t))$ は特定の国や地域でまったく死亡が観察されていない状況における致命割合の解釈にも用いられます．流行中の新型インフルエンザの致命割合は 1% 未満と考えて問題ないようですが，流行初期は感染者の実数が少なく，発病から死亡までに時間を要するので，死亡者がゼロの期間が長く見られます．そのとき，死亡者がいないので「毒性は低い」という結論を下すのは時期尚早です．累積死亡者数が時刻 t までにゼロであれば，尤度は $\Pr(X = 0)$ ですから二項分布が単純化され

$$\Pr(X = 0) = (1-w)^{A_t-D_t}$$

で与えられます．死亡者がいない限り cCFR の最尤推定値はゼロですが，「時刻 t までに C_t 人の確定診断者中で，まだ死亡者数がゼロのときの cCFR の最大値」を推定できます．その最大値 $p_{\max}$ は

---

4) これは感染時の死亡確率ではなく，確定診断者の死亡確率を意味する．調査対象国（アメリカ，メキシコやカナダ）の確定診断者が 0.4〜0.5% の確率で流行初期に死亡したと推定される，という結果の解釈を厳密にしておきたい．

$$p_{\max} = 1 - \alpha^{\frac{1}{A_t - D_t}} \tag{8.7}$$

で与えられます．α は $\Pr(X=0)$ で，$1-\alpha$ は少なくとも 1 人の死亡者が存在する確率です．α を任意の 5% などで定義し，cCFR の最大値 $p_{\max}$ を推定すれば，毒性を保守的に評価できるでしょう．

致命割合の落とし穴

　致命割合の大小の比較に関わるさまざまな落とし穴(ピットフォール)に常に注意することも重要です．特に，

(1) 死亡リスクの異質性，

(2) 致命割合の比較，

(3) 致命割合が感染リスクに与える影響，

について考えましょう．

　まず，上述の致命割合の議論は，二項分布からわかるように「感染者のすべての死亡リスクが同じ」と想定していることに注意しましょう．つまり，致命割合の推定値が与えられさえすれば，感染時に死亡するか否かは(致命割合という確率の下)確率性のみによってランダムに決定されると想定しています．しかし，現実には感染者の間で死亡リスクは一様ではありません．糖尿病や喘息，慢性腎不全など基礎疾患を持つ方は感染時の死亡リスクが高いことが知られています．図 8.3(次ページ)に，メキシコにおける D_t/C_t の年齢別の計算結果を示します．致命割合は高齢者で高く，10 代で最小です．高齢者が死亡しやすいのは，基礎疾患を持つ者の割合が年齢とともに増大する影響を部分的に受けた結果であろうと推測されます．

　人口全体の致命割合を知ることは，流行初期において毒性を大まかに把握する上で有用でしょうが，死亡リスクの異質性を知ることやリスクの高い属性を特定することはもっと重要です．なぜなら，死亡リスクが高い者が事前

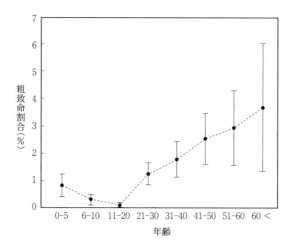

**図8.3　2009年7月28日時点までのメキシコにおける新型インフルエ
ンザの年齢別の粗致命割合**[8]．ここで粗致命割合とは，累積確定診断
者 C_t 中の累積死亡者数 D_t の割合を意味する．各年齢群での cCFR 推
定値が少し低く見積もられている可能性が高いことに注意．上下のヒ
ゲ（whisker）は 95% 信頼区間．

に特定できれば，その者の感染を防いだり医療を徹底することによって死亡
者数を最小限に留める対策を構築できるからです．人口全体の推定値の使用
用途は流行初期における病原体の毒性の把握という目的の下において有意義
であって，それ以降は詳細に死亡リスクの異質性や死亡を防ぐために有用な
手立てを考えることの方に分析の重きを置くことが賢明なのです．
　属性 i の集団における致命割合 p_i が判明し，その累積感染者数が K_i，属性
人口が N_i とします．人口全体の平均として得られる致命割合 p は

$$p = \frac{\sum_i p_i K_i}{\sum_j K_j} \tag{8.8}$$

のように感染者数の重みをつけて得られます．また，それぞれの属性人口に
おける最終規模 z_i が次世代行列を利用して推定されたとき[5]，全人口におけ

---

5)　第3章を参照．

る被害規模（人口あたりの死亡者数割合）q は

$$q = \frac{\sum_i p_i z_i N_i}{\sum_j N_j} \qquad (8.9)$$

となります．属性 i は年齢群や特定の基礎疾患の有無でも良いでしょうし，地理や人種・遺伝的特性などでも良いでしょう．死亡リスクと感染リスクの異質性に関する情報を可能な限り明らかにできれば，より精密な被害規模 q の推定が達成されます．

致命割合の比較

　人口全体の cCFR は流行初期において毒性を大まかに把握する目的で推定されたのは前記の通りです．流行認知から半年が経過して，sCFR（分母を発病者とするもの）がアメリカの一部地域のデータを用いて推定され，その期待値は 0.045% と報告されました[9]．cCFR の約 1/10 の値ということは，アメリカの発病者 10 人中 9 人は（分析の対象期間において）確定診断を受けなかったことを意味します．これを受けて，「季節性インフルエンザの致命割合は 0.1% と言われる．致命割合が季節性インフルエンザと変わらないのでは？」という議論が巻き起こりました．

　しかし，ここで厳密にしておきたいと思いますが，上述の通り cCFR が約 0.5% というのは間違いではありませんし，sCFR が 0.045% というのは分母に発病者を用いて推定した結果 cCFR の約 1/10 であった，というだけです．致命割合が小さくなったわけではありません．sCFR の推定値と，季節性インフルエンザとの大小関係はまったく関係ない話です．

　2 つの異なる感染症の間で致命割合を比較する場合，**同じ方法**を用いて推定し，**2 つの標本間の比率の差**を検定することが望ましいです．上述の打ち切りデータの問題さえ解決すれば，致命割合は比率として扱えますから，第 3 章の再生産数の比較に用いたような逐次検定は不要です（特定の時刻 t までの情報を利用できるので固定標本数で問題ありません）．新型および季節

性インフルエンザの死亡リスクの検定は，時刻 t までに既にリスクが観察された累積感染者数がそれぞれ C_p, C_s 人で，致命割合が r_p, r_s であるとすると，基本的な検定統計量

$$n = \frac{r_p - r_s}{\sqrt{\dfrac{r_p C_p + r_s C_s}{C_p + C_s}\left(1 - \dfrac{r_p C_p + r_s C_s}{C_p + C_s}\right)\left(\dfrac{1}{C_p} + \dfrac{1}{C_s}\right)}} \tag{8.10}$$

が標準正規分布に従うことを利用して行われます（2×2 分割表に対する独立性の検定と同じ）．サンプル数が小さい場合はフィッシャーの正確検定を利用します．季節性インフルエンザと新型の致命割合の差がわかると，専門家でない人に対して致命割合の大小を表現する最も有用な方法の1つになり得るのはもちろん，毎年に流行する病気との違いは，政策判断を形成していく参考にもなるでしょう．

　ただし，季節性インフルエンザの頑健な致命割合は感染者数を分析する直接的な手法によって推定されたことがありません．なぜなら，大きな集団において季節性インフルエンザの感染者をすべて把握するのは実質的に不可能であり，また，毒性よりも人口全体での死亡者の割合（毎年人口の何％が死亡しているか）のほうが疫学的情報として重視されてきたからです．季節性インフルエンザの流行では，超過死亡者数（他年度の同時期と比較してどれくらい死亡者が増えているか）を把握することのほうが，致命割合の把握よりも大事だと認識されてきたのかも知れません．超過死亡の計算例として，図 8.4（次ページ）に 1918〜1919 年の超過死産者数（他年度と比較してどれくらい死産が増えているか）を検討した結果を示します[11]．スペインかぜの流行前の複数年のデータを基に，死産数の季節性変動を想定したモデルの外挿を行ったものが予測値です．予測値（実線）と 1918〜1919 年の流行時期における死産の観察数（点）との差が超過死産数を与えます．

　現時点ではすぐに新型インフルエンザと季節性との間で致命割合を比較することが難しいですが，全死亡者数の実数を大雑把に比較する議論は可能かも知れません．超過死亡の計算により，インフルエンザに起因する死亡はインフルエンザに直接の原因があるものもそうでないものも併せて人口 10 万人あたり年間 8〜10 人と推定されています[10]．これは最終規模 z，感染時

110

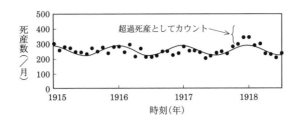

図8.4　大阪市の死産数を利用した超過死亡コンセプト. 点は各月の死産数, 実線は死産数に季節性を仮定して1917年6月までの観察値を利用して得た予測値[11]. 横軸は各年度1月に年度のラベルを記載している. スペインかぜの流行がみられた1918年冬に観察された死産数と, それ以前の観察値を基にして得られた予測値の間の差を超過死産数としてカウントする.

の発病確率 u, sCFR の推定値 r_p という3つの情報の積 (zur_p) に該当します. 感染時の発病確率 u は概ね 2/3 程度と考えられています. 仮に新型インフルエンザの z が30% だとすると, 人口10万人あたり9人が死亡すると期待され, 新型インフルエンザは季節性と大きく異ならない可能性が高いと考えられます. しかし, 新型インフルエンザの z が40% だと人口10万人あたり12人が死亡しますから, 新型インフルエンザのほうが大きな被害を及ぼすと判断されます.

　こういった議論においても前記の異質性について注意したいものです. 例えば, 日本と他国とで致命割合を比較する場合, 国によって流行開始時刻が異なりますし, 感染者の年齢分布(未成年をどれだけ感染者として巻き込んだか)など流行動態も異なります. 致命割合は年齢によって異なるので, 感染者の年齢構造が変わることに影響を受けます. 異質性の存在下における比較手段の1つとして, 年齢群およびリスク群(基礎疾患を持つ者の集団)で人口を層別化し, 特定の群ごとに多国間で比較すればこの問題は解決されるでしょう.

毒性の進化

　致命割合が伝播に与える影響について簡単に紹介します．流行モデルの基本再生産数は解析的に導出されますが，以下のような比で与えられることが多いです．

$$R_0 = \frac{\beta}{\alpha+\gamma+\delta} \tag{8.11}$$

ここで β は単位時間あたりの伝達係数で（2次感染の強度を表す），α は単位時間あたりの当該感染症による死亡率，γ は回復率，δ は感染に関係ない人の自然死亡率です．致命割合は α に影響を与えます．致命割合が極端に大きい病気（ペストなど）だと，発病後すぐに死亡するので α が大きいですが，その逆に感染してもほとんど死亡しないような病気だと α は小さいです．つまり，致命割合が大きいほど R_0 が小さくなる傾向があります[12]．一方で，病原体の進化は「たくさんの人を感染させて自己を増殖させることができる」方向，すなわち R_0 が大きくなる方向へ向かうのです．これは，病原体の毒性が進化の過程で弱まることを意味し，より進化した病原体ほど致命割合が低いと言っても過言ではありません．高病原性鳥インフルエンザ（H5N1）のヒト感染における sCFR は約 50% ですが，それだと R_0 は十分に大きくならず，ヒトからヒトへの伝播を拡大させるためには不十分なのです．

　「第2波は病原体が強毒化する」ことが実しやかに囁かれていますが，以上の進化の道筋を考えると，そういうことはヒトに適応していない病原体でないと起こりにくいことなのでしょう．感染性を獲得して流行を引き起こす可能性がないわけではありません．新型コロナウイルスではヒト適応が十分でなく，感染性は高くなりましたね．ただ，必ず強毒株による再流行があるわけではありませんし，現時点で感染しても再流行時にはウイルスの抗原性が現流行のものから変異している可能性が十分にあることを考えれば「いまのうち感染しておけば安心だから感染しよう」というのは安直に肯定されるべきものではありません．

さいごに

　感染リスクと死亡リスクはそれぞれ基本再生産数と致命割合という明確に定義できる疫学的指標の推定問題に置き換えられますが，それら2つを併せてパンデミック能（pandemic potential）という専門的呼称が与えられています．推定を実施するだけでなく，それぞれの疫学的指標に存在する異質性の問題に対処する重要性を強調しました．異質性に対処することは人口全体での精密な推定値を得ることだけでなく，流行対策のターゲットであるハイリスクグループを特定することにも繋がります．

参考文献

［1］ J. Ma, P. van den Driessche, "Case fatality proportion", *Bulletin of Mathematical Biology* 2008; 70(1): pp. 118-133.

［2］ E. de Wit, et al., "Pathogenicity of highly pathogenic avian influenza virus in mammals", *Vaccine* 2008; 26(Suppl 4): D54-D58.

［3］ K. Dietz, J. A. Heesterbeek, "Daniel Bernoulli's epidemiological model revisited", *Mathematical Biosciences* 2002; 180(1): pp. 1-21.

［4］ A. C. Ghani, et al., "Methods for estimating the case fatality ratio for a novel, emerging infectious disease", *American Journal of Epidemiology* 2005; 162(5): pp. 479-486.

［5］ H. Nishiura, et al., "Early epidemiological assessment of the virulence of emerging infectious diseases: a case study of an influenza pandemic", *PLoS One* 2009; 4(8): e6852.

［6］ C. Fraser, et al., "Pandemic potential of a strain of influenza A (H1N1): early findings", *Science* 2009; 324(5934): pp. 1557-1561.

［7］ T. Garske, et al., "Assessing the severity of the novel influenza A/H1N1 pandemic", *BMJ* 2009; 339: b2840.

［8］ Secretaria de Salud, Situacion actual de la epidemia, Ministry of Health, Mexico, 28 July 2009.

［9］ A. P. Presanis, et al., "The severity of pandemic H1N1 influenza in the United States, April-July 2009", *PLoS Currents* 2010; 1: RRN1042.

［10］ W. W. Thompson, et al., *"Estimates of US influenza-associated deaths made using four different methods"*, Influenza and Other Respiratory Viruses 2009; 3(1):

pp. 37-49.

[11] H. Nishiura, "Excess risk of stillbirth during the 1918-1920 influenza pandemic in Japan", *European Journal of Obstetrics & Gynecology and Reproductive Biology* 2009; 147(1): p. 115.

[12] T. Day, "On the evolution of virulence and the relationship between various measures of mortality", *Proceedings of the Royal Society of London*, Series B 2002; 269(1498): pp. 1317-1323.

column ⑦
「でも，田舎は安全でしょ？」は間違い

　「1918〜19年のスペインかぜで田舎の死亡率が低かった」という報告があります．果たして「田舎は安全だ」と考える説は本当でしょうか．

●わが国の過去から学ぶ

　ここで経験主義的な立場から，スペインかぜの歴史統計を分析しましょう[1]．

　図C7.1は，1918〜19年の神奈川県のスペインかぜ流行に関して1000人あたりの死亡率を市町村別にみたものです．縦軸の死亡率は，流行期間の人口あたりの死亡者数です．横軸は各市町村人口です．ここでは人口を都市化の指標（都市か田舎か）とします．縦方向の点線は左から順に村・小さい町・大きな町・市の間を区別します．村の平均死亡率は1000人あたり3.1人で，他地域の平均（3.8人）を下回ります．風説と同じ結果です．

　死亡は「感染」と「感染時の死亡確率」の2つのメカニズムから成りま

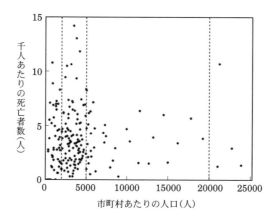

図C7.1　神奈川県の市町村別でみたスペインかぜ死亡率と人口の関係．

すので, どちらの影響で村の死亡率が低いのかを知ることが欠かせません. 神奈川県の統計は死亡者数と人口に加えて発病者数も記録しています. これを利用すれば2つのメカニズムを分けて考えることが可能です.

　図 C7.2（次ページ）は発病率（上）と致命割合（下）を市町村別にみた撒布図です. 発病率とは流行期間の人口あたりの発病者数です（罹患率とも呼びます[1]）. 致命割合とは全発病者中の死亡者数の割合です. 村の発病率の平均値は 1000 人あたり 342 人で, 他地域の 227 人を有意に上回ります. 一方, 致命割合の村の平均値は 1.5% で他地域の 3.0% を大きく下回ります. つまり, 村では他地域と比較して高頻度に感染が起こっていたが, 感染して死亡する確率は他地域よりも低かった, と結論されます.

●死亡率と発病率

　地域 i の人口, 死亡者数および発病者数をそれぞれ N_i, D_i および C_i とします. 死亡率, 発病率および致命割合はそれぞれ $D_i/N_i, C_i/N_i$ および D_i/C_i と計算されます. つまり

　（死亡率）＝（発病率）×（致命割合）

の関係を得ます. よって, 村の死亡率が低いのは, 感染者が少ないためではなく, 何らかの理由で村の致命割合が低いためだと考えられます. 少なくとも, 田舎が流行（感染）から防がれている兆候はありません.

　致命割合が田舎で低かった理由の1つを考えましょう. スペインかぜの致命割合は年齢で異なり, 小児と若年成人・高齢者の3者で高いことが知られています. 地域 i における年齢別人口を $N_i(a)$ と書きましょう（a は年齢）. 致命割合は地域に独立で年齢に依存する $p_i(a)$ とすると, 地域 i 全体の致命割合 p_i は

---

1)　罹患率とは単位時間に新しく病気に罹った者の人口あたりの数を言う. インフルエンザの場合, 感染しても発病しないこともあり, 罹患率だと感染者と発病者のどちらを指すのか区別が不明確である. 本文では発病者を対象にしているため「発病率」と表現した.

116

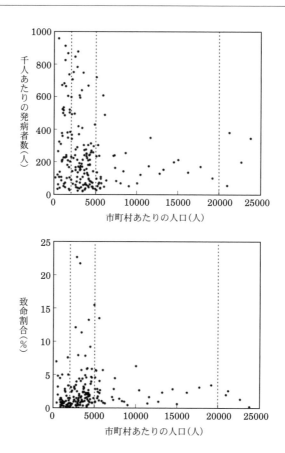

図 C7.2　神奈川県の市町村別でみたスペインかぜの発病率（上）・致命
割合（下）と人口の関係.

$$p_i = \frac{\displaystyle\int_0^\infty p_i(a) N_i(a)\, da}{\displaystyle\int_0^\infty N_i(a)\, da}$$

のように年齢別人口の重みを利用して記述できます.

　一般的に小児と若年成人は都市部に多く，村は中高年層を中心に構成
されます. 相対的な年齢別人口の違いによって村の致命割合が低かった
理由を説明できますね. 経験主義的に歴史統計を詳しく分析することは,

「そこで何が起こっていたのか」を知るために重要な役割を果たします.

参考文献

[1] H. Nishiura & G. Chowell, "Rurality and pandemic influenza: geographic heterogeneity in the risks of infection and death in Kanagawa, Japan (1918-1919)", *N. Z. Med. J.* 2008; 121: pp. 18-27.

第 9 章

MERS死亡リスクを
早期探知せよ

西浦 博
（京都大学大学院医学研究科）

　続いて，2015年5-7月に韓国の医療機関を中心に流行した中東呼吸器症候群（MERS；Middle East respiratory syndrome，"マーズ"）の数理モデル研究を考えましょう．それは「MERSにかかると何%の確率で死ぬのか」はもちろん重要ですが「MERSにかかって死にやすい患者の共通する特徴は何か」を明らかにする作業も重要です．流行が拡大を続ける中，リアルタイムで筆者の研究グループが何を考えてモデル化とその実装を突き進めていったのか，ご紹介いたします．

韓国の患者全体の死亡リスク

　図9.1をご覧ください．韓国において5-7月に発生したMERS流行の累

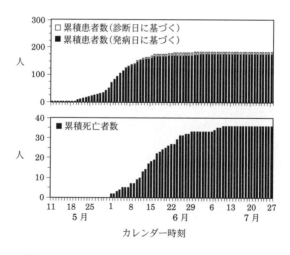

図9.1　韓国におけるMERS患者数と死亡者数. 上図が累積患者数，下図が累積死亡者数. 上の図は発病日付に基づいて，下の図は死亡日付に基づいて作成されている. ただし，患者のうち，一部は発病日付が明確でなかったため，それらの者は診断日付を発病日付として用いた[1].

積患者数 C_t と累積死亡者数 D_t を提示しています(t は時刻). 患者数は発病日付, 死亡者数は死亡日付に基づいて描きました. ただし, 患者の一部では発病日付が明確でなく, うち半分は無症候で診断された(発病しなかったが, 他の患者と接触歴があったために, 検査を受けて MERS であることが確定した)ので発病日付自体が得られません. その方たちのデータに関しては診断日付を発病日付の替わりに用いました. 先ほどの SARS と同じく患者のほうが死亡者よりも先に増えていることが観察されます.

以上のデータを利用して毎日の致死率を推定した結果が図 9.2 上です. まず, D_t/C_t のような割り算に基づく値を点線で示していますが, やはり時刻とともに上昇する傾向が明らかです. それに対して, 発病から死亡までに要する時間の遅れを調整した推定値は流行初期にとても高く推定されました. 流行最初のころは致死率の最尤推定値が 60% 以上と推定されることもあり

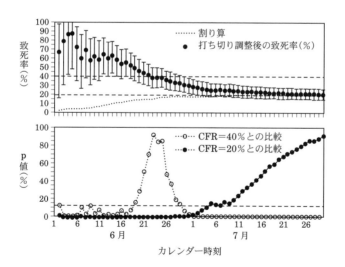

図 9.2　韓国における MERS の致死率推定. 上図はカレンダー時刻に従った致死率の推定値. 黒丸が最尤推定値で, 上下のひげが 95% 信頼区間. 点線は各時刻における D_t/C_t の割り算を実施した結果. 2 本の破線はこれまでに推定された致死率の文献値に該当する 20% と 40%. 下図は 20% および 40% という基準値と比較して韓国の致死率が有意に異なるか否かを二項検定によって検討した結果. 縦軸は p 値[1].

ましたが，6 月後半から次第に致死率の推定値が下がり，最終的には約 20%
と推定されました[1]．得られた推定値は競合するほかのリアルタイム研究
成果とも概ね一致しました[2]．

　致死率の推定だけではなく，文献値である確定患者全体の死亡リスク
（40%）および 2 次感染者中の致死率（20%）との比較を明示的に実施するため
に，それら基準値を固定した上で，二項検定を実施しました（図 9.2 下）．二
項検定は，二項分布の低い側か高い側のいずれで比較をするかによって式が
異なりますが，例えば，ある時刻において観察値 D_t が基準値 40% よりも有
意に低いのかを知りたい場合は以下のような二項分布を検討します．

$$\Pr(x \leq D_t) = \mathrm{BIN}\left(D_t, \sum_{u=0}^{t} c_u F(t-u), 0.40\right) > 0.95$$

$$= 1 - \alpha \tag{9.1}$$

ここで $\mathrm{BIN}(a, b, c)$ とは二項分布の累積分布関数で試行回数 b で出目 a の確
率が，基準確率が c のときに，分位としてどこに相当するのかを与える関数
です．これが $(1-\alpha)$ よりも大きければ有意であると判断します．今回は
CFR が時刻とともに変動が激しくて，20% および 40% のいずれも両側検定
が必要なので，以下の計算をしました（以下は 40% との比較）．

$$\Pr(D_t \leq x \text{ or } x \leq D_t) = \min\left(2\left(1 - \mathrm{BIN}\left(D_t, \sum_{u=0}^{t} c_u F(t-u), 0.40\right)\right),\right.$$

$$\left. 2\mathrm{BIN}\left(D_t, \sum_{u=0}^{t} c_u F(t-u), 0.40\right)\right) \tag{9.2}$$

さて，結果論的には韓国の致死率は 20% でしたが，だとすると，6 月上旬の
推定は失敗だったのでしょうか．また，どうして調整致死率は時刻とともに
変動し，減少傾向を示したのでしょうか．これに関しておもに 2 つの理由が
考えられます．1 つ目の理由として，流行初期の感染者には MERS 死亡のハ
イリスク患者が集まっていたかもしれません．例えば，筆者の推定[1]では，
60 歳以上の者の致死率は 39.5%，60 歳未満の者は 6.6% と大きく異なること
をリアルタイム研究で明らかにしており，流行当初に高齢のハイリスク患者
が集まっていた場合には推定値にきわめて大きな影響が生じるため，全患者
中の致死率を検討する，というコンセプト自体の妥当性に懸念が生じます．
もう 1 つの理由として，流行途中からの診断効率の変化が考えられます．韓

国の流行では1万人を超える接触者が検疫下に置かれて行動制限を受けたの
ですが，流行を制御するために6月半ばからそれだけの接触を徹底的に追跡
してMERS患者を必死に探しました．また，MERS患者の定義も，臨床症状
の如何に関わらず，MERS関連コロナウイルスが分離された者すべてを確定
患者とする，という韓国独自の症例定義を行いました．その結果，6月中旬
以降に致死率の計算に加わる患者は軽症者が多かったかもしれません．以上
の問題に対峙するには，明確なリスクグループ別のCFRの推定を実施して
問題解決をすべきだと筆者は考え，次の研究に移りました．

MERS死亡のリスク要因を探る

　リアルタイムで感染症死亡のリスク要因を探るには生存時間分析モデルが
頻用されます．発病後時刻 t における死亡のハザードを $h(t)$，死亡せずに生
存している確率を $S(t)$ とすると，2者の間に以下の関係が成立します[3]．

$$S(t) = \exp\left(-\int_0^t h(x)\,dx\right) \tag{9.3}$$

対応する死亡の確率密度は $g(t) = h(t)S(t)$ となります．CFRを与える p
は流行の終状態なので

$$p = 1 - S(\infty) \tag{9.4}$$

で定義されます．また，死亡の密度関数は死亡確率 p が与えられたときの死
亡の遅れの密度なので

$$S(t) = 1 - p\int_0^t g(y)\,dy \tag{9.5}$$

も成立します．ここで，A と B をそれぞれ生存した患者と死亡した患者の
集合を表すとしましょう．最も近日のカレンダー時刻 t において致死率 p を
推定する尤度は以下で与えられます．

$$L(p;\tau_i, u_i) = \prod_{i \in A} S(t - \tau_i) \prod_{i \in B} p\,g(u_i - \tau_i) \tag{9.6}$$

ここで，τ_i および u_i は患者 i の発病日と死亡日です．

　通常，ハザード関数あるいは発病から死亡までの分布が既知でないことも

124

多く，特に，それは患者をリスクグループによって層別化したときに顕著です．ノンパラメトリックな生存率曲線を利用した生存時間分析は，サンプル数の少ない中でも特定のアルゴリズムでデータを処理することによって不足データに対応しようとするものです．特に，カプラン-マイアー法は最もよく知られる生存時間分析法であり，全患者を死亡または打ち切り時刻までの時間が短い順に並べて，死亡イベントの発生ごとに生存率を計算する便利な手法です．サンプル数が少なくても用いることができることで知られます．研究開始から時間 t_i が経過したポイントにおいて，累積で d_i 人が死亡，n_i 人が t_i より前に死亡のリスクがあった場合に，生存確率は

$$S(t) = \prod_{t_i \leq t} \left(1 - \frac{d_i}{n_i}\right) \tag{9.7}$$

となります．もちろん，式(9.3)を使えば，累積ハザードは

$$H(t) = -\ln(S(t)) \tag{9.8}$$

より得られます．

　従来の CFR 推定研究は上記のノンパラメトリック法が中心でした[3]．さらに，患者を2つ以上のグループに分けたとき，Cox 比例ハザードモデル[1]に見られるような複数ハザードの比例を想定すると，2つのグループ間でハザードの比をとることができ，特定の要因を持つ者(例：高齢者)が(それ以外の者と比較して)死亡するリスク比を計算することが可能です．SARS 流行時は香港の患者数だけで1755人もおり，ノンパラメトリックな階段状のカーブからハザードを計算したり(あるいはパラメトリックな Cox 比例ハザードモデルを使用することにより)，死亡のリスク要因が分析されてきました．しかし，2015年5-7月の韓国における流行は合計で185人(中国で診断された1人を除く)しか患者数がなく，より少数の患者データを基に死亡リスクを特定できるモデルが求められます．

　そこで，筆者らの研究では，ハザードではなくて終状態の死亡確率 p がロ

---

1)　共変量 $\boldsymbol{x} = (x_1, x_2, \cdots, x_m)$ を持つハザード関数を $h(t; \boldsymbol{x})$ とし，$\boldsymbol{x}$ を変数とする関数 $r(\boldsymbol{x})$ と，あるハザード関数 h_0 がすべての $t > 0$ と $\boldsymbol{x}$ について関係式 $h(t; \boldsymbol{x}) = h_0(t)r(\boldsymbol{x})$ が成り立つとき，この式を比例ハザードモデルと呼ぶ．

ジットモデル[2]で記述可能な場合を想定したハイブリッド型モデルを考案しました. ある患者 i の死亡リスクを p_i としましょう. その患者の致死率のロジット変換は線形予測モデルによって記述可能と想定しました.

$$\ln\left(\frac{p_i}{1-p_i}\right) = a_0 + \sum_{k=1}^{N} a_k x_{k,i} \tag{9.9}$$

ここで a_0 とは線形予測モデルの切片, a_k は変数 k の係数, $x_{k,i}$ は患者 i の k 番目の変数の状態を与えます. これを式(9.5)に戻し, 発病から死亡までの時間に関してもロジットモデルの係数と一緒に同時推定すれば, サンプル数の少ない中でも死亡リスク要因を特定することが可能です. 特に $\exp(a_k)$ はリスク要因 k のオッズ比として解釈可能となります.

　図9.3(次ページ)は, 上記のロジットモデルを利用して, 死亡リスク要因と発病から死亡に要する日数を同時推定した結果です[4]. 時刻がたつにつれ, 少しずつ推定値の不確実性が減っている様子が観察されます. 推定の結果, 60歳以上で基礎疾患を有する患者の致死率は 48.2% と高いことを明らかにしました. それ以外の者の致死率は 15% 未満でした. 基礎疾患を持たない青年(0歳-59歳)の死亡リスクは多く見積もっても 10% 未満であり, 高齢者および基礎疾患を持つ患者において特別に警戒が必要であることが示されました. 高齢社会である日本では, 特別に高齢者が集中している医療施設・介護施設・デイケアなどでの感染拡大時に被害が起こることが危惧されます. それら高齢者施設において MERS 感染が拡大せぬよう, 流行対策を徹底することがきわめて重要であることが示唆されました.

　また, 患者数が少ない場合に対応可能なモデルとして, 生存解析モデルとロジスティックモデルのハイブリッド型モデルを記述し, それを利用すれば韓国のような比較的小規模な流行でも死亡リスクが高い集団をリアルタイム

---

2)　リスク p の共変量関数 $r(\boldsymbol{x})$ がロジット変換

$$\ln\left(\frac{p}{1-p}\right) = r(\boldsymbol{x})$$

のように記述される場合をロジットモデルと呼ぶ. 当然,

$$p = \frac{\exp(r(\boldsymbol{x}))}{(1+\exp(r(\boldsymbol{x})))}$$

となる.

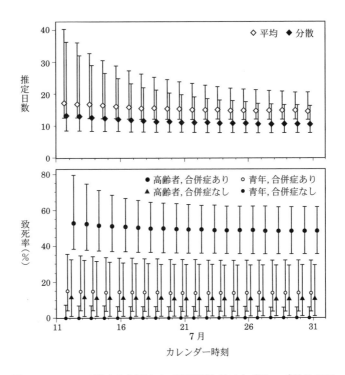

**図 9.3　MERS の発病から死亡までの時間とリスクグループ別の CFR
推定.** 上の図は発病から死亡までに要する時間のリアルタイム推定結
果. 平均と標準偏差が特定の値に収束する様が観察される. 下の図は
年齢と合併症のあるなしに分けて致死率を推定した結果. 高齢で合併
症のある者の死亡リスクが高い[4].

で特定可能であることを明らかにしました. MERS に限らず, 何らかの新興
感染症が流行したとき, 流行のできるだけ早期から提案した推定モデルを利
用して致死率を推定し, 死亡リスク要因を特定することが可能になるものと
期待されます.

診断バイアスへの対応

　新型インフルエンザ 2009 の流行時には, 死亡リスクを解釈する上で診断
バイアスが注目されました(第 8 章参照). 確定患者中の死亡リスクを計算し

たとき，確定患者が全感染者のうちでも臨床的に重症度が高いため，死亡リ
スクは全感染者のそれよりも高くなります．その致死率は全感染者の死亡リ
スクとして認識するにはあまりにも高値です．そのため，どのような状態に
条件付けして死亡リスクを推定すべきか，欧米を中心に建設的な議論が行わ
れました．例えば，外来クリニックを受診したインフルエンザ患者中の入院
確率と入院患者中の死亡確率という2層の情報がベイズ推定のフォーマルな
手続きを用いて統合されました．これはエビデンス統合に基づく外来受診者
中の死亡リスクの推定として今や一研究分野を確立しました[5]．また，患
者増殖率など伝播動態を活用してCFRを推定する方法も検討されました[6]．

　ただし，それら手法における死亡者数のデータは，直接観察された死亡者
数に頼ったものです．筆者は致死率の割り算において分子も分母も統計学的
な推定値を利用する方法を考案しました[7]．人口中の感染者数を血清学的
なサーベイを基に推定し，死亡者数には超過死亡数と呼ばれる統計学的推定
値を用いました．その計算結果をCFRと差別化して感染時致死リスク(in-
fection fatality risk; IFR)と呼びます(図9.4)．最も頑健であると認識され，
新型コロナウイルス感染症のパンデミックまでにはIFRが診断バイアスに
影響されない指標として広く認識され，多くの場面で活用されました．

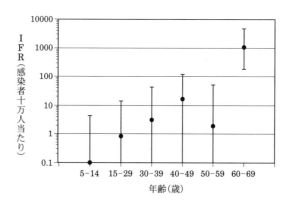

図9.4　感染時致死リスク．横軸は年齢群，縦軸はインフルエンザ
2009に感染した際の死亡リスク(感染者十万人あたりの死亡者数)を示
す[7]．

参考文献

[1] Mizumoto K, Saitoh M, Chowell G, Miyamatsu Y, Nishiura H. "Estimating the risk of Middle East respiratory syndrome (MERS) death during the course of the outbreak in the Republic of Korea, 2015.". *International Journal of Infectious Diseases*, 2015; 39: pp. 7-9.

[2] Cowling BJ, Park M, Fang VJ, Wu P, Leung GM, Wu JT. "Preliminary epidemiological assessment of MERS-CoV outbreak in South Korea, May to June 2015". *Euro Surveill.*, 2015; 20(25): pii=21163.

[3] Ghani AC, Donnelly CA, Cox DR, Griffin JT, Fraser C, Lam TH, Ho LM, Chan WS, Anderson RM, Hedley AJ, Leung GM. "Methods for estimating the case fatality ratio for a novel, emerging infectious disease", *American Journal of Epidemiology*, 2005; 162(5): pp. 479-486.

[4] Mizumoto K, Endo A, Chowell G, Miyamatsu Y, Saitoh M, Nishiura H. "Real-time characterization of risks of death associated with the Middle East respiratory syndrome (MERS) in the Republic of Korea, 2015". *BMC Medicine*, 2015; 13(1): pp. 1-7.

[5] Presanis AM, De Angelis D; New York City Swine Flu Investigation Team, Hagy A, Reed C, Riley S, Cooper BS, Finelli L, Biedrzycki P, Lipsitch M. "The severity of pandemic H1N1 influenza in the United States, from April to July 2009: a Bayesian analysis.", *PLoS Medicine*, 2009; 6(12): e1000207.

[6] Ejima K, Omori R, Cowling BJ, Aihara K, Nishiura H. "The time required to estimate the case fatality ratio of influenza using only the tip of an iceberg: joint estimation of the virulence and the transmission potential.", *Computational and Mathematical Methods in Medicine*, 2012; 2012: 978901.

[7] Wong JY, Wu P, Nishiura H, Goldstein E, Lau EH, Yang L, Chuang SK, Tsang T, Peiris JS, Wu JT, Cowling BJ. "Infection fatality risk of the pandemic A (H1N1) 2009 virus in Hong Kong.", *American Journal of Epidemiology*, 2013; 177(8): pp. 834-840.

column ⑧
流行を持続させるマガモ

　リザーバ（reservoir）とは古い訳語では病原巣と呼ばれ，病原体が自然界で生き延びる仕組みを指します．広義のリザーバは環境（水や土壌）を含み，病原体を維持する動物のみを指す場合は保有宿主（reservoir host）という用語を用います．狂犬病なら犬，日本脳炎ならブタとトリが保有宿主です．

●野鳥のインフルエンザ

　H5N1型を含むすべてのインフルエンザウイルスは野鳥，特に水鳥によって保持される傾向があり，トリの個体群中で進化を遂げていることも知られています．インフルエンザの徹底的な制圧を考えたり，あるいは，賢明な共存方法を見出すためには野鳥内の流行メカニズムの解明が欠かせません．

　しかし，すべての水鳥を観察するのは現実的に不可能ですし，賢明な方策ではありません．図C8.1は野鳥内のインフルエンザ感染割合について，大まかに野鳥を3つのタイプに分けて図示したものです[1]．生態学者や鳥類の専門家（鳥学者）の努力により，マガモの感染割合が最も高

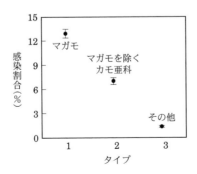

図 C8.1　野鳥の種別による感染割合.

く，マガモ以外のカモ亜科がそれに続くと判明しました．その他(ハクチョウやカモメなど)の感染割合はマガモの10分の1程度です．種によって感染頻度が著しく異なります．

　感染割合データから「ハクチョウは感染頻度が低い傾向がある」と言うことはできますが，「ハクチョウは安全だ」に直結すべきでないことに注意しましょう．感染頻度そのものよりも，他の個体へ2次感染を起こす能力が高い種ほど危険であり，背景にある伝播メカニズムを理解することがきわめて重要です．同様の理由で，過去に生態学者が感染割合データのみを基に「マガモは保有宿主」と主張したことが筆者には不満でした．

●感染割合から次世代行列を推定

　図 C8.1 のタイプを基に次世代行列を考えます．種内および種間の伝播を扱うモデルは多種系モデルと総称され，対象種は3つですから

$$\begin{pmatrix} R_{11} & R_{12} & R_{13} \\ R_{21} & R_{22} & R_{23} \\ R_{31} & R_{32} & R_{33} \end{pmatrix}$$

のような行列を考えることで，種内および種間の伝播が特徴付けられます．おさらいですが，R_{ij} は個体群 j における1人の感染者が生み出す個体群 i の2次感染者数の平均値です．

　話を単純化してまずは1種のみの人口を考えます．1種が同質(ランダム)に伝播を起こす個体群では，感染が集団内で一定の頻度で持続している場合，基本再生産数 R_0 は以下の推定量を利用して与えられます[2]．

$$R_0 = \frac{1}{s^*}$$

ここで s^* は，感染頻度が集団内で一定であることを意味する「定常状態」における感受性宿主の割合です．これを多種系に発展することは簡単で[3]，少しの数理的発展によって次世代行列の要素を推定することが可能

です.

　図 C8.2 に, 観察データから得られた次世代行列の推定値を示します.
(1,1) 要素はマガモ間の再生産数です. $R_{11} > 1$ より, マガモだけで流行
を持続させる能力があることが客観的に示されます. $R_{ii} > 1$ を満たす宿
主 i は, 上述の保有宿主であるための十分条件を満たします. このよう
な種を維持宿主(maintenance host)と呼びます.

		感染源となる種	
	マガモ	カモ亜科	その他
マガモ	1.12	0.04	0.03
カモ亜科	0.03	0.97	0.03
その他	0.03	0.04	0.66

感染させられる種

図 C8.2　推定された次世代行列.

　一方, マガモ以外のカモ亜科およびその他の種のみでは流行は持続し
ません. マガモがいないとインフルエンザウイルスを野鳥の集団内で保
持できないのです. i 以外のすべての種 j において $R_{jj} < 1$ であるとき,
マガモは維持宿主としての役割を果たすだけでなく, マガモが水鳥集団
内に存在することがインフルエンザ流行の必要条件となります. $R_{ii} > 1$
と $R_{jj} < 1$ の両方(必要十分条件)を満たす最小の集団単位(あるいは最も
細分化された特定の種)はリザーバ集団(reservoir community)と定義さ
れます[3].

　感染症流行の数理モデルは感染割合という観察データの背景にある伝
播動態の解釈を与えます. さらに, 上記の次世代行列で扱ったような多
種系モデルの閾値条件は「最も注目すべき種」を特定するために役立つ
のです. 例えば, 仮に水鳥内のインフルエンザを抑制することを試みる
場合, ハクチョウやカモメを殺しても伝播抑制への影響は軽微でしょう.
一方, マガモのインフルエンザの保有状況や分離されるウイルスの亜型

を経時的に調査することは自然界における同感染症の動態を理解するための鍵を握るでしょう.

参考文献

[1] B. Olsen, et al, "Global patterns of influenza a virus in wild birds", *Science* 2006; 312: pp. 384–388.

[2] O. Diekmann, J. A. P. Heesterbeek, *Mathematical Epidemiology of Infectious Diseases: Model Building, Analysis and Interpretation*, Wiley, 2000.

[3] H. Nishiura, et al, "How to find natural reservoir hosts from endemic prevalence in a multi-host population: A case study of influenza in waterfowl", *Epidemics* 2009; 1: pp. 118–128.

第 10 章

ワクチン接種の
集団での自然史

西浦 博
（京都大学大学院医学研究科）

合原一幸
（東京大学特別教授／同 国際高等研究所 IRCN）

本章では，流行対策の数理的デザインについて，ワクチン接種を事例に取りあげて議論します．まずワクチン接種の数理的基礎を解説します．特に，数学的な詳細に気をとらわれすぎないよう，極端に単純化した人口学的な議論のみを用います．次章以降に新型インフルエンザを対象に，短期的流行におけるワクチン接種を扱いますので，まず先に麻疹（はしか）や天然痘（痘瘡）のような「流行が長期間にわたって一定で持続する」感染症のワクチン接種を考えたいと思います．以下では麻疹の感染者数がほぼ時刻に対して独立（定数）であるような状態を想定して議論を展開します．（インフルエンザ対策も同理論と基礎を共有するのですが，）人口の中で風土病として振る舞う感染症に対して，ワクチン接種を流行対策の1つとして実施する場合をイメージしましょう．

感染症とヒトの生活史

本来，以下の議論のすべては方程式によって表現されますが[1]，人口学的にヒトの生活史を考えることで，話を極端に単純化したいと思います[2]．それぞれの個体における感染リスクは，当該感染症に関する時間順序（timeline）を考察することで表現できます．図10.1（次ページ）に平均的な個体の生活史を示します．生活史は出生ではじまり，死亡で終わります．麻疹が定常的に存在する社会では，すべての個体は麻疹に対して免疫を有する状態で生まれます．出生直後は，母親から「移行抗体」と呼ばれる免疫を受けるためです．しかし，出生後約6か月でその免疫は消失します（移行抗体によって感染から守られている期間を M 年と書きます）[3]．

母体からの免疫の消失以降の生活史は大きく3つに分かれます．1つは，ワクチン接種によって免疫を得た状態になる者（図10.1B），もう1つは麻疹の自然感染を経験した後に免疫を得る者（図10.1C），そして，感受性を有する（感し得る）状態のままで経過する者（図10.1A）です．ワクチン接種は出生後おおよそ V 歳のときに実施されるものとします．ワクチン接種によって得られた免疫は，一部の者で少しずつ弱まることが知られていますが[4,5]，

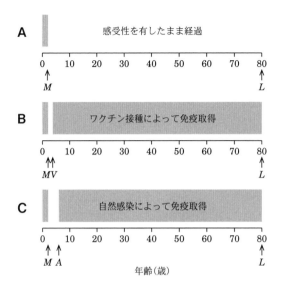

図 10.1　麻疹あるいは天然痘感染に関するヒトの生活史. 横軸は年齢.
灰色の部分は免疫を保持する状態で, 無色は感受性を有する状態を指
す. ヒトは A(まったく感染せずに経過), B(ワクチン免疫を保持して
経過), C(自然感染によって免疫を取得)のいずれかの経過をたどる.
A〜C いずれでも, 出生後6か月は母親からの移行抗体によって免疫を
保持する状態にあり, 矢印 M は免疫を失う年齢を指す. また, 矢印 L
は平均寿命(80歳とする), 矢印 V はワクチン接種年齢, 矢印 A は自然
感染年齢を指す. すべて平均値のみを用い, 本章では統計学的分布を
無視した極端な議論を展開する. 議論の単純化のため, 1度免疫を取得
した後に一部の者の間でその免疫が失活することを無視する.

　ここでは話を単純化するためにワクチン免疫の消失を無視して, ワクチン接
種によって終生続く免疫が得られるものとします[1]. 自然感染する者におい
ては, 人口全体の感染リスクによって平均感染年齢が決定されます. その平
均感染年齢を A 歳とします. 感染やワクチン接種による死亡がほぼ無視で
きるとき, 以上の3つの生活史のすべてにおいて出生時の平均余命 L 歳まで
ヒトは生存します.

　生活史の中で感染やワクチン接種という事象がみられる平均年齢だけでな

---

1)　ワクチン免疫が弱まるために, 2回以上のワクチン接種を実施して免疫度を高めることが
　あります(再接種による免疫増強効果をブースター効果と呼びます).

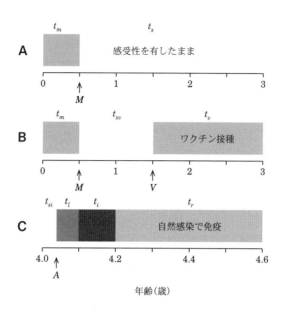

図 10.2 **麻疹あるいは天然痘感染に関するヒト生活史の詳細期間.** 横軸は年齢. 灰色の部分は免疫を保持する状態で,無色は感受性を有する状態(感染し得る状態)を指す. A〜C の区別は図 10.1 と同様. それぞれの免疫保持あるいは感受性の状態に要する期間を変数 t を用いて表す. 添字は各期間の疫学的意味. m は母親からの移行抗体によって免疫を保持する期間(6 か月),s は母体からの免疫が消失してから死亡するまでの感受性を有する期間,sv はワクチン接種までの感受性期間,v はワクチン接種後から死亡するまでの免疫保持期間,si は自然感染までの感受性期間,l は非感染性期間(感染した後に他者に感染させる能力を持たない期間),i は感染性期間(他者に感染させる能力を有する期間),r は自然感染から回復してから死亡までの免疫保持期間. C の t_{si} は M から A までの時間であることに注意.

く,感染や免疫獲得というイベント前後に費やす状態時間も考えましょう (図 10.2). 上述の通り,すべての者の生活史は母体からの恩恵による移行抗体によって守られた免疫状態から開始します. ワクチンを接種される者においては,母体からの移行抗体が消失してからワクチン接種までの間は感受性を有する状態にあります. 自然感染する者においては,移行抗体が消失してから本当の感染時まで感受性を有する状態にあります. 感染してから短期間の間は,他者に感染させる能力のない非感染性期間(latent period)を過ごし,

その後に他者に感染させ得る感染性期間（infectious period）に入ります. 感染性期間を過ぎると, 死亡までの間は免疫を有する状態にあります. 図10.2に, 以上のような状態に費やす時間を示します. 添え字は状態を表現しており, m は母体の免疫に守られている期間, s は終生感染しないままで過ごす者が感受性を有する期間, sv は母体免疫の消失からワクチン接種までの感受性を有する期間, v はワクチン接種によって免疫を得た期間, si は母体免疫の消失から自然感染までの期間, l は非感染性期間, i は感染性期間, r は感染から回復した後に免疫を有する期間です.

　これらの期間は疫学的, 臨床医学的および人口学的な観察データを基に推定することが可能です. 表10.1に麻疹を想定した場合の大まかな推定値を示します. すべての個体は図10.1の3つのうちいずれかの生活史に従いますが, その中でワクチン接種を受ける生活史を辿る者の割合を p と書くことにします. これは, ある個体が生活史を通じてワクチンを接種される確率としても解釈できます. 他の変数と同じく, ワクチン接種割合 p も予防接種の記録に基づいて推定することが可能な指標です.

表10.1　麻疹とヒトの生活史

期間	期間の疫学的な意味	推定値（年）
M	母体の移行抗体による免疫期間	0.5
A_0	ワクチン接種の未実施下における平均感染年齢	4
t_l	非感染性期間	1/52
t_i	感染性期間	3/104
L	出生時の平均余命	80

生活史を利用したモデリング

　さて, ここまでに紹介した生活史に関する疫学的指標を利用して, 感染症の流行が平衡状態にある場合を考えましょう. 平衡状態とは状態確率の変化がない状況を意味します. つまり, カレンダー時刻が経過しても（例えば季

節が変化しても)状態確率の値が変化しない状況です. 感染症の観察的側面で言い換えると, 麻疹の感染者数が時刻に対して一定で経過することを言います. このとき, 例えば人口内で感染性を有する者の割合は, ある個体が生活史の中で感染性を有する状態に費やす時間の割合と, その個体が生活史を通じて麻疹の自然感染を経験する確率の積で与えられます.

ただし, ワクチン接種は集団内の感染者予備軍を減らすことに繋がるので, ある者のワクチン接種は接種者以外の感染リスクも減らすことに繋がりますから, 結果として集団免疫効果をもたらします[6,7]. つまり, 自然感染の確率や感受性を有したままで経過する確率に対してワクチン接種は多大な影響を与えます. ワクチン接種による集団的効果を描写するために, ここで2つの異なる平衡状態を考えます. 1つは, 麻疹が人口内に存在しない平衡状態, もう1つは麻疹患者が正の一定数で人口内に存在する平衡状態です.

麻疹患者が存在しない平衡状態では, 感染性を有する者が存在しません. ヒトの生活史は, ワクチン接種を確率 p で経験するか, 確率 $1-p$ で感受性を有したまま経過するかのどちらかです. 人口中で感染性を有する者の割合を f_i, 感受性を有する者の割合を f_s と書くと, それらは

$$f_i = 0 \tag{10.1}$$

および

$$f_s = p \frac{V-M}{L} + (1-p) \frac{L-M}{L} \tag{10.2}$$

で与えられます.

麻疹患者が一定数で存在する平衡状態では, 感受性を有したまま亡くなるまで生活史 A を経過する者がいません(ほぼゼロです). また, 自然感染を経験する者はワクチン接種を受けていません. つまり,

$$f_i \approx (1-p) \frac{t_i}{L} \tag{10.3}$$

および

$$f_s \approx (1-p) \frac{A-M}{L} \tag{10.4}$$

によって f_i と f_s が記述されます. 平衡状態を想定することによって, 人口

内で感染性および感受性を有する者の割合を記述することが可能であり，それはワクチン接種割合と図10.1および図10.2で定義した時間順序の指標によって与えられるのです．

生活史を利用した流行条件の導出

　ここで，すべての個体が均質に（ランダムに）接触を経験するような理論的人口を考えます．基本再生産数を R_0 とすると，1人の感染者は平均で R_0 人の者と2次感染が起こるような接触を経験することになります．しかし，平衡状態においては，その接触者のうち $100f_s\%$ の者だけが感受性を持っています（残りの者は移行抗体，ワクチン接種あるいは自然感染によって免疫を有しています）．ですから，ランダムな接触を経験する人口では，1人の感染者あたり平均で $f_s R_0$ 人の2次感染者が生み出されます．

　さらに，平衡状態では感染者数が一定のままで経過するのですから $f_s R_0$ は1のはずです（結果として，1人の感染者は平均で1人の2次感染者しか生み出さないはずです）．R_0 は（感染性の指標ですから）ある人口では定数なので，f_s も（平衡状態にある限り）定数であることを意味します．また，自然感染の平均年齢 A はワクチン接種割合 p の関数として以下で与えられます．

$$A \approx M + \frac{A_0 - M}{1-p} \tag{10.5}$$

ここで A_0 とはワクチン接種がないときの自然感染年齢の平均です（$p=0$ では $A = A_0$）．この結果は式(10.4)の A を式(10.5)右辺で置き換えることによってチェックすることができます．つまり，平衡状態では f_s は一定であることが

$$f_s \approx \frac{A_0 - M}{L} \tag{10.6}$$

によって確認されます．

　ワクチン接種を実施する上で重要なのは，対象とする感染症を根絶するためにどれくらいのワクチン接種割合を達成すべきか，ということです．これ

には式 (10.6) の f_s を考えることが有用です．人口内で感受性を有する者の割合が式 (10.6) の右辺よりも小さく抑えられるならば，1人あたりが生み出す2次感染者数を $f_s R_0 (= 1)$ 人より少なくすることができるので，それは結果として感染者数が次第に減衰していくことに繋がります．そして，感染者がいない平衡状態を達成すると，人口内で感受性を有する者の割合は，式 (10.2) のように母体からの移行抗体を持たず，かつワクチン接種をされていない者によって記述されます．必要とするワクチン接種割合 p を求めるには，感染者のいない平衡状態における感受性宿主の割合 f_s が，感染者が一定のままである感受性宿主の割合よりも十分に小さいことを保証すればよいことになります．これを数式で書くと

$$\frac{A_0 - M}{L} \gg p\frac{V-M}{L} + (1-p)\frac{L-M}{L} \tag{10.7}$$

ですから，これを p について解くと

$$p \gg \frac{L-A_0}{L-V} \tag{10.8}$$

が根絶条件となります．このように複雑な方程式系を解かずに生活史を考察するだけで流行条件をワクチン接種割合の議論に置き換えることができるのです．R_0 を直接利用せずに，詳細な生活史をパラメータに用いることだけで本条件は導出されます．

　以上の議論から導かれる重要な結論は以下のようにまとめられます．

- 平衡状態における感染性宿主の割合はワクチン未接種者の割合と比例関係にある（式 (10.3)）．
- ワクチン接種割合が高くなるにつれ，自然感染を経験する平均年齢が上昇する傾向にある（式 (10.5)）．
- 平衡状態における感受性宿主の割合は，感染者が存在する限りワクチン接種割合とは無関係である（式 (10.6)）．
- ワクチン接種下の人口で感受性を有する者の割合が，感染者が存在する平衡状態における感受性を有する者の割合よりも十分に小さければ，感染症はいずれ根絶される（式 (10.7)）．

免疫を有する者がいる人口への侵入

　現実的には平衡状態にある感染症は非常に稀であり，「他地域からの侵入」と「地域内での絶滅」を繰り返すことによって，何度も何度も流行を認める場合がほとんどです．流行を繰り返す人口では，流行開始前に割合 $1-f_{s0}$ の者が既に免疫を有する場合がほとんどです．そのような人口において，1つの流行を通じて観察される感染者の割合 z は

$$z = f_{s0}-f_{s1} \tag{10.9}$$

で与えられます．割合 f_{s1} は1つの流行が終息しても感受性を持つまま留まる者の割合です．基本再生産数 R_0 を利用すると，短期的な流行において1人の個体が経験する感染の累積リスクは平均 zR_0 です（第3章参照）．また，流行中に感染してしまう確率は $1-\exp(-zR_0)$ で与えられます．しかし，感受性を有する者の割合が流行前から f_{s0} である場合，全接触の $100\times(1-f_{s0})$ ％ は感染に至りませんから

$$z = f_{s0}(1-\exp(-zR_0)) \tag{10.10}$$

のように感染者の割合が f_{s0} 倍だけ小さくなります．

　流行が繰り返される主要因は，人口内で感受性を有する者の割合 f_{s0} が平衡状態におけるその割合 f_s よりも少しだけ大きくなるためです（出生・死亡による世代交代やワクチン接種の中止によって感受性宿主が増えてしまうことが原因である事例が多いです）．平衡状態では $f_s R_0 = 1$ より，$R_0 = 1/f_s$ でした．式(10.10)右辺の指数項を第2項までのテイラー展開で近似し，R_0 を $1/f_s$ で置き換えることにより，以下の近似式が得られます．

$$z \approx 2(f_{s0}-f_s) \tag{10.11}$$

式(10.11)は，「流行前の感受性宿主の割合 f_{s0} が，平衡状態の感受性宿主の割合 f_s を 1％ 上回る度に，短期的流行（再流行）を通じて感染する者の割合が 2％ 増える」ことを意味します．このことは，ひとたび流行が下火になっても，感受性を有する者が人口内でどれくらい存在するのかを監視することの重要性を示唆しています．

数理的予測はゴミか宝か

　数理モデルを利用して得られる知見は，実践的なワクチン接種の政策立案と実施に多大な影響を与えてきました．以上に紹介した基礎理論はより複雑な方程式系の解析解としても導くことが可能です．麻疹を例にあげて基礎理論を解説したのは，その基礎がインフルエンザに共通する側面が多いためですが，それは次章以降で詳述したいと思います．ここで注意したいのは，モデルに基づく結論は必ずしも現実と一致するとは限らないことです（近似的にさえ一致しないこともしばしばあります）．特に，モデルが現実における感染症伝播の重要な側面を的確に捉えることができていない限り，モデルに基づく流行対策の示唆を強調しすぎてはなりません．現に，新型インフルエンザ(H1N1)の数多くの水面下の研究では，（ワクチン接種の影響も含め）流行予測の失敗を繰り返してきました．それなのになぜ，ワクチン接種政策に数理モデルが利用されるのでしょう？

　私見が入りますが，実はワクチン接種にまつわる研究が，数理モデルの有用性を広く社会に示すことに貢献した最も典型的な事例であることが理由です．その詳細は他の機会に譲りますが，端的には2つの優れた研究事例が挙げられます．1つは，R_0を推定する目的にも関連しますが，上述の議論はワクチン接種割合の目標値を与えるものであることです．本研究課題に関する先駆的な研究者 Anderson と May は本内容を世界に広く伝達した立役者ですが[1]，25年以上も前に，麻疹の R_0 を14〜18程度と推定し，集団免疫度を高めることによって麻疹を根絶するためには（少なくとも）94%程度のワクチン接種割合が必要であることを主張しました[8]．最近になって，アメリカやフィンランドが国内の麻疹制圧に成功したことが報告されましたが，アメリカの接種割合は96%，フィンランドは97%でした．長期間に渡って90%以上の接種割合を達成できていない日本では，未だに麻疹の流行が持続しています．数理モデルに基づく流行条件は現実から遠く離れていないことが如実に示された事例と言ってもいいでしょう．

　2つ目の事例は風疹です．風疹の感染は小児だけでなく，妊婦に感染する

と先天性風疹症候群と呼ばれる重い神経学的障害を胎児に引き起こします. ギリシャは 1980 年代に大規模なワクチン接種を開始したのですが, それにも関わらず 1990 年代に先天性風疹症候群の患者が急増しました. Anderson は本稿で紹介したワクチン接種下における自然感染の平均年齢 A に着目し [9], ワクチン接種によって平均的な感染年齢が上昇するために妊婦の感染者が増え, 結果として先天性風疹症候群が増えるメカニズムを説明し, この病気が社会問題として認識される以前から先天性風疹症候群の増加に関する懸念を表明していました. 数理モデルを利用することによって, ワクチン接種割合が 60% 未満であれば, 流行が持続するのを許してしまい, かつ感染年齢のみが上昇することを示したのです[2]. ワクチン接種を実施するなら, 相当に高い接種割合を達成して根絶を目指すべきで, 中途半端な接種割合によるワクチン接種は悪影響を及ぼすこともあることを明確に示したのでした. この研究成果に基づき, ワクチン接種割合を高める努力を行ったことにより, ギリシャを含むヨーロッパ諸国や南米の先天性風疹症候群の患者数は激減するに至りました[10].

　今でも数理モデルの基礎的構造を改善しようと多数の研究が行われているのが現状ですから, 残念ながら未だ数理モデルはすべての多様な現実的用途に対応できるまでには至っていません. しかし, 現実とモデルとの相違に注意して, 伝播の根幹をなす要素を十分に捉えた数理モデルを利用することによって, 上記の事例のように人命を救うことにも役立てられているのです.

さいごに

　ヒトの生活史に着目した単純な人口学的モデルによって, ワクチン接種割合の目標値を決定する手法やワクチン接種による平均感染年齢の上昇などについて議論しました. 議論をわかりやすくするために麻疹を例に取り上げましたが, 実は理論自体はすべてがインフルエンザなどにも共通するものです.

---

2)　ギリシャにおける 1990 年代前半の風疹ワクチン接種割合は 50% 未満でした.

144

参考文献

[1] R. M. Anderson, R. M. May, *Infectious Diseases of Humans: Dynamics and Control.* Oxford University Press, 1991.

[2] J. Wallinga, "Modelling the impact of vaccination strategies", *Netherlands Journal of Medicine* 2002; 60(7S): pp. 67-75.

[3] A. Kilic, S. Altinkaynak, V. Ertekin, T. Inandi, "The duration of maternal measles antibodies in children", *Journal of Tropical Paediatrics* 2003; 49(5): pp. 302-305.

[4] C. E. Johnson, M. L. Kumar, J. K. Whitwell, B. O. Staehle, L. P. Rome, C. Dinakar, W. Hurni, D. R. Nalin, "Antibody persistence after primary measles-mumps-rubella vaccine and response to a second dose given at four to six vs. eleven to thirteen years", *Pediatric Infectious Diseases Journal* 1996; 15(8): pp. 687-692.

[5] M. S. Lee, D. J. Nokes, "Predicting and comparing long-term measles antibody profiles of different immunization policies", *Bulletin of the World Health Organization* 2001; 79(7): pp. 615-624.

[6] 西浦博, 「ワクチン接種と集団免疫——新型インフルエンザの予防接種戦略」, 『科学』2009；79(11)：pp. 1234-1240.

[7] 稲葉寿編, 『感染症の数理モデル(増補版)』培風館, 2020.

[8] R. M. Anderson, R. M. May, "Directly transmitted infections diseases: control by vaccination", *Science.* 1982; 215(4536): pp. 1053-1060.

[9] R. M. Anderson, B. T. Grenfell, "Quantitative investigations of different vaccination policies for the control of congenital rubella syndrome (CRS) in the United Kingdom", *Journal of Hygiene* 1986; 96(2): pp. 305-333.

[10] A. Nardone, N. J. Gay, W. J. Edmunds, "Congenital rubella: down but not out", *Lancet* 2002; 360(9335): 804.

column ⑨

発病しにくいインフルエンザの検疫

　検疫という用語を耳にしたことがあるでしょうか．感染した可能性がある人に対して，本当に感染したか不確実である，あるいはまだ発病していないとき，通常の生活から一定期間だけ分離あるいは生活行動制限をするものです．

●検疫は有効か？

　検疫は 13 世紀の感染対策に由来します．海外から船が入港するときに感染症が容易に持ち込まれないよう，40 日間の停泊と乗員の健康状態監視をするものでした（イタリア語 quaranti giorni に由来）．日本では空港と海港に検疫所があり，感染症の侵入を防ぐ業務を行っています．現在で言う検疫は港に限られておらず，上述の定義通り，感染した可能性がある者の行動制限全般を指します．

●行動制限は何日間有効か？

　検疫期間は潜伏期間に基づいて考えることができます．潜伏期間とは感染から発病までに要する期間です．図 C9.1（次ページ）はインフルエンザの潜伏期間の確率密度 $f(t)$ で，感染後時刻 t における発病の頻度を表します．こういった情報を基に，観察された最長の潜伏期間を検疫期間にするのはどうでしょうか？

　実は最長の潜伏期間を用いない 2 つの理由があります．1 つは，行動制限が自由を奪うため，法的および倫理的観点から理論的に最適な検疫期間を提示する必要があるためです．もう 1 つは最大値の理論的問題です．潜伏期間の観察数が大きくなると，より長い潜伏期間を発見する確率が高くなります．これまでに知られる潜伏期間の観察数は限られており，最大値に限界があります．さらに理論的分布 $f(t)$ は潜伏期間 t が ∞

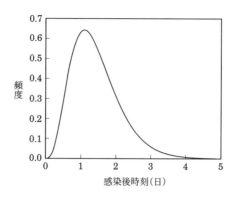

図 C9.1 インフルエンザ潜伏期間の確率密度. おおよそ平均 1.4 日, 分散 0.5 日^2 と考えられている.

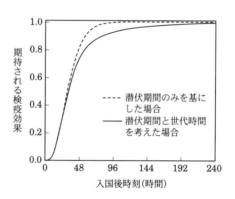

図 C9.2 潜伏期間および世代時間を基に推定される検疫の効果.

でも正なので, 累積分布 $F(t) = 1$ を与える t は有限ではありません.

そこで $F(t) = 0.95$ のように 1 に近い分位数を基に t を考えます. その t を検疫期間とし, さらに検疫期間のカウントを入国後時刻(飛行機内で感染した場合, 入国は感染時刻よりも後)にすれば, 検疫後に「少なくとも 95% 以上の確率で発症しない」ことを期待できるでしょう. 図 C9.2 の破線は $F(t)$ を用いて検疫効果を推定しており, 95% 点は 2.7 日間です.

●インフルエンザは発病しにくい

しかし，インフルエンザは感染しても発病しない場合が多く，それら
の者も2次感染者を生み出します．潜伏期間のみを基に検疫期間を決定
すると，それらの者を水際で逃がしてしまいます．発病しない感染者は
全感染者の約 $\alpha := 1/3$ にも上ります．

$F(t)$ だけでなく，2次感染の相対頻度である世代時間の累積分布 $G(t)$
も同時に考えます[1]．検疫期間 t による2次感染防止効果 $\varepsilon(t)$ を

$$\varepsilon(t) = 1 - \frac{r_1(t)}{r_0(t)}$$

として，検疫実施下とそうでない下の感染者侵入リスク（$r_1(t)$ および
$r_0(t)$）の相対的減少で表現します．検疫がないとすべての感染者が侵
入しますから，どんな t でも $r_0(t) = 1$ です．全感染者が発病する場合，
検疫下で発病者が侵入するリスクは $r_1(t) = 1 - F(t)$ ですから
$\varepsilon(t) = F(t)$ となり，上述のコンセプトに合致します．発病しない者も
加味するとき，$\varepsilon(t)$ を「検疫による2次感染者数の相対的減少」と捉える
と

$$r_1(t) = (1-\alpha)(1-F(t))(1-G(t)) + \alpha(1-G(t)) \tag{C9.1}$$

とすれば良いです．$\alpha(1-G(t))$ は発病しない者による2次感染能力の生
存度合で，$(1-\alpha)(1-F(t))(1-G(t))$ は発病する者の同指標です．発病
する者は検疫で症状が発見されるので $(1-F(t))$ だけリスクが小さいで
す．

図 C9.2 の実線は式(C9.1)を基に $\varepsilon(t)$ を考えたものです．「95％以上
の確率で2次感染者を生み出さない」検疫期間は4.7日間と推定されます
ので，整数に丸めた5日間が検疫期間と提案されます．実際には侵入時
の流行絶滅など他の要素も考慮しますが，単純な式だけで検疫期間が設
定できるのです．

参考文献

[1] H. Nishiura, N. Wilson, N. G. Baker, "Quarantine for pandemic influenza control at the borders of small island nations." *BMC Infectious Dis.* 2009: 9 (1): 27.

第11章

新型インフルエンザの
予防戦略(1)
ワクチン接種効果の推定

西浦 博
（京都大学大学院医学研究科）

合原一幸
（東京大学特別教授／同 国際高等研究所IRCN）

　専門家として生活していると，自身や家族のワクチン接種を検討する人から受ける最も頻度が高い質問は「ワクチンは効くのか？」というものです．副作用の心配や痛い思いをしたにも関わらず，ワクチンが効かないのならば，誰も接種したいと思わないでしょう．

　ただし，ここで注意すべきことは，上記の質問を書き換えると，それは「ワクチンを接種した**私は（あるいは私の知り合いは）**接種によって防がれていますか？」という利己的なものに過ぎないことです．ヒトからヒトへ伝播する感染症を伝染病と称しますが，伝染病の最も重要な特徴は「**ある1人の個体の感染リスクは，その者が帰属する集団の状態に依存する**」ということです[1]．これを**従属性現象**（dependent happening）と呼びます[2]．仮にあなたがワクチン接種によって中途半端に（確率的に）防がれているとしましょう．そのとき，あなたの周りにたくさんの感染者がいる場合，より感染者が少ない状況下と比較して感染リスクは高くなるのです．つまり，ワクチン接種の効果を考えるときは必ず**個体レベルの効果**（ワクチンを接種したあなたがどれくらいの確率で防がれているのか）と**集団レベルの効果**（ワクチン接種を実施したあなたとあなたの周囲が**集団として**どれくらい感染頻度が高くなりやすいか）を分けて考えなければなりません．第8章で死亡リスクが個人と集団で異なることを紹介しましたが，従属性現象は伝染病の感染リスクを議論する上で常に考慮しなければならない課題なのです[3]．

　従属性現象は，個体レベルと集団レベルのワクチン接種効果を推定する目的においても最重要の課題です．本章では，インフルエンザワクチンの接種効果を問われたときに，どのように回答すべきかを考えてみます．特に，本章は個体レベルでの効果のみについてまとめ，次章で集団レベルでの効果（および，関連する知見から得られる最適なワクチン接種戦略）を議論したいと思います．

ワクチン接種効果と因果推論

　まず，ワクチン接種効果の基礎をなす因果推論について考えましょう．因

果関係とは原因と結果の関係を意味します．疫学で言えば，ある疾病対策
（予防・治療など）や何らかの危険要因が結果（感染や発病，あるいは死亡）に
影響を与えるような関わりを持っているのか否か，に関する検討と言えま
す[1]．私たちはワクチン接種と感染という2者の因果関係を知りたいとしま
す．以下で紹介するように，因果関係を明らかにするための疫学的な検討は，
歴史的にワクチン接種の効果を推定するために初めて考案されたものです．

表 11.1　Greenwood と Yule（1915）による腸チフスの予防接種効果の分析[4].

ワクチン接種歴	未発病者数	発病者数
接種者	10322	56
未接種者	8664	272

　表 11.1 に歴史上で初のワクチン接種効果の検討内容を示します．Green-
wood と Yule[4]は 2×2 表を用いて腸チフスのワクチン接種者と未接種者の
間で，発病する確率がどれくらい異なるのかを検討しました．ワクチン接
種者の集団における発病確率は $p_v = 0.54\%$ で，未接種者の集団では $p_u = 3.04\%$ でした．これら発病リスクの比をとると，接種者の発病リスクは未接
種者の RR $= 0.18$ 倍となります．ワクチン接種の効果 VE（vaccine efficacy）
は発病リスクの相対的減少を用いて

$$\text{VE} = 1 - \text{RR} = 1 - \frac{p_v}{p_u} \tag{11.1}$$

ですから 82.2% と推定されます．独立性の検定を行うと有意水準 $p < 0.01$
によって，ワクチン接種と発病リスクとの間に何らかの関係（association）が
あることが示唆されます．

　以上の議論はすべての疾病の疫学において，現在でも頻用される因果推論
の根幹をなす基礎的概念です．ただし，感染症のリスクを扱う場合，式（11.
1）で2つの重要な想定が施されていることに注意する必要があります．1つ

---

1) 最もよく知られている因果関係の1つが喫煙と肺がんです．特に，喫煙者においては肺の
小細胞がんおよび扁平上皮がんの発病リスクを高めることが知られており，2者の間に因果関
係を認めます．

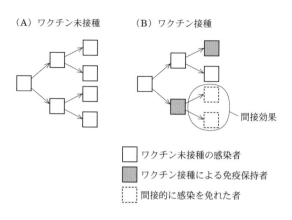

（A）ワクチン未接種　　　（B）ワクチン接種

□ ワクチン未接種の感染者

■ ワクチン接種による免疫保持者

⬚ 間接的に感染を免れた者

図 11.1　ワクチンの直接効果と間接効果. 各四角は個体を表し，基本再生産数 $R_0 = 2$ とする．ワクチン接種を実施しない集団（A）とワクチン接種下の集団（B）を比較している．ワクチン未接種者ばかりの集団 A では，流行初期に各感染源が 2 名の 2 次感染者を生み出し，幾何級数的な増加を生じる．一方，ワクチン接種者（灰色の個体）が 2 名いる集団 B では感染源 1 人あたり 1 名の 2 次感染者しか生み出さない．ワクチン接種者が感染しないだけでなく，（本来は感染させられるはずであった）点線の個体 2 名も感染を免れている．ワクチン接種者が接種によって感染を免れる効果を直接効果と呼び，点線の個体のようにほかのワクチン接種者の影響で感染を免れる効果を間接効果と呼ぶ.

は対象とする感染症（腸チフス）は定常状態にあり，感染頻度は時刻に依存しないことです．もう 1 つは，ある個体の観察はほかの個体の観察と独立であることです（従属性現象が当てはまらないことです）．

　伝染病のリスクを考える上では，後者の想定が妥当ではないことを本章の最初に紹介しました．図 11.1 に，ある伝染病（例：インフルエンザ）の感染樹[2] を示します．図 11.1（A）は，1 人の感染者あたりが 2 名の 2 次感染者を生み出し，流行初期に感染者数が幾何級数的に増加する模様を表しています．

　ここで，感染樹を構成する一部の者がワクチンを接種されていた場合を考えます（図 11.1（B））．2 人の個体が流行前にワクチン接種によって免疫を得ており，それらの者は感染しなかったとしましょう．このとき，ワクチン接

2）　各感染源が 2 次感染者を生み出して感染世代が移り変わっていく模様を表した図を感染樹（transmission tree）と呼びます.

種によって感染しなかった2名に加えて,「本来は感染させられるはずだった」ワクチン未接種者2名も(ワクチン接種者が感染を免れたことによって)間接的に感染を免れます.ワクチン接種によって接種者自身が感染を免れる効果を**直接効果**と呼び,接種者の感染防御の影響によって他の者も感染を免れる効果を**間接効果**と呼びます.伝染病では間接効果が必ず存在するために,表11.1から得られるリスク比に基づく単純な計算をするだけではワクチン接種の直接効果が高く見積もられてしまうのです[5].

従属性現象における因果推論

そこで,従属性現象の問題を一般化しましょう.ワクチン未接種者と接種者の反応変数を X_0, X_1 とします.興味の対象である反応は感染の有無という二値変数ですから,何らかの説明要因 i ($i = 0, 1$) の下で[3],感染した場合を $X_i = 1$ とし,感染しなかった場合を $X_i = 0$ と書きます.以下,ワクチン接種の因果関係 T を寄与危険度(attributable risk),すなわちワクチン未接種者と接種者の感染リスクの差で表現します.ワクチン接種による平均的な個体レベルの効果は,X_0 の期待値と X_1 の期待値の差で与えられますから,

$$T = E(X_0) - E(X_1) = E(X_0 - X_1) \tag{11.2}$$

と記述することができます.ただし,$E(X_0)$ は(自身あるいは観察対象の個体を含む)すべての者がワクチン未接種者である集団における平均的な感染リスクであり,$E(X_1)$ はすべての者がワクチン接種者である集団における平均的な感染リスクです.

実践的かつ倫理的な理由などから,**すべての個体が1つの疾病対策下にある**大規模な集団(例:人口の100% がワクチン接種者である集団)を観察することは実質的に不可能です.そこで,ある特定の集団において観察対象の個体が選択した対策(ワクチン接種するか否か)を Y とします($Y = 1$ および 0 はワクチン接種,未接種を表します).実際に観察できる寄与危険度 A は

---

3)　$i = 0$(ワクチン未接種),$i = 1$(ワクチン接種)とする.

$$A = E(X_0 \mid Y = 0) - E(X_1 \mid Y = 1) \tag{11.3}$$

のように，ワクチン接種歴に条件付けされた感染リスクの差です．すべての個体の感染リスクが独立であれば $T = A$ です．しかし，間接効果の影響によって

$$T \neq E(X_0 \mid Y = 0) - E(X_1 \mid Y = 1) = A \tag{11.4}$$

です．表 11.1 のような観察に基づいて推定される A では，ワクチン接種の効果を適切に表現することができず，また，従属性現象のために A はワクチン接種割合に大きく影響されるのです．よって，伝染病の観察において何らかの因果推論を検討するときは（ワクチン接種効果を推定するときは），単純なリスク比や寄与危険度の計算を用いることができません．このことは過去 20 年間の間に世界的に広く議論されてきました[6, 7, 8]．

　従属性現象を解決する最も単純なアプローチは，感染者に対する暴露（接触）に**条件付けされた直接的因果関係**（conditional direct causal effect）の推定が可能な観察データを利用することです．K を感染者に対する暴露を表す変数とし，$K = +$ を暴露のある場合，$K = -$ を暴露のない場合とします．ワクチン接種者および未接種者の感染リスクの期待値を「暴露を経験した者」からなる集団のみで検討する（暴露に条件付けする）とします．つまり，$E(X_1 \mid K = +)$ と $E(X_0 \mid K = +)$ を検討することとします．このとき，暴露に条件付けされた直接的因果関係 T_{cond} は

$$T_{cond} = E(X_0 \mid K = +) - E(X_1 \mid K = +) \tag{11.5}$$

で与えられます．ただし，式(11.3)で議論したように，（人口の一部しかワクチン接種をしていないのが現実ですから）式(11.5)を観察データにおける現実に対応して書き換える必要があります．ワクチン接種歴と暴露の両方に条件付けされた因果関係を定量化するために，暴露 K をワクチン接種歴 Y の関数 $K(\boldsymbol{Y})$ として書きましょう[4]．観察に対応する因果関係は

---

4)　観察対象の Y が複数いることを想定して，ベクトル $\boldsymbol{Y}$ を用います．ある個体の暴露は，すべての観察対象者のワクチン接種歴と接種効果によって決定されるので $K(\boldsymbol{Y})$ と書きます．また，$Y = i, K(\boldsymbol{Y}) = +$ は，接種歴ベクトルが $\boldsymbol{Y}$ の集団で，ワクチン接種 i の観察個体が暴露を経験した状態を意味します．

$$\mathrm{E}(X_0 \mid Y = 0, \ K(\boldsymbol{Y}) = +) - \mathrm{E}(X_1 \mid Y = 1, \ K(\boldsymbol{Y}) = +) \qquad (11.6)$$

で記述されます．ワクチン接種効果を推定するためのワクチン接種と感染リスクとの因果関係は，ワクチン接種歴および感染者に対する暴露にリスクを条件付けすることによって定量化されるのです[5, 6]．

また，条件付けされた間接的因果関係，IE_{cond}，つまりワクチン接種がもたらす間接効果も同様の条件付けをもって推定することが可能です：

$$\mathrm{IE}_{cond} = \mathrm{E}(X_0 \mid H(Y = 0 \mid +)) - \mathrm{E}(X_0 \mid H(Y = 1 \mid +)) \qquad (11.7)$$

ここで，$H(Y = 0 \mid +)$ と $H(Y = 1 \mid +)$ は，ワクチン未接種の感染者1人に対する暴露とワクチンを接種した感染者1人に対する暴露を表します．言い換えるならば，式(11.7)はワクチン接種をした感染者に見られる（ワクチン未接種の感染者と比べた）感染性の減弱を表します．

対応する観察データ：家庭内伝播

上記の理論に対応する典型的な観察データが家庭内伝播[5] です．家庭内の感染データは，**感染者に暴露を受けた**という条件付けに容易に対応できるだけでなく，家庭内の観察でしか明らかにできない感染メカニズムの定量化にも有用であるため，古くから感染症の理論疫学研究では家庭内伝播の数理的背景の研究に取り組んできました[9]．因果推論には，以下で定義される家庭内2次発病割合(SAR; secondary attack rate)[6] が有用です：

$$\mathrm{SAR} = \frac{\text{家庭内の発病者数}}{\text{家庭内で暴露された者の総数}} \qquad (11.8)$$

SAR は，1つの家庭内で同等に暴露された者（感染者と接触した者）のうち，発病した者の割合を意味します．

---

5)　家庭内で起こった感染の連鎖に関する現象を家庭内伝播と呼びます．

6)　SAR の R を意味する rate は誤称であることに注意．日本語訳にある通り，SAR は時刻に依存する率ではなく，割合として計算される．

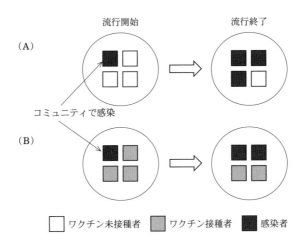

流行開始　　　　　流行終了

（A）

コミュニティで感染

（B）

□ ワクチン未接種者　■ ワクチン接種者　■ 感染者

図 11.2　家庭内伝播の観察記録. 各四角は個体を表し，円は家庭を表す（4 人家族を想定している）．ワクチン未接種下の家庭（A）の流行は，家族構成員 1 名がコミュニティ（家庭外）で感染し，それを家庭内に持ち込むところから開始する．流行終息までに感受性を有する（感染し得る）他の家族構成員 3 名のうち 2 名が感染したとする．ワクチン接種下の家庭（B）でも同様に家族構成員のうち 1 名が家庭外から感染を持ち込むが，流行開始前の時点で他の家族構成員 3 名のすべてがワクチン接種者とする．流行終息までにその 3 名のうち 1 名のみが感染したとする．（A）と（B）の比較によってワクチン接種による感受性の減弱効果が推定される．

　図 11.2 を例にして，家庭内伝播のデータを応用したワクチン接種の感受性の減弱効果（感染が成立する確率を減弱させる効果）の推定手法を示します．流行開始時点から家庭内での伝播が終了するまで（感染者が生み出されなくなるまで）4 人家族を比較検討します．（A）はワクチン未接種者ばかりの家族，（B）は最初に家庭外（コミュニティ）で感染する 1 人を除く 3 人のすべてが（あらかじめ）ワクチン接種者である家族です．どちらの家庭でも流行開始時に，4 人家族のうち 1 人が家庭外で感染して，その病気を家庭内に持ち込むことから感染の連鎖が始まります．（A）では初期感染者 1 人を除く 3 人のうち 2 人が感染してしまいました．（B）では，3 人のワクチン接種者のうち 1 人が感染してしまいました．（A）と（B）を式（11.1）にしたがって比較すると（2/3 と 1/3），ワクチン未接種家庭に対する接種家庭の感染リスクの比は 0.5

です．よって，ワクチン接種は50％の確率で，接種者が暴露したときに感染が成立する確率を減弱させた，と解釈されます．

　記述を一般化しましょう．家庭内で最初に感染を持ち込む者のワクチン接種歴を j（$=0,1$）とし，残りの者のワクチン接種歴を同様に i としたときの，家庭内2次発病割合を SAR_{ij} と書くことにします．感受性の減弱効果，すなわち暴露を受けたときに感染が成立する確率を減弱させる効果，VE_S，および感染性の減弱効果，すなわち式(11.7)のようにワクチン接種者の感染性が減弱される効果（2次感染者数が減らしめられる効果），VE_I は以下で与えられます．

$$VE_S = 1 - \frac{SAR_{10}}{SAR_{00}} \tag{11.9}$$

$$VE_I = 1 - \frac{SAR_{01}}{SAR_{00}} \tag{11.10}$$

VE_S と VE_I は独立なので，2者の併合効果は

$$VE_T = 1 - \frac{SAR_{11}}{SAR_{00}} = 1 - (1 - VE_S)(1 - VE_I) \tag{11.11}$$

と記述できます．これを利用した計算例は column ⑩をぜひご覧ください．

インフルエンザワクチンの接種効果

　以上，ワクチン接種効果の推定に関する基礎理論をご紹介しました．では，インフルエンザワクチン接種の効果とは一体どれくらいのものなのでしょうか．それを理解するためには，最後のステップとして「効果とは何ぞや」を知ることが必要となります．

　これを理解するために，図11.3（次ページ）にワクチン未接種者(A)とワクチン接種者(B)の感染史（感染暴露を受けてから回復あるいは死亡するまでの経過）を対比して示します．ある1人の個体は感染源に暴露を受けたときに一定の確率で感染が成立し，まずは他者に感染させる能力を有さない非感染性期間を経験します．その後，感染性期間に移行し，その間に2次感染者

158

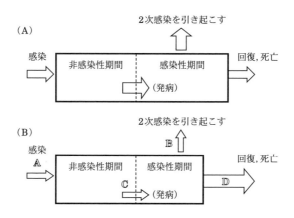

図 11.3 ワクチン接種の生物学的効果. (A)はワクチン未接種者の感
染史(感染から回復, 死亡までの経過)である. 感染後, 他者に感染させ
る能力のない非感染性期間を経て, 感染性期間に移行する. 感染性期
間の間に2次感染者を生み出し, 回復して感染性を消失するか死亡す
ることによって感染史を終える. また, 感染の経過中に症状を発病す
ることがある(まったく発病せずに経過することもある). (B)にワク
チン接種者の感染史を対比して示す. ワクチン接種者は, 感受性が減
弱されているために接触時に感染が成立する確率が(A)のワクチン未
接種者より低く(Ⓐ), 感染性が減弱されるために, 全感染性期間におい
て生み出す2次感染者数が(A)と比較して少なく(Ⓑ), 発病する確率
も低くなり(Ⓒ), 仮に感染性を獲得しようとも, (A)と比較して短い感
染性期間を過ごす(Ⓓ). Ⓐを感受性の減弱効果, Ⓑを感染性の減弱効
果, Ⓒを症状発現確率の減弱効果, Ⓓを感染性期間の短縮効果と呼ぶ.

を生み出します. 感染性期間は感染性の消失によって定義される「回復」あ
るいは死亡によって終わります. 感染者は感染の経過中に発病する者もいま
すし, 発病しないままに経過する者もいます[7].

　ワクチン接種者は, 以上の過程において部分的な免疫を保持していま
す. 図11.3 (B)内に矢印で示した4か所が主なワクチンの生物学的な作用
を表します. Ⓐは, 暴露を受けたときに感染が成立し難くなる効果を表し,
上述の VE_S に該当します. Ⓑは, ワクチン接種者が仮に発病しても2次感

---

7) 発病しないままに過ごす感染者を不顕性感染者と呼びます. インフルエンザでは全感染
者中の1/3以上が不顕性感染者であると考えられています.

染者数が少なく抑えられる効果で，上述の VE_I に該当します．ℂ は，ワクチン接種者が仮に感染しても発病する確率が抑えられる効果で，症状発現確率の減弱効果と呼びます．ⅅ は，ワクチン接種者が仮に感染性を獲得しようとも，その期間が短く抑えられる効果で，感染性期間の短縮効果と呼びます．感染性期間が短縮されるだけでなく，ⅅ の効果は「感染・発病しても死亡したり重症化したりする確率が減弱される」効果を含むことに注意しましょう．

以上のうち，ⅅ は比較的に観察頻度が低いものです．死亡確率の減弱は従属性現象の問題なしに推定できますが[10]，ことインフルエンザに関しては高齢者を対象に死亡確率の減弱が報告された程度で，人口全体に関する十分な見解は未だ得られていません[8][11, 12]．また，疾病を有する期間の短縮効果のようなものも推定されることが稀で，たまに研究成果が報告される程度です[13]．

しかし，𝔸 からℂ は，複数のインフルエンザワクチン接種の臨床試験に関するデータを分析することによって推定されてきました[14]．もちろん，これは新型インフルエンザのワクチン接種効果ではなく，従来の季節性インフルエンザのワクチン接種に基づく研究資料です[9]．表11.2 にメタデータの分析結果に基づくワクチン効果の推定値を示します．VE_P とは上記ℂ の症状発現確率の減弱効果を意味し，VE_{SP} とは VE_S と VE_P を併せた併合効果です．感染阻止効果と発病阻止効果が独立とすると，

表11.2 メタデータの分析によるインフルエンザの不活化ワクチンの効果（単位は%）[14]．

効果の種類	同種	異種
VE_S	40	30
VE_P	67	14
VE_{SP}	80	40
VE_I	40	20

8) これはインフルエンザの重症例が少ないことに一因がある．
9) 以下，新型インフルエンザのワクチン接種効果が季節性インフルエンザと大きく異ならないと仮定しましょう．

$$\text{VE}_{SP} = 1 - (1 - \text{VE}_S)(1 - \text{VE}_P)$$

によって併合効果が推定されます．冒頭で紹介した「ワクチンは効くのか」という質問をされる方に「あなたの言う効果とは何ですか」と確認すると，往々にして VE_{SP} のことを意図されていることが多いです．

表 11.2 では，同種と異種のワクチン接種の効果を比較していますが，同種（homologous）とは，流行中のウイルスとワクチン株の抗原性[10] が近い場合を指し，異種（heterologous）とは抗原性が遠い場合を指します．抗原性の近さは中和抗体と呼ばれる血液中の抗体などとウイルス表面にある抗原との間で得られる反応の強さによって決定されます．同種ワクチンによる接種効果の推定値の解釈は次のようになります．「ワクチン接種者は，暴露時の感染確率が未接種者と比較して 40% だけ減らされ，感染時の発病確率が未接種者と比較して 67% だけ減らされ，それらの併合効果は 80% である．また，ワクチン接種者は感染しようとも，2 次感染者数がワクチン未接種者と比較して 40% だけ減らされる．」

2009 年に流行した新型インフルエンザ（H1N1）は進化速度が他と比較して遅いことが判明しており，2009 年 11 月までに得られた知見では，流行中のウイルスの抗原性が流行初期と比較して大きく異ならないことが専門家内で議論されてきました．つまり，流行初期の感染者から分離したウイルスを基に作成したワクチンを接種した者の免疫は，表 11.2 の「同種」に該当する可能性が高いことになります．ただし，今後ウイルスが素早く進化を遂げて，これまでに得られた免疫を回避するようになった場合，ワクチン接種の効果は概ね「異種」に該当する程度と考えることが妥当となります．

以上の議論から導かれる結論は以下のようにまとめられます．

- 集団免疫（従属性現象）があるために，ワクチン接種の効果は個体レベルと集団レベルで異なる．
- 個体レベルのワクチン接種効果を推定するためには，感染者に対する暴露に条件付けされた因果関係を検討することが望ましい．

---

10)　抗原性とは，抗体が結合することができる抗原の性質のこと．流行を引き起こしているウイルスとワクチン株のウイルスが類似の免疫を誘導するか否かを決定する性質である．

- 条件付けされた因果関係に対応する典型的なデータは家庭内伝播の観察記録である.
- ワクチン接種の効果は,
  - （Ａ）　感受性の減弱効果,
  - （Ｂ）　感染性の減弱効果,
  - （Ｃ）　症状発現確率の減弱効果,
  - （Ｄ）　感染性期間の短縮効果

  などに分類される.
- 日常よく耳にする「ワクチンは効くのか」という問いに該当するのはＡとＣを併せた効果である. ただし, それは個体レベルの効果であることに注意を要する(本当の発病確率は集団レベルの感染リスクに左右されるため, 一様でない).

さいごに

　本章では, 個体レベルのワクチン接種効果の基礎的な考え方について議論しました. 伝染病の観察データを分析する際には必ず従属性現象を考慮することが欠かせず, その従属性があるために集団免疫を代表とする間接効果が生まれることを紹介しました. 従属性現象の問題を解決しつつ個体レベルのワクチン接種効果を推定するためには, 感染者への暴露に条件付けした感染リスクを定量化することが望ましく, それに対応する典型的な観察データは家庭内伝播の観察記録であることを示しました[15]. また, 家庭内伝播の観察データを基にした推定により, 感受性の減弱や感染性の減弱などワクチン接種によるさまざまな生物学的効果を分離して推定できることを紹介しました. これらを考慮することにより, 表11.2を基に私たちはインフルエンザワクチンの効果を説明できることになるのです. ただし, これらは暴露に条件付けされた個体レベルの効果であって, 読者諸氏が帰属する集団での感染リスクを反映したものでないことに注意することが必要です. 帰属する集団のワクチン接種割合が低ければ, 何度も暴露を経験する可能性もあるでしょ

う.

参考文献

[1] M. E. Halloran, C. J. Struchiner, "Study designs for dependent happenings", *Epidemiology* 1991; 2(5): pp. 331-338.

[2] R. Ross, *The prevention of malaria*, 2nd edition, J. Murray, 1911.

[3] 西浦博, 「感染症数理モデルのデータサイエンス」, 稲葉寿編, 『感染症の数理モデル(増補版)』培風館, 2020, pp. 62-112.

[4] M. Greenwood, U. G. Yule, "The statistics of anti-typhoid and anti-cholera inoculations, and the interpretation of such statistics in general", *Proceedings of the Royal Society of Medicine* 1915; 8(2): pp. 113-194.

[5] H. Nishiura, M. Kakehashi, H. Inaba, "Two critical issues in quantitative modeling of communicable diseases: Inference of unobservables and dependent happening", G. Chowell et al. (Eds), *Mathematical and Statistical Estimation Approaches in Epidemiology*, Springer, 2009, pp. 53-87.

[6] M. E. Halloran, C. J. Struchiner, "Causal inference in infectious diseases", *Epidemiology* 1995; 6: pp. 142-151.

[7] J. S. Koopman, I. M. Longini, J. A. Jacquez, C. P. Simon, D. G. Ostrow, W. R. Martin, D. M. Woodcock, "Assessing risk factors for transmission of infection", *American Journal of Epidemiology* 1991; 133: pp. 1199-1209.

[8] J. S. Koopman, I. M. Longini, "The ecological effects of individual exposures and nonlinear disease dynamics in populations", *American Journal of Public Health* 1994; 84: pp. 836-842.

[9] 西浦博, 「感染症の家庭内伝播の確率モデル：人工的な実験環境」, 『統計数理』2009; 57(1): pp. 139-158.

[10] H. Nishiura, M. Schwehm, M. Eichner, "Still protected against smallpox? Estimation of the duration of vaccine-induced immunity against smallpox", *Epidemiology* 2006; 17(5): pp. 576-581.

[11] 西浦博, 「ワクチン接種と集団免疫 —— 新型インフルエンザの予防接種戦略」, 『科学』2009; 79(11): pp. 1234-1240.

[12] T. Jefferson, D. Rivetti, A. Rivetti, M. Rudin, C. Di Pietrantonj, V. Demicheli, "Efficacy and effectiveness of influenza vaccines in elderly people: a systematic review", *Lancet* 2005; 366(9492): pp. 1165-1174.

[13] K. Satou, H. Nishiura, "Evidence of the partial effects of inactivated Japanese encephalitis vaccination: analysis of previous outbreaks in Japan from 1953 to 1960", Annals of Epidemiology 2007; 17(4): pp. 271-277.

〔14〕 N. E. Basta, M. E. Halloran, L. Matrajt, I. M. Longini, "Estimating influenza vaccine efficacy from challenge and community-based study data", *American Journal of Epidemiology* 2008; 168(12): pp. 1343–1352.

〔15〕 M. E. Halloran, I. M. Longini, C. J. Struchiner, *Design and Analysis of Vaccine Studies* (Statistics for Biology and Health). Springer, 2010.

column ⑩
家庭内で推定できるワクチンの効果

　接種費用の一部が公費で負担される日本とは異なり，タイのインフル
エンザワクチン接種は100％が自己負担です．2003年末までは，人口の
約1％のみが毎年ワクチン接種をしてきました．

●ワクチンの生物学的作用
　新型インフルエンザに対する国産ワクチンの使用を決断するために，
ある日，タイ保健省の専門家から有効性の考え方について相談を受けま
した．相談以前に，ワクチン接種が重症化頻度に影響を与えないと信じ
るに足る研究結果が得られたため，相談者は「有効でない」と説明しまし
た．
　筆者は単純な解釈が不満でした．ワクチン接種の有効性は，その生物
学的作用を十分に理解した上で検討すべきです．日本でも「接種したけ
ど効かなかった」という話はよく聞かれますが，「効果」は厳密に定義さ
れるべきです．
　図C10.1（次ページ）はワクチンの作用を3つに分類したものです．1
つめの効果として，ワクチン接種者が感染者に接触したときに感染が成
立し難くなる効果が挙げられます（感受性の減弱）．また，仮に感染した
場合でも，その者が次の感染を起こすことを防ぐことが期待されます（感
染性の減弱）．さらに，感染時の重症化や死亡の確率が減弱されます．図
内の3つに加え，仮に感染しても発病する確率が減弱される効果も重要
です．効果は理論的に厳密に定義できるのです．

●どうやって推定するのか
　ワクチンの効果は，ワクチン接種者と非接種者を比較することにより，
上述で分類したリスク（＝確率）の相対的な減少によって定量化されます．

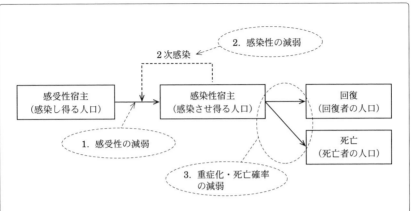

図 C10.1　ワクチンの生物学的作用の模式図．4 つの区画はインフル
エンザ伝播に関する状態人口を表し，点線の楕円 1～3 は異なるワクチ
ンの作用を表す．

　ただし，ヒトからヒトへ伝播する感染症では，一個体のリスクの観察は
他の個体の観察と独立ではありません．仮にワクチンのすべての効果が
十分なとき，ワクチン接種率が高い地域では低い地域よりも集団全体の
感染リスクが低くなり[1]，集団の観察のみに基づいて個体レベルのリスク
を推定することが困難なのです．

　集団レベルでのウイルスの伝播メカニズムはきわめて複雑なため，ワ
クチンの効果推定には家庭内における伝播の観察データを頻繁に用いま
す．特に，以下で定義される家庭内 2 次発病割合（SAR）が有用です[1]．

$$\text{SAR} = \frac{\text{家庭内の発病者数}}{\text{家庭内で接触した者の総数}}$$

SAR は，1 つの家庭内で同等に接触を経験した者のうち，発病した者の
割合を意味します．感染しやすくて発病させる能力が高い感染症ほど
SAR が大きくなります．

1）　ある集団において，周囲の者がワクチン接種をしていて感染から防がれている
ために，仮に自身がワクチン未接種者であっても間接的に感染から免れるような防
御現象を集団免疫と呼ぶ．

ここでワクチン接種者と未接種者の比較のために，タイの事例において SAR をワクチンの接種歴によって層別化[2]して考えましょう．家庭内へ最初に侵入した感染者がワクチン未接種のとき，その他のワクチン未接種者およびワクチン接種者の家庭内2次発病割合は

$$\mathrm{SAR}_{00} = 0.80, \qquad \mathrm{SAR}_{10} = 0.10$$

だったとします．一方，家庭内の最初の感染者がワクチン接種者のとき，ワクチン未接種者およびワクチン接種者の SAR は

$$\mathrm{SAR}_{01} = 0.50, \qquad \mathrm{SAR}_{11} = 0.065$$

だったとします．SAR_{ab} の b は家庭内で最初の感染者のワクチン接種歴で，a はその他の者のワクチン接種歴です（それぞれワクチン接種者なら1，ワクチン未接種者なら0）．効果は以下のように推定されます：

$$\mathrm{VE}_S = 1 - \frac{\mathrm{SAR}_{10}}{\mathrm{SAR}_{00}} = 0.88,$$

$$\mathrm{VE}_I = 1 - \frac{\mathrm{SAR}_{01}}{\mathrm{SAR}_{00}} = 0.38$$

$\mathrm{VE}_S, \mathrm{VE}_I$ はそれぞれ感受性の減弱効果，感染性の減弱効果です．VE_T を感受性および感染性の両方を合わせた効果とすると

$$\mathrm{VE}_T = 1 - \frac{\mathrm{SAR}_{11}}{\mathrm{SAR}_{00}} = 0.92$$

で与えられます．ちなみに VE_T は

$$\mathrm{VE}_T = 1 - (1-\mathrm{VE}_S)(1-\mathrm{VE}_I)$$

を満たします．

これらを解釈すると，ワクチン接種者は未接種者よりも88%だけ感受性が低くなり，仮に感染してもワクチン未接種の感染者よりも38%だけ感染性が減弱され，その2つを併せると92%の併合効果が期待される，となります．感染のリスクは，集団内の個体が影響を与え合うために複雑ですが，家庭内の観察を利用すれば解決できるのです[1]．以上は VE_S

2) 母集団を層に分けること．

と VE$_I$ のみ議論しましたが，同様の理屈で発病確率や重症化・死亡リスクの減弱を定量できます．

参考文献

[1] H. Nishiura, et al. Two critical issues in quantitative modeling of communicable diseases: Inference of unobservables and dependent happening. In: *Mathematical and Statistical Estimation Approaches in Epidemiology* (G. Chowell, et al (Eds)) 2009; Springer, pp. 53-87.

第12章

新型インフルエンザの
予防戦略（2）
望ましいワクチン接種のあり方

西浦 博
（京都大学大学院医学研究科）

合原一幸
（東京大学特別教授／同 国際高等研究所 IRCN）

本章では，これまでの知識を基にして，ワクチン接種が集団レベルの流行に及ぼす影響について解説します．

前章のワクチン接種効果の議論では，個体レベルでの効果（感染者に対する暴露に条件付けされたワクチン接種の効果）を議論しました．疫学では個体レベルの効果を集団のそれと厳密に区別するために，**効能**（efficacy）という用語を用いることがあります．一方で，それぞれの個体がワクチン接種を受けたときの集団レベルの影響は，**効果**（effectiveness）と呼ばれます．ヒトからヒトへ伝播する感染症の流行は，前章で議論した従属性現象の影響のために（1 人の個体の感染リスクが他の個体に依存するために），多くの事例において効能と効果の関係が線形ではありません（2 つの間で推定値が一致しないどころか，2 者の間に非線形の関係が存在します）．ある特定の効能が与えられたとき，それが集団レベルでの効果や感染動態にどのような働きを及ぼすのかを明らかにするためには非線形モデルを解くことが必要で，その分析は感染症流行の数理モデルの最も興味深い部分であり，醍醐味でもあります[1]．あるいは，非線形モデルは集団レベルにおける効果のデータを基に個体レベルの効能を推定することにも繋がるでしょう．

本章では 4 つの実践的な課題を扱います．数学に関心のある読者の皆さんに臨場感を味わっていただきたいと思いますので，皆さんが以下の課題に緊急で対応する必要に迫られた場合を想像してみてください．

新型インフルエンザの流行がはじまり，その感染リスクや死亡リスクが大雑把に定量化されたとします．ワクチン接種に関する政策決定をする担当者からあなたが受ける最初の質問は「**どれくらいワクチンを生産すべきか**」というものです．2009 年春に新型インフルエンザの流行が開始したときには，まさに季節性インフルエンザのワクチンを製造中でした．また，1 年間で製造できるワクチンの絶対数には限りがあります．残っているワクチン製造資源をどのくらい新型インフルエンザウイルスと季節性インフルエンザウイルスに割り当てるべきか，という課題は非線形の流行動態を検討しない限り，明らかにはできないものです．

次に，新型インフルエンザワクチンの製造が完了する前に，あなたが「**ワクチン接種は 1 回接種が良いか？　2 回接種が良いか？**」という質問を受け

たときのことを考えてください．これは必ずしも臨床医学的な質問ではなく，人口全体で被害規模を最小に留めるための方策に関する質問です．それぞれの接種回数による効能について，何らかの理論的想定が与えられたときの人口レベルの効果が課題となります．

　3つめの課題は**ワクチン接種対象者の優先順位**の決定です．妊婦や基礎疾患（糖尿病や喘息など新型インフルエンザが重症化しやすい疾患）を持つ方など，対象者を詳細に選定することは相当な困難を伴いますが，少なくとも未成年と成人のどちらの接種を優先すべきかという点において，人口レベルの効果を基にした重要な示唆を与えることは可能でしょう．

　4つめは，**流行途中に開始されるワクチン接種の効果**です．流行がピークを迎える直前やピークを過ぎ去った後にワクチン接種を開始する場合，それによってどのような効果がもたらされるでしょうか？

　以上の4つの課題を通じて利用するパラメータを表12.1に示します．すべての想定値が決して厳密に現実に即するわけではありません．個々の課題の検討時点までに出版・報告された数値を基に，大雑把であろうともできるだけ現状を反映した数値を目指したものが表12.1の想定値です．筆者らの研究[2]を基に，1次感染者（感染源）の集団を2次感染者の集団に変換する次世代行列 K は以下で与えられるものとします：

表 12.1　数値解析において想定した新型インフルエンザ（H1N1）流行の疫学パラメータ.

パラメータ	解釈	ベースライン値
N	日本の総人口	12762 万人
N_1	未成年人口	2490 万人
N_2	成人人口	10272 万人
R	再生産数	1.217
α_s	ワクチン接種による感受性の減弱効果	40%
α_i	ワクチン接種による感染性の減弱効果	40%
g	致命割合（全感染者中の死亡者数の割合）	0.001%〜0.01%

$$K = \begin{pmatrix} R_{11} & R_{12} \\ R_{21} & R_{22} \end{pmatrix} = \begin{pmatrix} 1.15 & 0.25 \\ 0.21 & 0.45 \end{pmatrix}. \tag{12.1}$$

ここで (i, j) 要素 R_{ij} は，（すべての個体が感受性を有する人口において）個体群 j の 1 人の感染者が生み出した個体群 i における 2 次感染者数の平均値を意味します．上記行列において，$i = 1$, $j = 1$ は未成年（20 歳未満）の感受性宿主，感染性宿主を表すインデックス，それらが 2 であれば成人の宿主を意味するものとします．新型インフルエンザの伝播頻度は年齢によって大きく異なるので，年齢別の異質性を捉えるために K を利用するのです．表12.1 にある再生産数は，次世代行列 K の最大固有値として与えられます．ワクチン接種による感受性の減弱効果（感染者と接触時に感染が成立する確率が減少する効果），および感染性の減弱効果（仮に接種者が感染しても 2 次感染者数が減少する効果）は，前章で議論した効能のうち，不活化ワクチンに利用されたウイルスと流行中のウイルスが同質であった場合を事例に取りあげて考えます[3]．全感染者を母数に取ったときの致命割合は本稿を執筆した 2010 年時点では精密には明らかではありませんでした．発病者数を母数にとると人口全体で 0.02〜0.05％ 程度と報告されています[4,5]．血清疫学調査において，全感染者中で報告に至った発病者はおよそ 1/10 と推定されますから[6]，本章の想定における全感染者中の致命割合は 0.001〜0.01％ とします．致命割合は基礎疾患を有する者の頻度の関係で，年齢とともに上昇する傾向がありますから，未成年と成人を分けた議論をする場合は，未成年の致命割合を 0.001％，成人のそれを 0.01％ と仮定します．

ワクチン製造資源の配分

1 年間で製造可能なワクチン総数には上限があり，それは 5000 万人分程度（あるいはそれより若干多い）と言われています[1]．どれだけのワクチン製造資源を新型インフルエンザに配分すれば良いのか，という課題は，たとえば

---

1) さまざまな理由で製造限界の数値が時刻とともに変動するのですが，本稿では仮に年間で 5000 万人分で一定だとします．

「どのようなワクチン製造資源の配分をすれば，インフルエンザの総死亡者数を最少に抑制できるのか」という理論疫学的問題として置き換えられます[7]．

　ここで，季節性インフルエンザおよび新型インフルエンザの2つの異なるウイルスによって感受性宿主の奪い合いが起こる様子を考えます[2]．この課題では年齢別の伝播の異質性は無視できるものとし，感受性宿主 $S(t)$ は感染力 $\lambda_s(t)$ および $\lambda_p(t)$ の率で季節性および新型インフルエンザに罹患するものとします．ここで，添字 s, p はそれぞれ季節性(seasonal)，新型(pandemic)インフルエンザウイルスを表します．それぞれの感染性宿主 $I_s(t)$ および $I_p(t)$ は，平均世代時間 $1/\gamma = 2.6$ 日の後に感染性を失い，回復するものとします．また，流行期間がヒトの出生や死亡と比較して十分に短いため，背景にある人口動態を無視できるとしましょう．このとき，感受性人口と感染性宿主の接触によるインフルエンザ流行の時間発展は以下の微分方程式系で記述できます：

$$\begin{cases} \dfrac{dS(t)}{dt} = -(\lambda_s(t)+\lambda_p(t))S(t), \\[2mm] \dfrac{dI_s(t)}{dt} = \lambda_s(t)S(t) - \gamma I_s(t), \\[2mm] \dfrac{dI_p(t)}{dt} = \lambda_p(t)S(t) - \gamma I_p(t). \end{cases} \qquad (12.2)$$

　ある時刻 t における感染力 $\lambda_k(t)$ $(k = s, p)$ は，当該時刻の感染性宿主数によって特徴付けられ，

$$\lambda_k(t) = \gamma R_k((1-q_k)+(1-\alpha_s)(1-\alpha_i)q_k)\frac{I_k(t)}{N} \qquad (12.3)$$

と表現されます．ここで N は総人口であり，q_k は人口あたりで流行株 k を利用したワクチンの接種割合です．重要な想定として，季節性あるいは新型インフルエンザのいずれかから回復した個体は，1つの同じ流行シーズンのうちに再感染せず，また，2つのウイルスの混合感染も起こらないものとしていることに注意しましょう．通常，1つのウイルス亜型の感染を経験した

2）　感受性宿主の奪い合いを代表例として，疫学的に互いに影響を与え合う現象を疫学的干渉(epidemiological interference)と呼びます．

集団は，休養や隔離などによって一時的に著しく感染機会が減少するため，同時期に発生した別の亜型による流行がその集団で拡大することは極端に少ないですし，1つの亜型に感染後，数か月程度は他の亜型に対する交叉免疫も保持すると考えられているためです[8].

　図 12.1（A）（次ページ）は 5000 万人分のワクチンの新型インフルエンザに対する配分比率 $q_p/(q_s+q_p)$ の関数として，上述の微分方程式系の数値解として得られる季節性インフルエンザおよび新型インフルエンザの感染者数を解析したものです．季節性インフルエンザの再生産数を $R_s = 1.1$，全感染者中の致命割合は季節性インフルエンザと新型インフルエンザでともに 0.001% と想定したときの結果を示します．新型インフルエンザへの配分比率が増すに従って新型インフルエンザの感染者数が単調に減少しますが，その配分比率が高すぎると季節性インフルエンザの感染者数が増大します．図 12.1（B）は，その結果として得られる（両方の）インフルエンザに起因する全死亡者数です．新型インフルエンザに対するワクチン製造の配分比率が 67.6% であるときに総死亡者数が最少となります．想像に難くないですが，季節性インフルエンザの再生産数が新型のそれと同じであれば，最適な配分比率は 50% となります．

　2009 年の場合，7月の時点で約 4000 万人分の季節性インフルエンザワクチンが製造された後，ほとんどの製造資源を新型インフルエンザワクチンに費やすことによって 2500 万人分を年内に確保することが決断されました．製造可能な新型インフルエンザのワクチン総数には上限の制約がありますが，新型インフルエンザの再生産数が季節性のそれと同等あるいは季節性よりも大きいのならば，年内に残る製造資源のすべてを新型インフルエンザに費やすことで総死亡者数が最少に抑えられますから，製造資源を新型に切り替えた判断が適切であったことを確認する参考資料として役立てられるのです．

1回接種か2回接種か？

　ワクチンの接種回数について考えましょう．インフルエンザワクチンの接

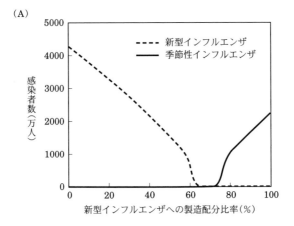

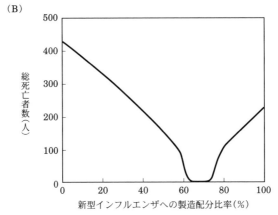

図12.1　ワクチン製造資源配分の最適化.　新型インフルエンザワクチンへの製造資源配分比率の関数としてみた，新型インフルエンザ，および季節性インフルエンザの感染者数（A）と，総死亡者数（B）. 季節性インフルエンザの再生産数を1.1，致命割合は新型インフルエンザと同程度と想定し，1年間に製造可能なワクチンの総数を5000万人分とした場合の例を示す. 最適な新型インフルエンザへの資源配分は（B）の死亡者数が最少となる67.6％である. 最適配分値は再生産数と致命割合の変動および季節性インフルエンザと新型インフルエンザの干渉度合いによって変動する.

種は，従来 2 回接種を基本に計画されてきました．これは，1 回目の接種後およそ 3 週〜4 週間くらいで 2 回目の接種を行い，確実に接種者が免疫を得られるように意図されてきたものです．しかし，新型インフルエンザのワクチン接種が開始された直後に，1 回接種だけでも 2 回接種と大差ないくらいの免疫が得られる可能性が高いことが，血清学的調査を基に指摘されました [9]．もし 1 回接種だけで良いのならば，2 回接種でカバーできる数の 2 倍の人口に提供することが可能になります．しかし，1 回接種にすることによって少しでも効能が低下するならば，2 回接種の方針を維持するか，あるいは 1 回接種で 2 倍の接種対象者に接種するかの判断は，1 回接種と 2 回接種それぞれの効能を基に得られる結果（集団レベルの効果）を比較することによって検討することが望ましいこととなります [10, 11]．

　ここで，表 12.1 にある感受性および感染性の減弱が 2 回接種による効能を意味するものであって，1 回接種における疫学的な効能は未だ不明であるとします．それぞれの効能が 1 回接種によって f 倍 $(f \leq 1)$ に低下するとしましょう．ここでは，簡単のために K のような伝播の年齢構造を無視し，その代わりにワクチン接種下における伝播をワクチン接種者と未接種者の間での次世代行列を考察することによって検討します．2 回接種によって人口中の $100p\%$ $(p \leq 0.5)$ が接種されるとしましょう．2 回接種下の次世代行列 K_2 は

$$K_2 = R\begin{pmatrix} (1-p) & (1-p)(1-\alpha_i) \\ p(1-\alpha_s) & p(1-\alpha_s)(1-\alpha_i) \end{pmatrix} \tag{12.4}$$

で与えられます．行列の $(1,1)$ 要素はワクチン未接種者間の伝播，$(2,2)$ 要素はワクチン接種者間の伝播を表します．一方，1 回接種下では 2 回接種の 2 倍 $(2p)$ の人口に接種できますが，各ワクチン接種効果が f 倍低くなります．したがって，この場合の次世代行列 K_1 は

$$K_1 = R\begin{pmatrix} (1-2p) & (1-2p)(1-f\alpha_i) \\ 2p(1-f\alpha_s) & 2p(1-f\alpha_s)(1-f\alpha_i) \end{pmatrix} \tag{12.5}$$

で記述されます．ワクチン接種下の再生産数 R_v はこれらの行列の最大固有値であり，2 回接種だと

$$R_v = R(1-p+p(1-\alpha_s)(1-\alpha_i)), \tag{12.6}$$

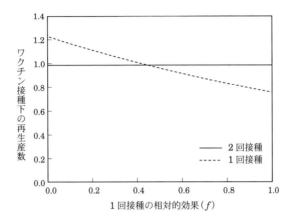

図 12.2　ワクチン接種回数とワクチン接種下の再生産数の関係. 横軸は 1 回接種によって得られる（2 回接種に対する）相対的な接種効果 f を意味し，縦軸はそれぞれの接種条件下における再生産数である．2 回接種のワクチン接種効果は表 12.1 の通り．ワクチン接種割合は 2 回接種だと 30%，1 回接種だと 60% と想定した．

1 回接種だと

$$R_v = R(1 - 2p + 2p(1 - f\alpha_s)(1 - f\alpha_i)) \tag{12.7}$$

となります．

　図 12.2 は，ワクチン接種割合 $p = 0.3$ で 2 回接種を実施したときの再生産数と，1 回接種によって同じ総量のワクチンを人口の $2p$ に接種したときの再生産数について，1 回接種時の相対的効果 f を横軸にとって比較検討したものです．f が 0.44 以上であれば 1 回接種のほうが 2 回接種よりも再生産数が小さく抑えられます．つまり，1 回接種によるワクチン効能の相対的効果が 44% 以上であるのならば[3]，2 回接種をして石橋を叩くよりも，1 回接種を実施することによって 2 倍の接種対象者にワクチンを接種したほうが，流行規模が小さく抑えられるのです[12]．実際の政策判断では，このほかに時間に対するワクチンの生産状況や年齢別の接種回数の考え方の違い，接種の優先度と接種回数の関係など種々の要素がありますから，より複雑な基準と議論が必要となります．いずれにしても，接種回数による効能の違いの問題を再

---

3)　この研究を実施した時点では，血清学的反応が 1 回接種と 2 回接種で大きく異ならないことが論文として報告されており，$f > 0.5$ が暗に明らかでした．

生産数あるいは人口レベルの効果として理解するには，以上のような数理的手法による客観的議論が不可欠なのです．

年齢別のワクチン接種優先度

次に，年齢別のワクチン接種における優先度の高い接種対象について考えます．日本では基礎疾患（糖尿病，慢性腎不全など）を有する者に対して優先的にワクチン接種を実施しました[4]．糖尿病や慢性腎不全は高齢者に多いですから，基礎疾患を有する者に接種するケースの多くは（間接的に）成人に接種することを意味します．他方で，インフルエンザの伝播は成人間で盛んではなく，主に未成年者を中心に流行が拡大することが指摘されてきました[13]．未成年者と成人の2集団で成る単純化した理論的人口において，どちらの接種を優先すべきかを考えましょう．

この課題を扱う上では，冒頭に紹介した次世代行列(12.1)が役立ちます．行列(12.1)は未成年と成人の2つの集団内と集団間の伝播を区別していますが，上述の通りワクチン接種下の次世代行列は各集団をさらにワクチン接種者と未接種者に分けて考えますので，結果として4×4行列を考えることになります．すなわち，ワクチン接種下の次世代行列 K_v は，

$$K_v = \begin{pmatrix} 1.15 & 1.15A & 0.25 & 0.25A \\ 1.15B & 1.15AB & 0.25B & 0.25AB \\ 0.21 & 0.21A & 0.45 & 0.45A \\ 0.21B & 0.21AB & 0.45B & 0.45AB \end{pmatrix} \tag{12.8}$$

のようにワクチン接種者が感染源となる列に $A = (1-\alpha_i)$ を，ワクチン接種者が感受性宿主となる行に $B = (1-\alpha_s)$ を乗じることでモデル化されます．次世代行列の要素 R_{ij} が与えられたときの，タイプ i の個体群の最終流行規模 z_i は，以下で与えられます[14]：

4）　ここでは理論的な考え方の基礎を紹介する目的の下，医療従事者や妊婦などを省いて単純化した理論的人口において年齢別の異質性のみを考えます．

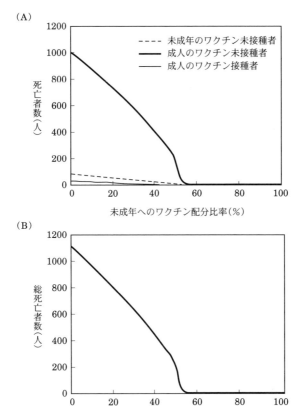

図 12.3　ワクチンの優先的接種対象の検討．（A）ワクチン接種歴および未成年・成人の別でみた死亡者数．横軸は全ワクチンの未成年への配分比率．ワクチン接種歴のある未成年の死亡者は絶対数が少ないので省略している．（B）ワクチンの未成年への配分比率の関数としてみた総死亡者数．いずれにおいても，全人口の 10% を接種できる状況を想定し，未成年の致命割合は 0.001%，成人の致命割合は 0.01% とした．

$$1 - z_i = \exp\left(-\sum_j R_{ij} z_j\right). \tag{12.9}$$

　式 (12.9) の R_{ij} を (12.8) の右辺で置き換えて，それを数値的に解くことにより，年齢群別・ワクチン接種歴別の最終感染者割合が得られるのです．

　図 12.3 (A) は，全人口の 10% に対してワクチン接種が可能なときに，ワ

クチン接種の未成年への配分比率の関数として未成年および成人のワクチン接種者・未接種者の死亡者数を計算したものです．成人は基礎疾患を有する高齢者を含むので，致命割合は未成年の場合(0.001%)の10倍としました．図12.3(B)は，(A)の合計として総死亡者数を計算したものです．ここで，総死亡者数はオペレーションズ・リサーチの最適化問題などにおける目的関数に対応する指標です．図12.3(A)で明らかなように，死亡者の多くが成人のワクチン未接種者において認められます．また，それは成人の死亡者数であるにも関わらず，未成年へのワクチン配分比率が上昇することによって極端に減少します．これは2009年のH1N1型インフルエンザが流行する30年以上も前から知られていたことなのですが[13]，ワクチンは個人レベルの死亡リスクが高い高齢者などを優先的に接種するのでなく，2次感染を起こす頻度の高い未成年を優先して接種したほうが，合理的に集団免疫が形成されるために総死亡者数がより少なく抑えられるのです[15]．日本は過去にインフルエンザワクチンの集団接種を中止した歴史を持つのですが，この問題に関する理論的理解が必ずしも十分でないままに新型インフルエンザの流行に突入しました[16]．今後のためにも，数理モデルの有用性を主張する材料として十分に検討すべき課題だと思われます．

流行途中にはじまるワクチン接種

　日本においては，これまでに集団免疫の恩恵を十分に考慮せずにインフルエンザワクチンの効能の詳細が説明される傾向がありましたし，現に予防接種法でもインフルエンザワクチンの効果は重症化確率や死亡確率の減弱ばかりが強調されており，発病リスクの減弱は「十分な効果が得られない」とだけしか記述されてきませんでした．こういった背景もあったためか，2009年の新型インフルエンザにおいても流行のピークを迎えるまでの政策決定に関わる議論は混沌としていました．このような環境下では，未成年に接種すれば2次感染が効果的に防がれることが理論的に明らかであろうとも，限られた量のワクチンを死亡リスクの高い高齢者に回さずに，小児を優先接種して

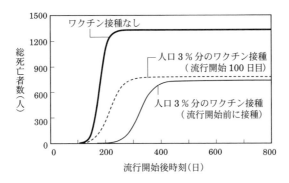

図 12.4　流行途中のワクチン接種. 太線はワクチン接種が実施されな
い下でのベースライン．流行を通じて 1327 人が死亡する．流行前に全
人口の 3% を対象にワクチン接種が実施されると（細い実線），流行開
始後にピークを迎えるまでの時間に遅れを生じ，総死亡者数は 732 人
に抑えられる．流行開始後 100 日が経過してから同様に全人口の 3%
が同時期に（瞬間的に）ワクチンを接種されるとした場合（破線），流行
ピークを迎えるまでの遅れ効果が小さくなり，総死亡者数は 774 人と
なる．ワクチン接種の開始時刻がさらに遅れると，流行ピークの遅れ，
および最終的な死亡者数の減少の両方について顕著な影響が認められ
なくなる.

集団免疫の形成を目指す，というような冒険がなかなか難しかったかも知れ
ません．現に，上述の議論は，流行前にワクチン接種が行われることを想定
した上での理論的見解である一方で，現実にはリアルタイムに流行がピーク
に近づいた頃やピークを過ぎ去った後にワクチン接種がはじまることが多い
のです.

　図 12.4 は，微分方程式系 (12.2) において季節性インフルエンザが存在しな
い下で，シナリオ別に新型インフルエンザの総死亡者数の時間発展を解析し
たものです．次世代行列を利用して未成年と成人のそれぞれについて系 (12.
2) を計算しました．ワクチン接種を実施しない場合，（モデル想定の下では）
流行を通じて 1327 人が死亡するという結果になります．一方，流行前に全
人口の 3% だけがワクチン接種され，未成年に優先してすべてのワクチンが
配分されたとすると，総死亡者数は 732 人まで抑えられるものと期待されま
す．総死亡者数だけでなく，流行ピークを迎えるまでの時間は 100 日以上遅

くなりました．しかし，同様に人口の3%がワクチン接種を受けるシナリオにおいて，たとえば流行開始後100日が経過するまでワクチン接種ができない（ワクチンがまだ製造されていない）ような場合の方が現実に即した状況の解析でしょう．流行開始後100日目に，同じ数だけ未成年の感受性宿主がワクチン接種を受けた場合，流行ピークを迎えるまでの遅れ効果は極端に小さくなり，総死亡者数は774人となりました．流行開始後100日目ならば，それでもまだワクチン接種によって総死亡者数が少なく抑えられましたが，ワクチン接種の開始時刻がこれ以上に遅くなると流行ピークの遅れ効果が小さくなるだけでなく，最終的な死亡者数さえもワクチン接種を実施しないときとほとんど変わらない程度に効果が抑制されてしまいます．

つまり，流行のピークが過ぎ去ってからのワクチン接種は同じ流行期間における「総死亡者数（あるいは総感染者数）を減少させる」という目的に関して，流行前に実施されるワクチン接種と比べて非常に限局的な影響しか与えないのです．ただし，現実的には緊急時のワクチン接種は社会保障の意味合いや，国家が安心を保障する意味も持つでしょうから，流行時にリアルタイムで実施されるワクチン接種の政策は，総死亡者数のみを根拠に安易に判断できるものではないことに注意しましょう．また，1つの流行が過ぎ去った後にウイルスが抗原性を変化させて再流行を引き起こす可能性がありますので，流行が下火になったからと言ってもワクチン接種がまったくの無駄に終わるわけではないことにも注意が必要です．

以上の議論から導かれる結論は以下のようにまとめられます．

- ワクチン製造資源の配分は，2つのウイルスの間で疫学的干渉（感受性宿主の奪い合い）が起こる想定の下で，再生産数と致命割合の推定値を基に，総死亡者数を最少に抑える配分比率を求めることによって最適化が可能である．
- ワクチンの1回接種と2回接種による人口レベルの効果の違いは，それぞれのワクチン接種割合と効能の違いを次世代行列に反映することによって解析的な議論が可能である．
- 新型インフルエンザの流行は未成年を中心に拡大するため，未成年の

ワクチン接種によって成人の死亡者数さえも少なく抑えられる．少なくとも理論的には2次感染を引き起こしやすい未成年が最優先の接種対象である．

- ワクチン接種を流行途中に実施する場合，流行ピークを迎えるまでの時間の遅れ効果や総死亡者数の減少効果が，流行前のワクチン接種と比べて顕著に減少することに注意する必要がある．

参考文献

[1] H. Nishiura, M. Kakehashi, H. Inaba, "Two critical issues in quantitative modeling of communicable diseases: Inference of unobservables and dependent happening". In: G. Chowell et al. (Eds). *Mathematical and Statistical Estimation Approaches in Epidemiology*. Springer, 2009, pp. 53-87.

[2] H. Nishiura, G. Chowell, M. Safan, C. Castillo-Chavez, "Pros and cons of estimating the reproduction number from early epidemic growth rate of influenza A (H1N1) 2009.", *Theoretical Biology and Medical Modelling* 2010; 7(1): 1.

[3] N. E. Basta, M. E. Halloran, L. Matrajt, I. M. Longini, "Estimating influenza vaccine efficacy from challenge and community-based study data", *American Journal of Epidemiology* 2008; 168(12): pp. 1343-1352.

[4] A. M. Presanis, et al., "The severity of pandemic H1N1 influenza in the United States, from April to July 2009: a Bayesian analysis", *PLoS Medicine* 2009; 6(12): e1000207.

[5] L. J. Donaldson, P. D. Rutter, B. M. Ellis, F. E. Greaves, O. T. Mytton, R. G. Pebody, I. E. Yardley, "Mortality from pandemic A/H1N1 2009 influenza in England: public health surveillance study", *BMJ* 2009; 339: b5213.

[6] E. Miller, K. Hoschler, P. Hardelid, E. Stanford, N. Andrews, M. Zambon, "Incidence of 2009 pandemic influenza A H1N1 infection in England: a cross-sectional serological study", *Lancet* 2010; 375(9720): pp. 1100-1108.

[7] 西浦博，合原一幸，「感染症流行の数理モデルによるインフルエンザワクチン製造の資源配分の最適化」，『生産研究』2009；61(4)：pp. 797-803.

[8] N. M. Ferguson, A. P. Galvani, R. M. Bush, "Ecological and immunological determinants of influenza evolution", *Nature* 2003; 422(6930): pp. 428-433.

[9] E. Plennevaux, E. Sheldon, M. Blatter, M. K. Reeves-Hoche, M. Denis, "Immune response after a single vaccination against 2009 influenza A H1N1 in USA: a preliminary report of two randomised controlled phase 2 trials", *Lancet* 2010; 375 (9708): pp. 41-48.

[10] S. Riley, J. T. Wu, G. M. Leung, "Optimizing the dose of pre-pandemic influenza vaccines to reduce the infection attack rate", *PLoS Medicine* 2007; 4(6): e218.

[11] J. Wood, J. McCaw, N. Becker, T. Nolan, C. R. MacIntyre, "Optimal dosing and dynamic distribution of vaccines in an influenza pandemic", *American Journal of Epidemiology* 2009; 169(12): pp. 1517-1524.

[12] H. Nishiura, K. Iwata, "A simple mathematical approach to deciding the dosage of vaccine against pandemic H1N1 influenza", *Eurosurveillance* 2009; 14(45): pii＝19396.

[13] I. M. Longini, E. Ackerman, L. R. Elveback, "An optimization model for influenza A epidemics", *Mathematical Biosciences* 1978; 38: pp. 141-157.

[14] F. Ball, D. Clancy, "The final size and severity of a generalised stochastic multitype epidemic model", *Advances in Applied Probability* 1993; 25(4): pp. 721-736.

[15] 西浦博, 「ワクチン接種と集団免疫 —— 新型インフルエンザの予防接種戦略」, 『科学』2009；79(11)：pp. 1234-1240.

[16] 瀬名秀明著, 鈴木康夫監修, 『インフルエンザ 21 世紀』文藝春秋, 2009.

column ⑪

患者が増えすぎて報告できません

　感染症の報道では，「全数把握」や「定点あたり患者数」など，いろいろな疫学データの種類に関して言及されます．世界各地で実施されている定点あたりの報告とは，人口あたりの患者数や病院数を考慮しつつ無作為に選ばれた特定の医療機関だけが患者数を報告し，それに基づいて全患者数の把握を試みるシステムです．本 column ではインフルエンザの理想的な報告制度に関する一側面に着目します．

●データの精密度

　理論疫学を専門に研究していると，観察されるデータと理論との相違に悩まされます．現実がモデルと異なるのは当然なのですが，近似的でも構わないから一般的な疫学動態を捉える頑健でシンプルなモデルを提供したいと感じるのが研究者の常です．そのためには，観察データは可能な限り精密で豊富な情報を有するものであって欲しいものです．

　しかし，現実は理論家の希望から程遠いものです．H1N1 型インフルエンザの流行状況の把握において，報告データが何かと粗雑なことに悩まされてきました．往々にしてルーチンに報告されるデータでは全感染者数を捉えきれないことはもちろん，報告の遅れも伴います．

●報告間隔の決定問題

　流行当初は各国で毎日の発病者数が報告されました．しかし，患者数が次第に増えて，ある日を境に突然に週別で感染者数が報告されるようになりました．1 日に数万人が発病するような状態で毎日の報告をしているとデータを処理しきれず，国や地方の業務に支障をきたすからです．

　このような状況の下，タイのインフルエンザ対応プロジェクトのメンバーから「どれくらいの報告間隔が良いのか？」という相談を受けました．

政府機関で働く相談者は対策に追われて疲弊しており,「何かうまい知識を出してくれ」という,叫びにも近いような質問だったのです.こんなときに「データは可能な限り精密に出すのが理想だ.数理モデルは連続時間なのだから理想的なデータも連続時間だ」と返答しているようでは他者の役には立てません.

筆者は報告間隔を考えるために,密度推定が重要であることを説明しました.密度推定は観察データを平滑化する技術で,流行データを基に平滑化バンド幅を指定することによって報告間隔(流行曲線をヒストグラムで描くための間隔)を決定しようというものです.ただし,感染症の流行データは1つの報告間隔の中に複数の感染世代を含むため,平滑化により背景にある詳細な伝播動態の情報を無視することになってしまいます.

●目的指向の報告間隔決定

そこで,理想的な報告間隔 Δt の決定方法を以下のように考えました[1].感染症の流行初期には感染者は内的増殖率 r_0(第3章参照)に従って指数関数的に増殖していますので,報告間隔が雑であろうとも観察データを基に r_0 は近似的に推定可能です(次ページ図 C11.1).ある1人の感染者が新たな土地に侵入したとき,その者が流行初期に基本再生産数 R_0 人の2次感染者を生み出すとします.1つの報告間隔 Δt の中には,$\exp(r_0 \Delta t)$ 人の感染者が含まれます.このとき,Δt の中に含まれる感染者数がちょうど R_0 人であれば報告間隔毎に感染世代を分離できますから

$$\exp(r_0 \Delta t) = R_0 \tag{C11.1}$$

を満たす Δt が理想的な報告間隔と言えます.式(C11.1)を Δt について解くと,$\ln(R_0)/r_0$ です.

基本再生産数と内的増殖率の間には,以下の関係があることが知られています[2]:

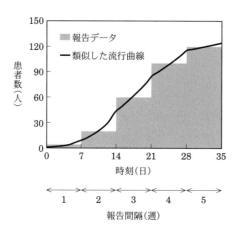

図 C11.1　週報データと流行曲線.

$$R_0 = \frac{1}{M(-r_0)}.$$

$M(-r_0)$ は内的増殖率が与えられたときの世代時間のモーメント母関数と呼ばれるものです．世代時間とは，1人の感染者の感染時刻から，その者が生み出した2次感染者の感染時刻までの間隔を言うものでした．インフルエンザの場合の平均世代時間 μ は約3日間です．例えば，世代時間が平均 μ 日で指数分布に従う場合は

$$\frac{1}{M(-r_0)} = 1 + r_0\mu$$

によって基本再生産数の推定値が与えられます．

　モーメント母関数 $M(-r_0)$ は解析的に解くことが難しいので，その対数であるキュムラント母関数 $K(-r_0)$ を利用して展開することが便利です：

$$K(-r_0) \approx -r_0\kappa_1 + \frac{1}{2}r_0^2\kappa_2.$$

ここで κ_1, κ_2 は世代時間の平均 μ と分散 σ^2 です．式（C11.1）の条件を満たす Δt は $\mu - \sigma^2 r_0/2$ に近似されます．μ が $\sigma^2 r_0/2$ よりも十分に大きい場合，言い換えれば，世代時間の分散と平均の比が $2/r_0$ よりも十分に小さい場

188

合（それはほとんどの感染症で成り立ちます），理想的な報告間隔 Δt は平均世代時間 μ にほかなりません．インフルエンザの場合は3日間です．

　この理論的見解を基に，インフルエンザの報告間隔を3日間とする提案をして，一部の地域で採用していただきました．このとき，各報告間隔における感染者数の比を取るだけで，当該期間の再生産数を近似的に推定することが可能です．再生産数の推定を著しく単純化できたのです．

参考文献

[1] H. Nishiura, et al., "The ideal reporting interval for an epidemic to objectively interpret the epidemiological time course.", *J. R. Soc. Interface* 2010; 7(43): pp. 297-307.

[2] J. Wallinga & M. Lipsitch, "How generation intervals shape the relationship between growth rates and reproductive numbers", *Proc. R. Soc. Lond. B* 2007; 274: pp. 599-604.

第13章

あなたと私の予防接種の駆け引き

西浦 博
（京都大学大学院医学研究科）

本章では予防接種の社会的な駆け引きに関して考えます．特に，個人と社会との間の駆け引き，および国と国との間の駆け引きに焦点を当てます．読者の皆さんは日常会話で「◯◯ワクチンを接種すべきか（させるべきか）」という話をしたことがあると思います．ご自身の毎年のインフルエンザワクチン接種もそうですし，お子さんの予防接種においても頻繁に議論されることです．その際，「ワクチンは効くのか」ということと「副反応は頻繁で恐いのか」という2点を無意識のうちに天秤にかけて議論することが多いと思います．その際，皆さんは個人として接種するか否かを判断する決断を迫られます．一方，個人でなく政治家の方にとっては，接種の判断は国民全体でどうすべきかという公衆衛生的な判断かも知れません．これらの点をモデル化してみましょう．

基本的な予防接種率の理論

本題に入る前に，きわめて基本的な予防接種率の理論を2つの式を通じて説明します．すべての者（個体）が感受性を有する[1]集団において，1人の感染者が生み出す2次感染者数の平均値を**基本再生産数**と呼び，これを R_0 と書きます．インフルエンザの R_0 は約1.5，麻疹（はしか）だと15，風疹では6，のように，おもに感染症の種類によって感染性が異なります．ワクチン接種率[2]を p とし，各人（各個体）のワクチン接種による防御効果（2次感染リスクの相対的減少）を ε とします．このとき，ワクチン接種が集団で実施されることによって，接触者のすべてが感受性を持っている状況から $100(1-\varepsilon p)$％ の接触者しか感受性を持っていない状態に変わるので，ワクチン接種下の再生産数は

$$R_v = (1-\varepsilon p)R_0$$

となります．$R_v < 1$ となれば，この集団では1人の感染者あたり1人未満の

---

1) 感受性とは感染し得る性質のこと．
2) 率だと単位あたりの数のように解釈されてしまいますが，本来，この数値の計算は割で表すので予防接種割合のように書くほうが厳密に正しい記述です．

2次感染者しか生み出さないので，感染者数が次第に減衰して大規模流行を防ぐことができます．この不等式をpについて解くと

$$p > p_c = \frac{1}{\varepsilon}\left(1 - \frac{1}{R_0}\right) \tag{13.1}$$

を得ます．この条件を達成すれば流行を予防接種のみで制御することができます．p_cは最低限の接種目標とすべき閾値として解釈可能であり**臨界接種率**と呼ばれます．

　感染症が人（個体）から人（個体）へ直接伝播するとき，感染リスクはその人の属する集団全体の免疫状態に依存します．集団に属する他者の免疫によって間接的に感染を免れる現象を**集団免疫**と呼びます[1]．感染症疫学が面白い理由の1つは，集団免疫があるために集団の100%が接種を受けなくても式(13.1)を達成することで感染症を集団単位で制御できることです．

　冒頭の，インフルエンザワクチンを接種すべきか否かという課題について，公衆衛生政策を展開する厚生労働大臣の立場から考えましょう．市民のためを考えると，大臣は全死亡者数を最少に留めたいと考えるでしょう．つまり，任意のワクチン接種率pが与えられたときに，副作用によって死亡するリスクと感染して死亡するリスク$z(p)$の推定値を計算し，その和を最少に留めるような政策を展開するでしょう．

$$f(p) = pq + z(p). \tag{13.2}$$

ここでqはワクチン接種時に死亡に至る副作用が起こる確率です．閉鎖人口[3]における大規模流行の死亡リスク$z(p)$はR_0とpおよび感染時の死亡確率（致死率）で記述可能であり，上記の通り$p > p_c$であればゼロ，そうでなければpの低下とともに爆発的に増大します[2]．一方，副作用のリスクはpの線形な関数です．図13.1（次ページ）にその数値解の一例を提示します．ワクチン接種率が臨界接種率よりも低いと自然感染によって死亡する者の数が爆発的に増加しますが，$f(p)$はp_c付近で最小値をとります．それ以上，余分にpを高く設定すると，今度は副作用による無駄な死亡が線形に増えてしまいます．式(13.2)からわかることは，全死亡者数を最少化するための最

---

3)　閉鎖人口とは人口の移入や移出がまったくない隔絶された人口のこと．外との行き来がない離島をイメージしてください．

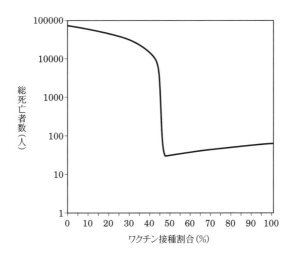

図 13.1　インフルエンザワクチン接種率の最適化. 縦軸に 1 つの流行
を通じた総死亡者数の予測値, 横軸にワクチン接種率を示す. 総死亡
者数は感染による死亡者と副反応による死亡者の和で与えられる. 基
本再生産数 $R_0 = 1.5$ とし, ワクチン接種による副反応での死亡頻度は
1000 万人中 5 人とした. インフルエンザワクチンの有効性の詳細は文
献[2]を参照していただきたい.

適なワクチン接種率は, 臨界接種率くらいに目標設定すれば良くて, それ以
上の接種率, 特に国民の 100% に接種を約束するような政策は理論的には支
持されない, ということです.

　しかし「式(13.2)が最適値を取る」は政策立案者の勝手な視点に基づくも
のであって, 集団の利益しか見ていません. 日頃のワクチン接種で「打つか
打たないか」を決めているのは個人であって, その判断は主に私欲に基づく
自分勝手な判断です. 集団と個の利益の鬩ぎ合いは一理論だけで解決できな
いギャップであり, 長い間, 同問題には回答が寄せられていませんでした.

予防接種とゲーム理論

　このギャップはゲーム理論で記述することにより解決します[3]. 集団内

の個の判断をワクチンを接種する者とそうでない者の2者の戦略に分けて考えられるものとし，接種戦略側をとる確率をPとし，同人口では新生児が接種率pで接種を受けるものとします．数学的簡便性のため，これ以降のすべての議論においてワクチン効果は$\varepsilon = 1$（100％）としましょう．未接種者は感染リスクπ_pで感染します（式(13.2)右辺の$z(p)$に相当します）．ワクチン接種を選択した者のペイオフ（利得）を$-r_v$と書き，未接種者のそれを$-r_u\pi_p$とします．ペイオフは接種者では副作用，未接種者では自然感染のコストを表します．このとき，ワクチン接種を戦略とする確率Pの集団におけるペイオフの期待値は以下で与えられます．

$$E(P, p) = -r_vP - r_u\pi_p(1-P). \tag{13.3}$$

式(13.2)と式(13.3)の違いはペイオフの概念を利用しており，それが消費者視点であることです．子どものワクチン接種を両親が判断する場合，両親はマスコミや専門家の情報を基に知覚されるリスクを根拠に判断を下すでしょう．知覚リスクは実際の罹病のリスクとは異なることが多いです．その場合，上記のr_vやr_uはそれぞれワクチン接種と感染による病気に対する知覚リスクとなり，$E(P, p)$は知覚されたペイオフと解釈されます．ここで，ペイオフを決める関数が定数であればゲームに変化はありませんので，式(13.3)右辺を相対的ペイオフ$r = r_v/r_u$を利用して以下のように簡略化しても本問題は同じままですので，以後これを使います．

$$E(P, p) = -rP - \pi_p(1-P). \tag{13.4}$$

さて，ワクチン接種について，どの戦略が選択されやすいのか，判断根拠の構造を考えることにします．もし人口のほとんどが接種戦略Pを選択すると，ほかのすべての戦略QのペイオフはPを選択する者よりも低下し，Pはナッシュの均衡[4]と呼ばれることになります．他方，ほとんどの人が接種をしない戦略Qを選択すると，Pを選択した者がより大きなペイオフを得ますので，$P \neq Q$の範囲内においてPは収束的に安定[5]と言われます．もしPが

4)　ナッシュ均衡とは，ゲーム理論における解である．各プレーヤーの戦略が所与の場合に，いずれのプレーヤーも戦略を変えることによって，これ以上に高い利得を得ることができない均衡状態に至った戦略の組み合わせである．
5)　ある状態がゲームの結果，到達可能な場合に，それを収束安定と呼ぶ．

ナッシュ均衡であり，皆が P 戦略をとるならば，誰も戦略を変える必要はなくなります．もし P が収束安定であれば，現時点で最も頻繁に選択されている戦略が何であるかに関わらず，個々の人は P に近い戦略を開始し，最終的に P を採用します．現実世界のヒト集団における選択のゲームは収束的に安定したナッシュ均衡に至ると考えられています[3]．

ここでワクチンを接種する人々の中で，割合 θ の者が戦略 P でワクチン接種をし，残りの者が戦略 Q で接種をするという仮想的状況を考えます．人口全体のワクチン接種率は以下で与えられます．

$$p = \theta P + (1-\theta)Q. \tag{13.5}$$

戦略 P を取る者のペイオフは

$$E_P(P, Q, \theta) = E(P, \theta P + (1-\theta)Q), \tag{13.6}$$

同様に戦略 Q のペイオフは

$$E_Q(P, Q, \theta) = E(Q, \theta P + (1-\theta)Q) \tag{13.7}$$

です．このとき，P を採用することで得られる利得獲得は上記の差で与えられます．

$$\Delta E = E_P - E_Q = [\pi_{\theta P+(1-\theta)Q} - r](P-Q), \tag{13.8}$$

この ΔE は Q から P へ鞍替えする個人が得る動機付け（インセンティブ）となります．どのような相対的ペイオフ r でも，ΔE が正かつ $Q \neq P^*$，$0 \leqq \theta \leqq 1$ の条件の下で，固有の戦略 $P = P^*$ が存在します．θ が 1 にきわめて近いとき，Q を採用する者の割合が小さくなりますが，それは P^* がナッシュ均衡であることを示唆します．P も Q もナッシュ均衡に等しくなく，Q よりも P のほうが P^* に近いとき，$\Delta E > 0$ の下で P^* は収束的に安定なナッシュ均衡と解釈されます．ワクチン接種の話では収束安定のナッシュ均衡が簡単に見つかります．ワクチン接種がきわめてリスクが高いと判断されているとき（$r \geqq \pi_0$），決してワクチン接種をしない $P^* = 0$ の方向へ皆の選択は収束するでしょう．同様に，もし $r < \pi_0$ なら，ゼロでない割合の者が接種を選ぶでしょう（$0 < P^* < 1$）．

感染リスク π_p を非線形の流行モデルの解を利用して計算すると，式(13.8)にさまざまな変化が現れて面白いのですが，まずは収束安定のナッシュ平衡の見つけ方だけ，簡単に述べましょう．ワクチン接種が接種率 p で実施

されている人口において，ワクチン効果が完璧ならば，上述の通り $R_v = (1-p)R_0$ です．流行がエンデミック[6]で平衡状態に達しているとき，人口内で感受性を持つ者の割合は

$$s^* = \frac{1}{R_v} = \frac{1}{R_0(1-p)}$$

で与えられることが知られています．言い換えるならば，人口内の割合 $(1-s^*)$ の者は，生涯に1度は感染するので，π_p は以下で記述されます．

$$\pi_p = 1 - \frac{1}{R_0(1-p)}. \tag{13.9}$$

$r < \pi_0$ となる条件は，上記より $R_0(1-r) > 1$ です．収束安定のナッシュ均衡における P^* は $r = \pi_{P^*}$ を解くことにより

$$P^* = 1 - \frac{1}{R_0(1-r)} \tag{13.10}$$

で与えられます．

　図13.2（次ページ）にナッシュ均衡の予防接種率 p^* と相対的ペイオフ r との関係を示します．インフルエンザの事例では図13.1と見比べてもわかることですが，相対的ペイオフが0より大きければ，常にナッシュ均衡の予防接種率は臨界予防接種率よりも低いです（$p^* < p_c$）．これは，**個々が自己の利益だけを根拠にワクチン接種を決断するとき，予防対象の感染症はワクチンだけでは決して制御できない**ことを示唆します．接種による流行制御のためには強力な政治的誘導が必要です．これまでの日本では，予防接種に関連した事故や訴訟が続き，国が勧奨した接種に伴う健康被害や救済措置[7]のたびに厚生労働省が批判され，積極的な接種政策をとることができませんでした．しかし，副反応で世論が盛り上がることを理由に，積極的勧奨から国が手を引いてしまうと，予防接種による流行制御がまったく期待できません．接種の勧奨をあきらめることは流行の制御をあきらめることを暗示する理論的見解が存在することを覚えておきましょう．

6）　エンデミックとは，常在的な感染の発生のことで，同じ程度の感染頻度が続いている状態．
7）　健康被害とはワクチン接種に伴う副反応を疑う接種後の身体の異常の報告で，救済措置とはそういった異常に対する国の補償のことを指す．

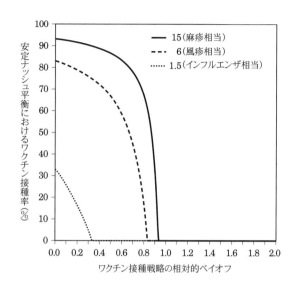

図13.2　ナッシュ均衡の予防接種率と相対的ペイオフとの関係. ワクチン接種戦略を選択した者におけるペイオフの未接種戦略者に対する相対的値を横軸に示す. 相対的ペイオフが0より大きければ, 常にナッシュ均衡の予防接種率は臨界予防接種率よりも低い.

国際的な予防接種のゲーム

　さて, 193ページの式(13.4)を利用して国際的な予防接種のゲームを考えましょう[4]. 日本と周辺国の感染症制御を想像しつつ考えましょう. ある国 i が予防接種の戦略を選択する必要性に迫られたとき, 周辺国との行き来が激しいと流行リスクは周辺国にも左右されます. 周辺国の予防接種率が低く, 周辺国で感染が蔓延しており, かつ, 予防接種の恩恵がきわめて大きいならば, 国 i は接種率を高めるべきです. 一方, もし周辺国の予防接種率が高いためにほぼ流行していなければ, 国 i は予防接種に怠惰であっても流行を逃れられるかも知れません. このような状況下で接種なしに流行を逃れることは free ride(タダ乗り)と呼ばれます.

　この議論のために, 感受性を持つ者が単位時間あたりに感染する率を表す感染力 λ を考えます. 導出を省きますが, 新生児の接種率 p の人口では, 出

生時平均余命[8]を単位時間とする λ は以下で与えられます.

$$\lambda = R_0 \alpha (p_c - p) \tag{13.11}$$

ここで α は国際的な流行拡大の程度を表します（$0 \leqq \alpha \leqq 1$；以下で役割を明らかにします）. $p < p_c$ のとき, 1つの閉鎖集団（人口 n）におけるペイオフは

$$E(p) = -r_v p n - r_u R_0 \alpha (p_c - p)(1-p) n \tag{13.12}$$

で与えられます. 一方, $p \geqq p_c$ では以下を得ます.

$$E(p) = -r_v p n. \tag{13.13}$$

$p_c > p > 0$ で, 式(13.12)の微分から最大値を求めると

$$p_{opt} = 1 - \frac{r_u \alpha + r_v}{2 r_u R_0 \alpha} \tag{13.14}$$

を得ます. $p_{opt} < p_c$ は $r_u \alpha < r_v$ と必要十分です. この閉鎖人口において根絶を果たすには $r_v \leqq r_u \alpha$ が十分条件であり, 最適接種率は p_c となります. しかし, (13.12)と(13.13)が直接には比較できないため, 必要条件ではありません. より厳密には

$$-r_v p_c \geqq -\int_0^\infty [r_v p_{opt} + r_u R_0 \alpha (p_c - p_{opt})(1-p_{opt})] e^{-kt}\, dt \tag{13.15}$$

が十分条件です（k はワクチンの割引率を表す[9]）. 右辺を積分して左右変更すると

$$\frac{r_v p_{opt} + r_u R_0 \alpha (p_c - p_{opt})(1-p_{opt})}{k} \geqq r_v p_c \tag{13.16}$$

を得ます. 式(13.16)は, 根絶の便益が少なくとも根絶の費用よりも大きければ根絶は最適であることを意味します. これを解くと, $r_v > 0$ のとき, $p^* > p_{opt}$ で $p^* = p_c$ である必要十分条件は, $r_u \alpha \geqq r_v$, あるいは $r_u \alpha < r_v$ かつ

$$\frac{1}{\left(1 - \frac{1}{R_0}\right)} \left[1 - \frac{(r_u \alpha + r_v)^2}{4 r_u r_v R_0 \alpha} \right] \geqq k \tag{13.17}$$

---

8)　ヒトが生まれてから死亡するまでの平均時間を出生時平均余命と呼ぶ. 日本語では平均寿命とも呼ばれる. これを単位時間にするということは, 例えば平均寿命が80年ならば80年あたりの率を考えるということを指す. モデルを平均寿命で正規化するということ.

9)　医療経済評価において, 特定の疾病対策の費用と効果を一定の割引率で割り引くことが一般的である.

198

となります.

　上記議論が成り立つのは隔絶された閉鎖人口のみです.国際的駆け引きを考えるには,国家 i 単位でペイオフを考える必要があります.国際的流動が $0 < \alpha < 1$ の範囲で,他国 j の接種率が臨界値未満 $(p_j < p_c)$ のとき,国 i のペイオフを以下で記述します.

$$E_i(p_i) = -r_v p_i n - r_u R_0 \left[\alpha(p_c - p_i) + (1-\alpha) \sum_{j \neq i} \frac{1-p_j}{N-1} \right] (1-p_i) n.$$

$$(13.18)$$

ここで N は感染症が流行している国の総数です.α が小さければ小さいほど海外からの移入のリスクが高いです.国家間の移動が $\alpha = 1$(閉鎖人口)あるいは $0 < \alpha < 1$ かつ $p_j \geqq p_c$ かつ $p_i < p_c$ では

$$E_i(p_i) = -r_v p_i n - r_u R_0 \alpha(p_c - p_i)(1-p_i) n \qquad (13.19)$$

を得ます.$\alpha = 1$ かつ $p_i \geqq p_c$,あるいは $0 < \alpha < 1$ かつ $p_j \geqq p_c$ かつ $p_i \geqq p_c$ では

$$E_i(p_i) = -r_v p_i n \qquad (13.20)$$

です.式(13.18)に対する対称的ナッシュ均衡[10]は

$$p_+ = 1 - \frac{r_v}{r_u R_0 (\alpha+1)} \qquad (13.21)$$

ですが,$p_+ < p_c$(あるいは $r_v > (\alpha+1)r_u$)のみで平衡状態が見られます.完全に協力的[11]な状態は

$$p_{++} = 1 - \frac{r_v}{2 r_u R_0} \qquad (13.22)$$

ですが[12],これも $p_{++} < p_c$(あるいは $r_v > 2r_u$)のみで成立します.

　式(13.18)は $\alpha < 1$ で $p_{++} > p_+$ を前提とするので,起こり得る国際的情勢の1つは,すべての国が国際的な集団免疫によって流行から防がれている状態です.では,ほかのすべての国が当該感染症を根絶したとしましょう.流

10)　対称なプレイヤーに対して等しい利得を与える性質のことを対称性と呼ぶ.その際,入れ替えが可能なプレイヤーがいても,その利得には違いがない.

11)　プレイヤー間で連携(coalition)が可能であり,連携する各プレイヤーの利得を増加させられる状態のこと.

12)　導出を割愛するので,フォローしたい方は[7,8]を参照してください.

行国 i でも感染を防ぎたいと思うでしょうか.（13.19）を最大化すると，上記のように（13.14）を得ます. 根絶状態がナッシュ均衡であるための十分条件は $p_{opt} \geqq p_c$（あるいは $r_u\alpha \geqq r_v$）です. しかし,（13.14）以降に議論した通り，これは必要条件ではありません.（13.17）が満たされれば，国 i は他国に追随して感染症を自国内でも根絶することになるでしょう. すなわち, $r_v > (\alpha+1)r_u$ かつ（13.17）が満たされるならば, 2 つの対称性の均衡状態が存在します. 1 つはすべての国が接種率 p_+ で接種を実施するが根絶されていない状態, もう 1 つはすべての国が p_c で接種して世界中で根絶を達成する状態です.

　接種率 p_+ の平衡状態でなく, 根絶がすべての国で選択される条件は, 先ほどの（13.15）と同様の積分計算をすれば良いです. つまり,（13.20）の接種率を p_c で置き換え,（13.18）の接種率を p_+ で置き換え, 後者で割引率を考慮したものより前者が大きいとすると以下を得ます.

$$\frac{1}{\left(1-\frac{1}{R_0}\right)}\left[1-\frac{r_v\alpha}{r_uR_0(\alpha+1)^2}\right] \geqq k. \tag{13.23}$$

（13.23）が満たされれば, 個々の国は好ましい平衡状態へ至るべく連携します. しかし, その連携は完全な協力を維持するのに十分でしょうか. 完全な協力は, $2r_u \geqq r_v$ あるいは $2r_u < r_v$ かつ

$$-r_u p_c \geqq -\int_0^\infty [r_v p_{++} + r_u R_0(1-p_{++})^2]e^{-kt}\,dt \tag{13.24}$$

を要します. 書き換えるなら,

$$\frac{1}{\left(1-\frac{1}{R_0}\right)}\left[1-\frac{r_v}{4r_uR_0}\right] \geqq k \tag{13.25}$$

が必要です. ここで, この左辺は（13.17）の左辺よりも大きいので,（13.17）が成立しなくても（13.25）が成立することに注意が必要です. つまり, 根絶が世界全体では最適である一方で, 個々の国の連携が不十分で根絶が達成されない状況が起こり得ます. 言い換えると,「連携」は必ずしも完全な協力を持続させるのに十分でない, ことを意味します. 現在, ポリオの世界的な根絶が間近ですが, いくつかの国では撲滅を達成していません. 上の議論から

明らかですが，世界中からの根絶が善でも，残された国にとってはただの国内問題であり，国内の便益を第一義に対応を考えます．悪いことに，ほかの国がポリオを撲滅し，国際的には集団免疫が成立するので，残された国にとって撲滅はあまり魅力的な政策でなくなります．これは，感染症の世界からの根絶のためには各国が連携するだけでは不十分であって，契約を伴うくらいの強固な国際協力の下で国境を越えた予防政策への口出しをしなければならないことの証左です[4]13).

おわりに

本章では，複数の理論が融合した象徴として感染症流行モデルとゲーム理論を利用したワクチン接種の駆け引きについて議論しました．最先端の研究はさらに先に進み，国際的駆け引きはメタ個体群を活用した国際間流行モデルを使って検討されています[6]．アメリカでは社会調査を実施して，知覚リスクをアンケートを基に定量化し，インフルエンザワクチンの生産について数理モデラーが政策提言を行っています[7]．ワクチン接種だけでなく，抗ウイルス薬を利用する判断や接触者追跡調査のような非医学的対策をする場合においても，集団と個の利得の鬩ぎ合いが議論されています[8, 9].

参考文献

[1] Nishiura H, et al. "Two critical issues in quantitative modeling of communicable diseases: Inference of unobservables and dependent happening". In: *Mathematical and Statistical Estimation Approaches in Epidemiology*, G. Chowell et al. (Ed), Springer, 2009 pp. 53-87.

[2] 西浦博，「ワクチン接種と集団免疫 —— 新型インフルエンザの予防接種戦略」．『科学』2009 年 11 月号：pp. 1234-1240.

[3] Bauch CT, Earn DJ. "Vaccination and the theory of games". *Proceedings of the National Academy of Sciences USA* 2004; 101(36): pp. 13391-13394.

---

13) 平たく考えれば，感染症の世界的な根絶のために，撲滅に成功した先進国が，自国の利得や世界の利得を考えて，途上国に積極的に協力することが必要なのは明らかである．

[4] Barrett S. "Global disease eradication". *Journal of European Economic Association* 2003; 1: pp. 591–600.

[5] Myerson RB. *Game Theory: Analysis of Conflict*, Harvard University Press, 1991.

[6] Klepac P, et al. "Synthesizing epidemiological and economic optima for control of immunizing infections". *Proceedings of the National Academy of Sciences USA* 2011; 108(34): pp. 14366–14370.

[7] Shim E, et al. "Optimal H1N1 vaccination strategies based on self-interest versus group interest". *BMC Public Health*. 2011; 11: S4.

[8] van Boven M, et al. "Self-interest versus group-interest in antiviral control". *PLoS ONE* 2008; 3(2): e1558.

[9] Reluga TC. "Game theory of social distancing in response to an epidemic". *PLoS Computational Biology* 2010; 6(5): e1000793.

column ⑫
デルタ株と集団免疫閾値

　1人の感染者が生み出す2次感染者数を基本再生産数と呼び，それは R_0 と記述することが多い．2020年初頭から流行が拡大したCOVID-19の R_0 は多くの文献で1.5〜3.5と推定されており中央値2.5は最も頻繁に参照される推定値である．mRNAワクチンは有効性がきわめて高く，2回接種後2週間以上が経過すると95%前後の発病予防効果(かつ90%以上の感染予防)があることなどが複数編で報告されている．予防接種によって免れたリスクを $\varepsilon = 0.95$ としよう．いま，ある感染者が本来的に R_0 人の2次感染を生み出そうとしている人口において，比率 p が予防接種されたとする(接種率は $100\,p\%$)．予防接種によって発病から防がれている人の割合は $p\varepsilon$ である．2次感染は防がれていない残りの人口(比率 $1-p\varepsilon$)で起こるので，予防接種下の人口における実効再生産数 R_v は

$$R_v = (1-p\varepsilon)R_0$$

となる．$R_v < 1$ を達成することができれば，予防接種だけで流行拡大を防ぎ得る．それを p について解くと以下を得る；

$$p > \frac{1}{\varepsilon}\left(1-\frac{1}{R_0}\right).$$

上記の従来株を参照した予防接種効果と R_0 を入れると0.63となる．つまり，概ね63%以上の接種率を達成すれば次第に感染者数は減衰を始める，ということである．2021年前半(特に1〜2月)にイスラエルや英国で新規感染者数が減少傾向に移行した．予防接種が実施される以外にもさまざまな流行対策が行われ，そして人口の各セクターで接触が避けられたとき，それぞれの国では1回接種者の割合が40%を超えたところで新規感染者数の増加が鈍化し，2回接種者が40%に達したところで明確に減少し始めた．それは世界中で予防接種に対する希望が抱かれる論拠となり，日本でも予防接種によって本流行の終焉を迎えることができるの

ではないかと期待が寄せられた.

　しかし，その期待は専門家内ではほんの一時的なものにすぎなかった. 2021年4月にインドの流行状況が劇的に悪化し，5月にその流行を引き起こしたデルタ株が英国でも猛威を奮い始めた. 感染性の上昇は確からしく R_0 は従来株の 2.3 倍程度である 5.75 であることがわかった. また，次第に予防接種による免疫を回避することもわかり，mRNA ワクチンは未だよく効くが 2 回接種でも $\varepsilon = 0.80$ に留まることがわかった. これらの数値を入れると $p > 1.03$，つまり人口の 100% が接種をしても流行が止まらないだろうという見通しがわかった.

　これはショッキングなことである. 筆者自身，その頃にデルタ株と対峙することの困難を直視し，メンタルバランスの維持が困難であったことを記憶している. 当時の厚生労働省のアドバイザリーボードでも筆者は相当の危機感をもってデルタ株の状況を伝えた. また，専門家内で，要請ベースの対策が効かない可能性が十分にあるので，その5月の時点から対策のプランBとして外出を規制する法制化などに着手するよう政治家にフィードバックすることを強く訴えてきた(しかし流行開始時まで，それは現実の動きには至らなかった). ちょうど，日本では6月から本格的な高齢者の優先接種が行われている矢先のことだった.

第 14 章

予防接種が
「効く」ことの数理

西浦　博
（京都大学大学院医学研究科）

　本章では予防接種の効果についてじっくりと考えたいと思います．感染症疫学で肝となるコンセプトである集団免疫が存在する下で，予防接種の効果を評価するためにどのような観察や分析をするべきか，考えていきましょう．

集団レベルのリスク集積を利用した効果

　近年，日本では新しいワクチンが国によって採用され，定期接種[1]に加えられました．例えば，肺炎球菌ワクチンやインフルエンザ菌ｂ型（ヒブ）ワクチンなど，小児と高齢者の間で重篤な疾患を起こす細菌感染症のワクチンが定期接種に加わりましたし，専門家の間で念願だった水痘（水ぼうそう）ワクチンも定期接種に加わりました．

　このような予防接種プログラムは国会で承認されると突然にはじまりますが，それを評価する難しさを知るために，まず図 14.1（次ページ）を評価者になったつもりで見てみましょう．接種以前の感染アウトカム[2]の頻度が f_0 であったとします．この人口において接種率 p で予防接種が行われ，しばらく時間が経過すると接種者の感染アウトカムは f_v に低下します．さらに，集団免疫の恩恵を受けるために，感染者に暴露[3]を受ける機会が減少しますから，接種者のリスクが下がるだけでなく，未接種者においても感染アウトカムの頻度は f_u に減少するのです．

　疫学における予防介入の効果の推定においては，頻繁に介入の対象者と非対象者を比較することで評価が行われます[1]．予防接種の評価ではリスクの相対的減少を効果として用いますが，接種者と未接種者の比較による効果は直接的効果（DE）と呼ばれ

---

1)　義務ではないが，子どもの発達などに合わせて無料で接種できるよう，予防接種法で接種スケジュールが定められているものを定期接種と呼ぶ．定期接種による重篤な副反応が起こると，それは国によって補償される．一方，接種者の意志に依存する予防接種は任意接種と呼ばれる．

2)　疫学におけるアウトカムとは，研究対象の評価指標のことを指す．感染症では感染や病気の発症，あるいは入院や死亡などの重症化した状態をアウトカムとして用いることが多い．

3)　感染者と何らかの接触を経験し，病原体に感染し得るリスクの高い機会を暴露と呼ぶ．

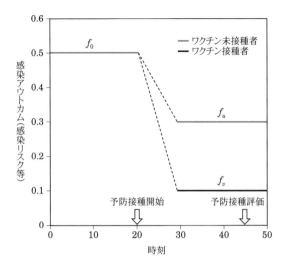

図 14.1　予防接種プログラムを評価するためのリスク値. 予防接種プ
ログラムを未実施の時点の感染リスクが f_0 であり，任意の時刻（図で
は20）において，ワクチン接種プログラムが開始されるときのシナリオ
を示す. プログラムを開始後，ワクチン接種者のリスクは f_v に減少す
る. ただし，接種者だけでなく未接種者のリスクも減少し f_u となる.

$$DE = 1 - \frac{f_v}{f_u} \tag{14.1}$$

として計算されます. ただし，これは接種実施下のデータのみに頼った比較
であり，f_v も f_u もともに集団免疫の恩恵を受けていて，ワクチン単独の直接
的効果（あるいは，ワクチンによる個体レベルの予防効果）が推定できたこと
にはなりません.

　実は集団免疫効果のほうが推定は簡単です. これを間接的効果（IE）と呼
び，

$$IE = 1 - \frac{f_u}{f_0} \tag{14.2}$$

で推定することができます. 予防接種プログラムを開始する前のリスク f_0
がわかれば，それと接種後の未接種者のリスクを比較することで間接的効果
が計算されます. 人口レベルの集積リスクだけで間接的効果を明らかにでき
るのです.

　この考え方に従って，接種者の予防接種効果も推定が可能です．接種プログラム前の f_0 と接種プログラム実施下の f_v を比較したものを総合的効果（TE）と呼び

$$TE = 1 - \frac{f_v}{f_0} \tag{14.3}$$

で定義されます．TE は接種者における直接的効果と間接的効果の両方を足し合わせた結果として解釈可能です．現に

$$TE = 1 - (1-DE)(1-IE)$$

が成り立ちます．

　上記の3つの効果指標は，接種者か未接種者のいずれかに着目したものです．集団全体として予防接種プログラムの評価をしたい場合もあるでしょう[4]．集団全体の影響を見るためには，予防接種プログラムの実施前の f_0 に対して，接種下の集団全体における平均的リスクを比較すればいいのです．これを平均的効果（AE）と呼び

$$AE = 1 - \frac{pf_v + (1-p)f_u}{f_0} \tag{14.4}$$

で定義します．

　ただし，集団免疫があるために上記のような4つの効果が分類され，どの指標も異なる解釈があるために，現場では区別して用いることが求められます[1, 2]．つまり，予防接種プログラムを評価する際には，DE, IE, TE, AE のどれをなぜ利用しているのかを論理的に明確にしつつ取捨選択しなければなりません．もう1つ注意しなければならない点として，これら集団レベルで計算できる効果はプログラム評価には用いることができるかも知れませんが，個体レベルの接種効果として解釈できるものではありません[3]．

4）　予防プログラムに公的資金を投入し，数年後に政策評価をする場合は集団全体の効果を知りたいはずです．

予防接種の公衆衛生上の落とし穴

　ここまでに予防接種の集団レベルおよび個体レベル両方での効果の計算方法についてご紹介しましたが，予防接種の効果とは（副反応の話を抜きにしても）必ずしもポジティブに働くわけではありません．負の効果ももたらされます．最も単純には，上記の効果のすべては私たちの暗黙の想定の下では0から100%の間の値を取りますが，マイナスの値をとることが頻繁にあります．マイナスの理由は観察データのサンプル数が不足しているためかも知れませんし，何らかの疫学的な交絡[5]によって負の値が得られたのかも知れません．一部の感染症では，中途半端な免疫は，新たな近縁種の感染増強（enhancement）に繋がることが知られています．

　そして，この話は決して他人事ではありません．それを実感するために天然痘の事例を検討しましょう．図 14.2（次ページ）をご覧ください．これは筆者が実施した天然痘ワクチンに関する研究です[4]．天然痘は，エドワード・ジェンナーによって人類最初となる特異的ワクチン（当初は牛痘）が開発され，ヒトが予防に努めることによって根絶に成功した唯一の感染症です．1960年代までに拡大予防接種プログラムが実施され，世界保健機関（WHO）は1980年に根絶を宣言しました．以後，天然痘の定期的な予防接種は不要となり，これは輝かしい予防接種の歴史を飾る成功話として認識されています．

　しかし，天然痘の予防接種が1980年から中止されて以降，21世紀に入って，痘瘡ウイルスが生物兵器として使用されるのではないかと危惧されるようになりました．いま，2022年の時点で，1980年までに接種を受けた方は概ね50歳代以上となります（それより若年の方は感受性を有します）．バイオテロが尤もらしいという風潮が社会に広がったとき，私たちの関心事の1つは「過去にワクチン接種を実施した者は未だに感染や死亡から防がれているか」でした．図 14.2は19世紀後半の文献データを用いて，ワクチン接種後にワクチン免疫を保持している者の割合について推定した結果です．感染か

---

5)　ワクチン接種以外の因子が，感染アウトカムとワクチン接種の両方の頻度に影響を与えるものを交絡と呼ぶ.

210

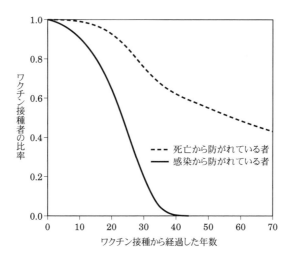

図 14.2　天然痘ワクチン免疫の持続期間．18 世紀後半のリバプールに
おける天然痘流行史料に基づく[4]．縦軸はワクチン接種者のうち，免
疫を保持している者の比率であり，横軸はワクチン接種後の経過年数
である．感染を回避する免疫は中央値で 25 年未満だけ持続する．一方，
ワクチン接種後 60 年以上が経過しても接種者の半分以上が天然痘の死
亡から防がれていたものと考えられた．

ら免れるための免疫は 20-30 年程度しか持続しないと推定され，その結果，
現在人口における過去の接種者は，誰一人として既に感染を防ぐことができ
ない可能性が高いと考えられました．一方，接種者の半数以上は死亡から防
がれている可能性が高く，一部の者は一生を通じて天然痘の死亡から防がれ
ると考えられました[4]．

　同研究成果は率直には喜ばしいように感じますが，部分的にワクチン免疫
が身体に残るというのは必ずしも良いとは限らないことを筆者は危惧しまし
た．部分的免疫によって感染者は軽症のままずごすかも知れませんから，わ
かりやすい発疹などが出現しなければ臨床医による診断が遅れ，結果として
流行対策に遅れを来たすかも知れません．また，感染者が軽症だと，床に伏
せることなく学校や仕事に出掛けてしまい，結果としてワクチン未接種の感
染者よりも数多くの接触をしてしまうこともあるでしょう．

　実は，ここで心配した内容は数理的問題であり，より具体的に書くと「ワ

クチン免疫が部分的に残存している場合，何も免疫が残っていないときと比べて流行を制御しやすいか」という問題で置き換えられます．これを記述するために，1人の感染者が生み出す2次感染者数の平均値を意味する基本再生産数 R_0 を利用しましょう．ワクチン未接種下では再生産数は R_0 そのままです．接種により割合 v_f の人が完全な免疫を得て，割合 v_p の者は部分的免疫を得るものとします．そのとき，未接種者同士の接触における1人の感染者あたりが生み出す2次感染者数の期待値は

$$R_{00} = (1-v_f-v_p)R_0 \tag{14.5}$$

として記述されます．一方，ワクチン接種者には感受性の減弱が α_s，感染性の減弱が α_i 期待されるとします[6]．それに加え，部分的免疫を有する者は α_m 倍だけ未接種者よりも接触回数が多く，さらに，診断が遅れるために α_d 倍だけ未接種者よりも感染性期間が長くなるものとします．このとき，未接種者1人あたりが生み出す接種者の2次感染者数は

$$R_{10} = \alpha_s v_p R_0 \tag{14.6}$$

です．同様に接種者1人あたりが生み出す未接種者および接種者における2次感染者数の平均値は，それぞれ

$$R_{01} = \alpha_i \alpha_m \alpha_d (1-v_f-v_p)R_0, \qquad R_{11} = \alpha_i \alpha_m \alpha_d \alpha_s v_p R_0 \tag{14.7}$$

となります．ここでワクチンの効果 α が4種類ありますが，中でも α_m と α_d は1より大きい可能性が高いことに注意しましょう．これを行列として記述したものが**次世代行列**で，以下で与えられます．

$$K = \begin{pmatrix} R_{00} & R_{01} \\ R_{10} & R_{11} \end{pmatrix} \tag{14.8}$$

ワクチン接種下の再生産数 R_v は，この次世代行列の最大固有値で与えられることが数理的に定義されています[5]．すぐに計算して確認いただけると思いますが

$$R_v = (1-v_f-v_p(1-\alpha_i\alpha_m\alpha_d\alpha_s))R_0 \tag{14.9}$$

を得ます．ワクチン接種下において，大規模な流行が起こる必要十分条件は $R_v > 1$ となることです．この不等式を解くと以下を得ます．

---

6)　前節までの説明を利用する場合，$\alpha_s = \mathrm{VE_S}$, $\alpha_i = \mathrm{VE_I}$ と考えて差し支えない．

$$\alpha_i \alpha_m \alpha_d \alpha_s > \frac{1}{v_p}\left[\frac{1}{R_0} - (1 - v_f - v_p)\right] \tag{14.10}$$

ワクチンの負の効果と言える α_m や α_d を，ほかの2つの効果（感受性と感染性の減弱）と一緒に積を取った結果が，大規模流行が起こるか否かの閾値条件で重要な役割を果たすのです[6]．この条件を満たすかどうか確認するためには，α_m や α_d に関して観察データを基に推定することが必須となります．ただし，α_m はワクチン接種者における（未接種者と比較した）接触回数の相対的頻度であって，接触回数は国や文化など流行地域・設定によって異なることが予想されます．同様に，α_d は医師の診断に依存するのですが，天然痘を診た経験のある医師が診察するか否かだけで診断の妥当性が大きく異なります．つまり，いずれも生物学的に単一の数値としての記述が難しく，世界全体に共通して利用できるような α_m や α_d の数値があるわけではありません．ワクチンの効果は決して生物学的に定義されるものばかりでなく，帰属集団や周囲の環境にも依存することがある点にも注意する必要があるでしょう．

参考文献

[1] Haber M, Longini IM, Halloran ME "Measures of the effects of vaccination in a randomly mixing population". *International Journal of Epidemiology* 1991; 20(1): pp. 300–310.

[2] Halloran ME, Struchiner CJ, Longini IM. "Study designs for evaluating different efficacy and effectiveness aspects of vaccines". *American Journal of Epidemiology* 1997; 146(10): pp. 789–803.

[3] Halloran ME, Struchiner CJ. "Causal inference in infectious diseases". *Epidemiology* 1995; 6(2): pp. 142–151.

[4] Nishiura H, Schwehm M, Eichner M. "Still protected against smallpox? Estimation of the duration of vaccine-induced immunity against smallpox". *Epidemiology* 2006; 17(5): pp. 576–581.

[5] Diekmann O, Heesterbeek H, Britton T. *Mathematical Tools for Understanding Infectious Disease Dynamics*. Princeton University Press, 2012.

[6] Mizumoto K, Ejima K, Yamamoto T, Nishiura H. "Vaccination and clinical severity: Is the effectiveness of contact tracing and case isolation hampered by past vaccination". *International Journal of Environmental Research and Public Health* 2013; 10: pp. 816–829.

column ⑬

もとの世界に戻りたい気持ち

　2021年5月，イスラエルや英国では新型コロナウイルス感染症の新規感染者数の増加が再開した．デルタ株によって起こっているもので，主に予防接種をしていない若者たちの間で流行が拡大した．そこには「もう我慢できない．もとの生活へ戻りたい」というモメンタムが最大に達するのにも似た形で増大していることが肌で感じ取られ，皆がマスクを外して暮らし，集団になると良くないはずだった環境で集団で飲酒をすることを通じて2次感染が多発していた．これも数理的に容易に説明がつくものである．もともと，日本も他の国も（社会的距離の確保やマスク着用などによって）実効再生産数は $R = 1.3$ から 1.5 くらいで推移することが多かった．その中で予防接種が比率 p で起こるというのは，以下を意味する．ランダムな接触をする人口において接種下の再生産数 R_1 は

$$R_1 = p(1-\varepsilon)R + (1-p)R$$

である．右辺の最初の項は予防接種者の再生産数，2つ目が未接種者の再生産数を指している．$R = 1.3$ に抑えられている中で人口の 40% が接種すると，デルタ株で $\varepsilon = 0.80$ と低くても $R_1 = 0.884$ となり，一時的にこそあれ，1を下回らせることができる．

　ただ，予防接種が進むと「もとの暮らしに戻りたい」と皆が願うことになる．それに伴って，まずワクチンパスポートに代表されるように，接種者から規制が緩和されていくことになる．例えば，予防接種者だけはかつての暮らしのように接触をしても良いとすると，

$$R_2 = p(1-\varepsilon)R_0 + (1-p)R$$

となる．接種率 p の値によるが，$p = 0.4$ の上記設定であればデルタ株の流行下では $R_2 = 1.24$ となり，1を超えてしまって，予防接種だけの制御は怪しくなり始める．

　加えて，イスラエルや英国で起こっている問題は，未接種の若者の間

でも接触が流行前の通りに戻ることである．すると，

$$R_3 = p(1-\varepsilon)R_0 + (1-p)R_0 = (1-\varepsilon p)R_0,$$

接種比率 0.4 で $R_0 = 5.75$ のデルタ株の流行下では $R_3 = 3.91$ である．仮に接種率 95% を達成しても $R_3 = 1.38$ である．予防接種だけでは制御できない．

デルタ株の影響は感染性の上昇とワクチン免疫の回避という2つを同時に引き起こしたため，このようなことが起こった．ちょうど，そういったことをデータで認識している英国からすると，地球の真裏にある日本では，(当時の)首相が「ワクチン一本でやっていく」ということの公言を始めており，専門家の1人としてとても気の毒な気持ちにさえなった．至急で伝えても，その現実を受け止めてもらうことは難しかっただろう．おまけに子どもも接種しなければ予防接種率はきわめて不十分であることも実体として明らかになった．

ワクチン一点張りの状態から，世界中で戦略を見直さなければならなくなったわけである．

第15章

日本の風疹大流行を解剖する

西浦 博
（京都大学大学院医学研究科）

216

本章では風疹(俗称:三日はしか)について考えます.日本では 2012 年後半から風疹患者の顕著な増加を認め,2013 年前半に流行のピークを迎えました(また,その 5 年後に再び流行が起こりました).これまで風疹は制御される傾向にありましたが,東京と大阪の都市部の成人男性を中心に大流行を認めました.

風疹患者の年齢分布

風疹はウイルス感染症です.くしゃみのような飛沫や直接の接触によって感染する病気で,発熱と全身に赤色の点状の発疹(紅斑)が拡がることが特徴です.稀に急性脳炎などの合併症を伴いますが,ほとんどの方は短期間で自然治癒します.読者の中には小児期に風疹を経験した方もいらっしゃるでしょう.ただし,妊娠初期の妊婦が感染すると,胎児に**先天性風疹症候群**(CRS[1])が起こるリスクが高いことが知られています[2].CRS は心奇形,難聴や白内障を伴うことが多く,完全に治療することの難しい問題を引き起こします[1].2012 年の秋以降,日本全国で 27 人の CRS が報告されました.その前の大きな風疹流行であった 2004 年には 10 人の CRS が報告され,その他の年では 0-2 人で推移してきたことを考えると,2012-13 年の被害規模がいかに甚大であったかということがわかります.また,報告されている CRS は氷山の一角にすぎず,地域で報告されないままにいる胎児および新生児が存在すると考えられます.

2013 年の流行で CRS の報告数が異常に多かったのはなぜでしょうか.それは単に,風疹の大規模な流行のために成人の感染リスクが絶対的に高かっただけではありません.図 15.1(次ページ)に 2013 年の主な流行期における年齢別の風疹患者の累積報告数を示します[2].成人に感染者が多く,学童

---

1) 英訳 congenital rubella syndrome の頭文字.
2) 妊娠 10 週までに妊婦の初感染が起こると,その 90% の胎児に何らかの影響が起こると考えられている.

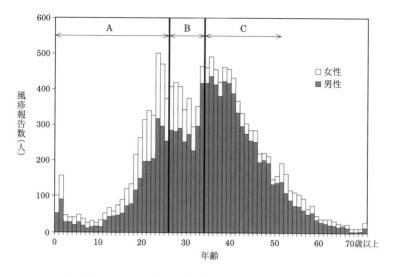

図15.1　2013年第1-37週における年齢別の風疹の累積報告数[2]．期間Aは男女とも幼児期に定期接種プログラムを受けた世代，期間Bは男女とも保護者と一緒に医療機関で個別接種をした世代，期間Cは中学生女子のみが集団接種を受けた世代．

の患者数が相対的に少ないことが特徴です[3]．特に，女性の間では出産をする適齢期に該当する18歳から40歳代前半にかけての患者報告数が多いです．つまり，CRSが多かったのは風疹そのものの絶対数が多かっただけでなく，相対的な年齢別リスクとしても出産年齢の方が感染しやすいきわめて危険な状況が出来上がっていたのです．

　年齢分布以外に図15.1から読み取るべき重要な点が2つあります．1つは相対的に男性の感染者が多かったことです．もう1つの点は，図内にA，B，Cと記した期間の予防接種制度の内容の違いと患者数の相対的な違いに概ね対応があることです．風疹の予防接種は日本では1976年から開始され，1977年8月以降に女子中学生を対象に定期接種が始まりました[4]．女子だけを対象にしたのは妊娠中のCRSを個人レベルで予防することを意図したためです．同制度下で過ごした年齢群が図内Cに該当します．該当期間のほ

---

3)　本来，風疹は子どもに多い感染症です．
4)　それ以前は自然感染によって免疫を得ていました．

とんどの感染者が男性です．そして，相対的にそれより若い年齢に該当する期間 B と比べて，各年齢の患者数が多いのが C の特徴です．期間 B は，男女問わずに中学生のときに医療機関を受診して 1 回接種を受けた世代です．ただし，わざわざ医療機関で接種することが必要であったため，接種率が低く，主な接種者は女性でした．期間 A（25 歳以下）は男女を問わず幼児期に定期接種を受けた世代です．ただし，定期接種の開始当初は接種率が低く，時間が経過するにつれて高い接種率が達成されました．図 15.1 から読み取られる特徴は，見事に過去の予防接種制度を反映しているものと思われます．

　他の感染症と同様に，風疹も定期的に大流行を起こしてきました．1982 年，1987 年，1992 年，1997 年と 5 年毎に患者数の多い年があり，最近の流行は 2004 年に見られました．近年は流行サイクルが明確でなく，2012 年は国際的な風疹の流行拡大の影響を受けました．時刻に依存する流行リスクの変化は世界の状況を確実に捉えない限り確実に予測できません．だからと言って，今回の風疹流行は単に「不運であった」と片付けて良いかというと，筆者は日本の予防接種政策に問題を感じました．以下，風疹の年齢特異性に着目して 2012 年の流行を解剖し，問題点について説明します．

血清データで感染パターンを推測

　感染症数理モデルでは感染イベントの発生を数理的に記述しますが，風疹の感染イベントを考えるために，時刻 t で年齢 a 歳の感受性を有する人[5]の割合 $s(a,t)$ を考えましょう．感受性を持つ者が経験する感染の時間あたりのハザード（危険率）[6]を $\lambda(a,t)$ とすると

$$\left(\frac{\partial}{\partial t} + \frac{\partial}{\partial a}\right)s(a,t) = -\lambda(a,t)s(a,t) \tag{15.1}$$

として**マッケンドリック方程式**で記述可能です．境界条件は

5）　暴露を受けると感染し得る人．
6）　感染ハザードは**感染力**（force of infection）と呼ばれる．

$$s(0,t) = 1,$$
$$s(a,0) = \sigma(a) \tag{15.2}$$

とします．前者は出生時に全員が感受性を持つことを意味し，後者は時刻0において初期年齢分布 $\sigma(a)$ があることを意味します．式(15.1)は特性線に沿って積分可能です[3]．$a < t$ において

$$s(a,t) = \exp\left(-\int_0^a \lambda(s, t-a+s)ds\right) \tag{15.3}$$

が解となります．

　上述の通り，流行の時刻依存性は外国の流行が影響します．いま，時刻を忘れることにして，モデルを簡略化し，感染リスクが時刻に独立な(一定の頻度で新規感染が発生する)場合の感受性宿主の割合 $s(a)$ を考えることにします．感染力 $\lambda(a)$ は年齢 a に依存するとします．式(15.1)に対応する年齢毎の感染イベントは

$$\frac{ds(a)}{da} = -\lambda(a)s(a) \tag{15.4}$$

により記述されます．式(15.4)は両辺を $s(a)$ で割ると変数分離の上で積分できますので

$$s(a) = s(0)\exp\left(-\int_0^a \lambda(s)ds\right) \tag{15.5}$$

を得ます．出生者全員が感受性を持って生まれるなら $s(0) = 1$ です．少なくとも1度感染した人の割合は $i(a) = 1 - s(a)$ で与えられます．

　図15.2(次ページ)はイギリスにおいて1980年代後半に風疹の血清疫学的調査を行った結果の観察データです[4]．年齢を経るにつれ，抗体陽性者，すなわち既感染者の割合が増えます．これが $i(a)$ に対応します．数理的簡便性のために感染力が年齢に独立な λ であるとします．年齢 a で陽性者数が n_a，陰性者数 m_a であったとき，$i(a) = 1 - \exp(-\lambda a)$ により λ を推定する尤度は

$$L(\lambda) \sim i(a)^{n_a}(1-i(a))^{m_a} \tag{15.6}$$

となります．最尤法を利用すると $\lambda = 0.116/$年です．このとき，平均感染年齢は $1/\lambda = 8.63$ 歳です．

　ここで，出生時の平均余命が $D = 70$ 歳とします．出生時平均余命の長い先進国で出生者全員が70歳に死亡するよう，長方形が生存曲線を近似する

220

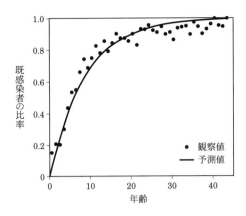

図15.2　20世紀後半のイギリスにおける風疹に対する年齢別既感染者割合[4]．縦軸は血清疫学調査によって抗体陽性であった者の割合，横軸が年齢．点が観察値，線が理論モデルによる予測値を表す．

ものとします．その人口で平均$1/\lambda$歳で感染が起こるので，全人口の中で感受性を持っている人の割合は$s^* = 1/\lambda D$となります．1人の感染者が生み出す2次感染者数の平均値を基本再生産数R_0と呼びますが，流行が時刻に独立な定常状態にあるとき，以下の関係が成立します：

$$R_0 s^* = 1 \tag{15.7}$$

というのも，人口全体で割合s^*が感受性を持つため，全接触のうちs^*だけで2次感染が起こり得ます．そのような人口における再生産数[7]は$R_v = R_0 s^*$です．流行が定常状態なので，感染者数には増減を認めませんから$R_v = 1$となります．式(15.7)をR_0について解くと$\hat{R_0} = \hat{\lambda} D$を得ます．上述の$\lambda$の推定値ですと$R_0$は8.63となります．風疹の$R_0$の推定値は6-8程度であり，それに大きく矛盾しない結果です．

予防接種で感染年齢が上がる

いま，年齢別の既感染者割合が予防接種でどのように変化するのか考えま

---

7)　これを**実効再生産数**（effective reproduction number）と呼び，流行状況の理解（感染者が実際に増えているかを計る指標）として用いられる．

しょう．風疹の R_0 が 7 とします．$D = 70$ のとき，感染力は $\lambda = 0.1$ です．同人口で割合 p が予防接種で免疫を得ると，実効再生産数は $R_v = (1-p)R_0$ となります．感受性宿主の感染力は

$$\lambda_v = \frac{R_v}{D} \tag{15.8}$$

で計算されます．人口の 60% が予防接種によって免疫を得たとき，$R_v = 2.8$，$\lambda_v = 0.04$ と計算されます．

　図 15.3 (A)(次ページ)に，予防接種によって感染力が低下したときの既感染者割合について示します．当然ですが，感染力が下がると既感染者割合が増える速度が低下します．言い換えるならば，感染者の年齢が上昇することに繋がります．例えば，人口全体の 50% が感染する年齢(中央値)を比較してください．$\lambda = 0.1$ では約 7 歳ですが，$\lambda_v = 0.04$ だと 19 歳でやっと 50% を超えます．「60% の予防接種によって感染年齢の中央値が 12 年も高齢化した」と言えます．注目していただきたいのは，**予防接種は感染年齢を上昇させる**という事実です．予防接種によって，**そもそも子どもの病気だった風疹が大人の病気に変わる**のです．

　出産年齢が a_L 歳から a_U 歳[8]とします．また，年齢別の出産数を $b(a)$，感染時の CRS の発生リスクを $q(a)$ とします．このとき，1 年間で発生する CRS の数 n_{CRS} は以下で記述できます：

$$n_{CRS} = K \int_{a_L}^{a_U} b(s)q(s)(i(s+1)-i(s))ds \tag{15.9}$$

ここで K は女性人口に時点妊娠確率(妊娠に加え，妊娠 10 週未満である時点確率)を掛けた定数です．「ある年齢で妊娠」し「妊娠初期」に「感染」する，という複数の確率が掛け合わされて，CRS が起こります．

　数式を単純化します．出産頻度の年齢依存性を無視して $b(a) = b$ とし，風疹感染時の CRS の発生確率も年齢に独立な q とすると

$$n_{CRS} = Kbq \int_{a_L}^{a_U} (A(x)-A(x+1))dx \tag{15.10}$$

ただし，年齢に依存する感染力 $\lambda(a)$ を利用して

---

8) 例えば仮に 18 歳から 45 歳とする．

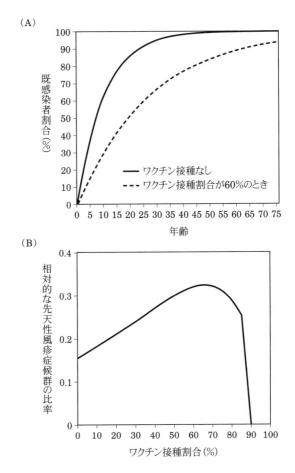

(A)

既感染者割合(%)

ワクチン接種なし
ワクチン接種割合が60%のとき

年齢

(B)

相対的な先天性風疹症候群の比率

ワクチン接種割合(%)

図 15.3　風疹の年齢別感染ダイナミクス. パネル(A)は感染力の違い
による既感染者割合の変化を示す.パネル(B)はワクチン接種割合の
関数としての先天性風疹症候群の患者数の相対的変化を示す.

$$A(x) = \exp\left(-\int_0^x \lambda(y)dy\right) \tag{15.11}$$

です.図 15.3(B)に,式(15.10)に基づく CRS の発生頻度について,ワクチ
ン接種率の関数として示します.奇妙だと思いませんか？　ワクチン接種割
合が低い間は接種率の上昇に従って CRS 患者数が増えます.しかし,それ
は接種率 70% 程度で頭打ちとなり,それ以上の接種では患者数が減少しま
す.第 13 章でも説明しましたが(191 ページ),臨界接種割合(接種率)は p_c

$= 1-1/R_0$ であり，風疹では 86% を超えると集団免疫により流行自体を回避することが可能です．図 15.3（B）の解釈をまとめると，**CRS を効果的に予防するためには，十分な接種率を確保して集団免疫を達成して流行自体を予防することが求められる．それが達成できなければワクチン接種によって平均感染年齢を押し上げてしまうため，妊婦の感染者が増えて CRS 患者数も増加してしまうことがある**という知見を得ます[5]．中途半端なワクチン接種をしてしまうと，かえって CRS が増えるのです[6]．

ギリシャの悲劇

　実は，同理論で説明される悲劇がギリシャで実際に観察されました．ギリシャでは MMR ワクチン（麻疹，流行性耳下腺炎[9]，風疹が一緒になったワクチン）の接種が 1975 年から開始されました．男女を問わず 1 歳の乳幼児を対象に接種を行い，また，思春期から若年成人の女性も接種対象にしました．ただし，ギリシャの接種プログラムは高い接種率の達成を明確に目標にしなかったため，接種率は一向に上昇せず，1980 年代を通じて，継続的に接種率は 50% 未満でした（次ページ図 15.4（A））．風疹の R_0 は前述の通り 6 から 8 程度ですので，予防接種率は 83.3% から 87.5% より上でなければ，流行抑止に十分ではありません．それにも関わらず 50% 未満が続き，妊婦の間で風疹に感受性を持つ者の割合も増えました．

　1993 年，ギリシャは風疹の大流行を経験しました．その際，若年成人に多数の感染を認めました．図 15.4（B）で 1986 年と 1993 年における患者の年齢分布を比較します．1986 年には 5-9 歳の学童で患者数のピークを認めましたが，1993 年の流行では 15-19 歳にピークを認め，さらに 20-30 歳代に看過ならない感染者数を認めました．1993 年，ギリシャでは 25 人の CRS が診断されました[7]．ギリシャ人口は日本の約 10 分の 1 であり，この数（出生 10 万人あたり 24.6）はきわめて大きいです．

9)　おたふくかぜのこと．

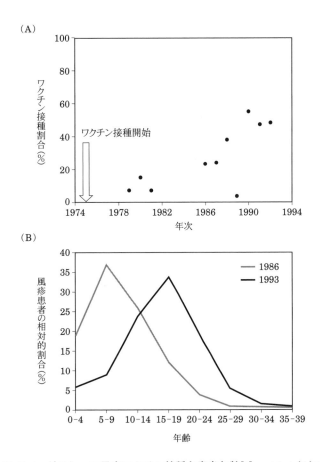

図 15.4 ギリシャの風疹ワクチン接種と患者年齢[7]．パネル(A)は
1975 年の定期接種の開始以降の乳幼児及び学童の予防接種率(1982〜
1985 年は接種率調査が実施されなかった)．パネル(B)は 1986 年と大
流行年の 1993 年における風疹患者の年齢分布の比較．

　ワクチン接種率が低いと乳幼児の風疹ワクチン接種プログラムは CRS を
増やしてしまうリスクに繋がることを，ギリシャは身をもって学びました
[7]．以降，風疹ワクチンの接種対象は拡大されました．1999 年に小規模流
行がありましたが，CRS の報告数は 4 人(10 万人の出生あたり 4.0)でした[8]．
その後も，予防接種率の改善の必要性が叫ばれ，出産適齢期の女性で風疹に
感受性を持つ者の割合も定期的に調査されています．

感染力低下の論議はほかにも見られる

　風疹と似た話を肝炎にも認めますので紹介します．ブタからヒトへ伝播する肝炎としてE型肝炎が知られています．主に食事や水を介して感染するのですが，ヒトが発症した場合の死亡リスクがA型肝炎の10倍程度と言われています．原因食品として加熱不十分な豚レバーが知られています．2012年から連続して感染報告数が顕著な増加傾向にあります．

　日本では盛んに養豚が行われていますが，同現場は時にはE型肝炎の流行の温床に成り得ます．ブタが出生してから，6か月齢・体重110 kgの食用豚として出荷するまでの過程は，主に哺乳期・育成期・肥育期の3段階に分けられます．哺乳期では主に人工乳が与えられ，その後，育成期からタンパク質などの飼料を与え，肥育期に十分に太らせます．出生後30日間の哺乳期では食事に病原体が混入するリスクが低く，母体からの移行抗体もあって，感染リスクはきわめて低いです．しかし，30日齢以降から，次第に他の豚と接触し，感染が起こり始めます．

　そのため，E型肝炎の既感染豚の割合は図15.5（A）（次ページ）のようになります．筆者が推定した日本の養豚における感染力は0.02から0.03/日程度でした[9]．感染力がこれより大きいと平均感染日齢は下がります．逆だと感染は高齢で起こります．ここで，日齢別の新規感染リスク $j(a)$ を考えます．式(15.4)と(15.5)より，新規感染イベントは瞬間的な感染に対応しているので

$$j(a) = \lambda(a)\exp\left(-\int_0^a \lambda(s)\,ds\right) \tag{15.12}$$

を得ます．感染力別で新規感染豚数を検討した結果を図15.5（B）に示します．注目すべき点は出荷時の180日齢とその直前における新規感染リスクです．180日齢付近の感染は，豚肉の摂食を介した人への伝播に影響を与えます．感染力が0.05/日だと豚100頭中で180日齢の新規感染はほぼゼロです．一方，感染力が0.01/日だと2-3個体が180日齢で新規感染すると計算されます．

　すなわち，**感染力が下がると，出荷豚の感染リスクが上がる**のです．養豚

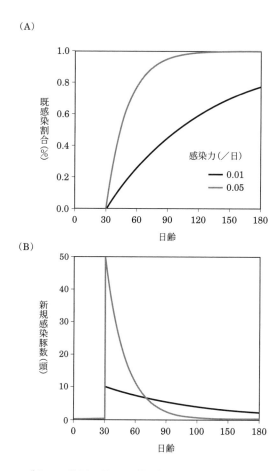

図 15.5　**ブタの日齢別で見た E 型肝炎リスク**[9]．パネル(A)は感染
力と日齢別の既感染豚割合の関係．パネル(B)は感染力別で期待され
る日齢別の新規感染豚数．豚は哺乳期をすぎて育成期・肥育期に入っ
てから感染リスクが高くなる．

場で E 型肝炎ウイルスの汚染が減ることは喜ばしいですが，それによっ出荷
時期近くに新規感染する豚が増えてしまい，ヒトの感染リスクの上昇に繋が
ります．仮に，感染力が自然に低下し始めたら，対策を徹底し農場から感染
を根絶するくらいの気概でこの問題に対峙しなければなりません．

おわりに

　風疹の知見をまとめると「接種率70%未満の風疹ワクチン接種をするならば，接種しないほうがCRSの患者数は少なく済む．接種をするなら，中途半端をせずに，徹底して85%以上を達成し，一気に風疹の流行を集団免疫で制御することが必要である．」となります．

　以上の知識を得た上で，図15.1を再度ご覧ください．日本の流行は，2つの過去の国策の問題で特徴づけられます．1つは，ギリシャの如く，予防接種率が十分でないまま見すごされたことです．特に，中学生女性のみの接種は個人予防を目的としており，集団免疫を重視する今日の国際的理解に照らし合わせると急場凌ぎでしかない接種と言えます．もう1つは，過去の予防接種制度を考えると，いまの人口の20-40歳代は男性を中心に風疹に感受性を有する者が相当数いることが明らかですが[10]，それも見すごされてきました．

　予防接種の不備が流行を特徴付けた残念な事例ですが，日本社会を支える予防接種制度は限られた歴史しか持ち合わせておらず，きわめて脆弱です．日本の風疹の定期接種の歴史は未だ40年に満たず，それ以前は皆さんが三日はしかに自然感染してきました．現状は未だ発展途上であり，感受性を持つ者が特別に多い年齢群があっても，流行が拡大して社会的に認識されない限り，無視されてしまう無残な状況にあります．

　ただし，2013年の大流行は，集団免疫を達成せずに放置した1つの観察結果としてCRSが多数診断され，日本政府にとって心苦しい経験となったはずです．予防接種制度を改善の方向に導く数理モデル研究をするには，大流行の前後に関わらず制度上の問題を1つずつ正す地道な作業が必要であると筆者は痛感しました．

---

10)　20-40歳代の男性で極端に感受性を有する者が多いのは血清疫学的調査のデータを見ても明らかである．

228

参考文献

[1] Morice A, Ulloa-Gutierrez R, Avila-Aguero ML. "Congenital rubella syndrome: progress and future challenges". *Expert Rev Vaccines* 2009; 8(3): pp. 323-331.

[2] Centers for Disease Control and Prevention (CDC). "Nationwide rubella epidemic-Japan, 2013". *MMWR Morb Mortal Wkly* 2013; 62(23): pp. 457-462.

[3] Keyfitz BL, Keyfitz N. "The McKendrick partial differential equation and its uses in epidemiology and population study". *Math Comp Model* 1997; 26(6): pp. 1-9.

[4] Farrington CP. "Modelling forces of infection for measles, mumps and rubella". *Stat Med* 1990; 9(8): pp. 953-967.

[5] Anderson RM, Grenfell BT. "Control of congenital rubella syndrome by mass vaccination". *Lancet* 1985; 326(8459): pp. 827-828.

[6] 西浦博，江島啓介，「感染症流行の数理モデルを利用した予防接種の政策判断」．『最新医学』第 69 巻第 4 号（2014 年）：pp. 786-794.

[7] Panagiotopoulos T, Antoniadou I, Valassi-Adam E. "Increase in congenital rubella occurrence after immunisation in Greece: retrospective survey and systematic review". *BMJ* 1999; 319(7223): pp. 1462-1467.

[8] Panagiotopoulos T, Georgakopoulou T. "Epidemiology of rubella and congenital rubella syndrome in Greece, 1994-2003". *Euro Surveill* 2004; 9(4): pp. 17-19.

[9] Satou K, Nishiura H. "Transmission dynamics of hepatitis E among swine: potential impact upon human infection". *BMC Vet Res* 2007; 3: article 9.

column ⑭
複数年の長期を見通せていない戦略

　新型コロナウイルスのデルタ株によって戦略見直しが必要となった背景には，この感染症流行の出口戦略について世界全体を見渡して長期的なあり方を科学的に構築することができなかったことがあり，これに関しては理論家として世界中で反省すべき点があると考えている．

　新型コロナウイルス感染症も国ごとにまったく異なる制御戦略が立てられており，また，予防接種のスピードが相当に異なるペースで行われていることを筆者は大変憂慮している．それはなぜか．一般的な感情として，国民は自国の予防接種の接種率が高いと自身が「安全である」と思う傾向がある．しかし，国ごとに予防接種戦略が異なる中では，その「安全」は壮大な勘違い(illusion)である．なぜなら，遅かれ早かれワクチン免疫を回避する変異株が見つかるからである．2020年後半，感染性が高いと考えられたアルファ株の流行が起こり，英国ではファイザー社，アストラゼネカ社，モデルナ社の2回目接種を1回目の12週後に遅らせた．それは高齢者や医療従事者以外にも接種を拡大する上でワクチンの間接的効果を高める良い判断だと思われる．しかし，デルタ株がすぐに発生した．アストラゼネカ社やファイザー社の効果は1回接種のみだと33.5%だとリアルタイム評価が行われ，2回目の接種を8週前倒しにし，90%相当の効果を達成する政策にすぐ切り替えざるを得なかった．その中で，「安全」という勘違いはほかの低接種率国が放置されていることを見ると明確に理解できる．本column執筆時の2021年夏までにアフリカ地域の接種率は1%程度であり，誤解を恐れずに表現するならば，ウイルスが変異を続けながら伝播を継続する人工的な実験場のような状態にある．変異のリスクは未だ十分に定量化されていないが，理論的には，デルタ株よりも良くない帰結に至るだろう新たな変異株が出現するまで変異を繰り返し得る状況にある．私たち人類は，そこでまたその問題を

認識し，物事が振り出しに戻ったことを後悔するのだろうか．ある国で
ウイルスの伝播がきわめて起こりやすい状態にあり，一方で他の国では
そうでもない状態にある．残念ながら，その状態は生態学的に考えると
どの国も安全でない，という帰結を招いているだけなのかも知れない．

第 16 章

予防接種評価の
落とし穴
疫学的干渉

西浦 博
（京都大学大学院医学研究科）

　さて，これまでにワクチン接種に関する疫学モデルの基礎と応用について議論してきましたが，本章ではワクチン評価の重要な落とし穴である「疫学的干渉(epidemiological interference)」と呼ばれる現象について一緒に考えたいと思います．政策として「旬な」話題である予防接種の中で，近ごろ社会的問題にもなった子宮頸がんワクチンや接種プログラムの新参者である肺炎球菌ワクチンなどが疫学的干渉の問題に深く関わっており，政策判断に多大な影響を及ぼすことが知られています．

おさらい：ワクチン効果

　その複雑な話に入る前に，肺炎球菌ワクチンの間接的効果に関する単純な推定モデルをご紹介します．肺炎球菌は肺炎や気管支炎などの原因菌で，おもに乳幼児や高齢者の間でさまざまな病気を起こすことで知られます．特に，同病原体が血液や脳脊髄を侵す侵襲性肺炎球菌感染症(IPD)は乳幼児の重篤な疾患として知られています．2000年，アメリカは特定の州に限って世界に先立って乳児を対象に肺炎球菌ワクチンの接種を開始し，それによって肺炎球菌感染症(IPDを含む)が劇的に減少するに至りました(その後，全米および他国が追随しました)．

　その際，疫学研究者の研究課題として，ワクチンの効果がどの程度であったのかを明示的に推定する研究が実施されました．例えば，接種プログラムの開始前の有病割合を p_0，開始後の未接種者の有病割合を p_u とすると，ワクチンの間接的効果は以下のようなリスクの相対的減少で評価されます：

$$\mathrm{IE} = 1 - \frac{p_u}{p_0} \tag{16.1}$$

ただ，肺炎球菌のワクチンを含め，多くのワクチンでは免疫の増強を期待して再接種が実施されます．現在利用されている肺炎球菌ワクチンは1人につき，計4回の接種が推奨されています．途上国など貧しい国を考えると(4回接種は高額なので)何回の接種をすれば十分な免疫が得られるのかを知りたいでしょう．

　ここで θ_k を人口のすべての者が k 回 $(k = 0, 1, 2, 3, 4)$ の再接種をしたとき
のワクチン未接種者の感染リスクだとします．すると，k 回の再接種をした
者の割合が x_k の人口において，ワクチン未接種者の感染リスクは重み付け
平均として

$$\sum_{k=0}^{4} \theta_k x_k$$

で与えられます．

　いま θ_k が推定したい(リスク減弱に関する)情報です．地域および時刻の
別(属性2つをまとめて i で識別する)について観察データが存在するとき，
同観察において未接種者が感染するリスクを $\pi_i = \sum_{k=0}^{4} \theta_k x_{ik}$ としましょう(こ
こで x_{ik} は対象 i における k 回再接種者の割合とします)．対象 i の人口が N_i,
未接種者における感染者の観察数を y_i とし，それがポアソン分布に従うとす
ると

$$P(y_i) = \frac{\exp(-N_i \pi_i)(N_i \pi_i)^{y_i}}{y_i!} \tag{16.2}$$

のように観察確率を記述できますので，尤度関数は $L = \prod_i P(y_i)$ となります．
ただし，$\sum_{k=0}^{4} x_{ik} = 1$ ですから5つの θ を推定することが不可能なこともある
でしょう．その場合，ワクチン接種プログラムの開始前のデータから θ_0 だ
けを推定し，それ以外のパラメータ(4つの θ_k)を尤度関数を利用して推定す
れば良いでしょう．

　以上の計算を経ることにより，k 回の再接種による人口レベルの間接的効
果は

$$\mathrm{IE}_k = 1 - \frac{\theta_k}{\theta_0} \tag{16.3}$$

のように計算されます．これを比較することによって，(経済的あるいは社
会的な理由等により)3〜4回の接種ができないときに，その代替として1〜2
回の接種で大丈夫なのかを判断することが可能になります[1]．

234

病原体は干渉し合う

　実は，疫学的干渉が存在すると，今述べた推定モデルでそう単純に計算できない可能性が高くなります．感染症の流行動態は，往々にして単一の病気のダイナミクスとして語ることが難しく，ほかの病気に影響を受け，また，自身もほかの病気に影響を与えていることが知られています[2]．例えば，根絶間近のポリオ（急性灰白髄炎）は小児に神経学的麻痺を引き起こす感染症ですが，そのワクチン接種が世界的に普及するにつれ，近縁のウイルスであるコクサッキーB型ウイルスの感受性も低下したことが知られています．捉え方によっては，これは病原体の種間の競争を反映していると解釈されます（競争していた盟友ポリオの減速に伴ってコクサッキーBも減速したのです）．干渉は必ずしも交差免疫[1]で説明されそうな事象に限りません．よく知られているのが，蚊が媒介することで知られるデング出血熱です．デングウイルスには合計4つの血清型がありますが，1つの血清型に感染した後に別の血清型に感染すると重篤なデング出血熱が引き起こされ易いことが知られています．その場合は，同じデングウイルスの別々の血清型の間で抗体依存性感染増強と呼ばれる感染状態の増強の惹起が認められるのです[2]．

　図16.1（次ページ）に典型的な2つの病原体の間の疫学的干渉を示します．病原体Aと病原体Bは同種内の競争でも構いませんし，あるいは，一見するとまったく関係ないような2つの病原体（例：ある細菌とあるウイルス）の関係でも構いません．一方に感染すると感染途中はもう一方の感染に対する一時的な抵抗が与えられることを想定しています．このとき，モデルには4つの異なる平衡解が存在します．すなわち，

1）　交差反応による免疫のことを交差免疫と呼ぶ．交差反応とは，抗体がその免疫原（抗原）と別の抗原と結合することを指す．
2）　ある系統による感染によって獲得した免疫のために，それに似た（免疫学的距離が近い）系統の感染が促進されること（あるいは病状が悪化すること）を抗体依存性感染増強と呼ぶ．

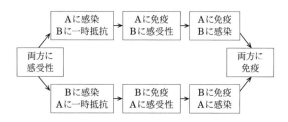

図16.1　2つの病原体(病原体型)による疫学的干渉の一例[2]. 病原体
AとB病原体Bは互いに影響を及ぼし合う. 一方に感染している間はも
う一方に対して一時的な抵抗性を及ぼすが, 一定期間が経過すると未
感染の病原体に対して感受性を有するようになる. 2つの病原体が互
いに影響を及ぼし合うことによって流行のバランスが保たれていると
き, 一方を制御するともう一方の流行動態にも多大な影響が及ぼされ
る.

（ⅰ）病原体Aだけの流行が持続し, Bが流行らない状態,

（ⅱ）病原体Bだけが流行してAは流行らない場合,

（ⅲ）共存する場合,

（ⅳ）どちらも絶滅する場合,

が起こり得るのです. それぞれの平衡状態に至る条件を調べることにより,
それぞれの病原体が干渉し合うような複雑な動態を理論的に理解した上で,
どのようなパラメータによって平衡状態が決定されるのかを知ることができ
ます[2].

　図16.1では, 干渉し合っている病原体の数が2種類なので単純明快です
が, 実際には3種以上の病原体が影響を及ぼし合っているのが自然界におけ
る干渉の実態です. 例えば, 麻疹と百日咳は干渉し合っていることがイギリ
スの研究で知られています[3]. しかし, それは麻疹と百日咳という2つの
病気だけを取り挙げて分析した結果, 干渉関係がわかっただけで, 実際には,
麻疹は風疹やそのほかの感染症との間でも複雑に影響を与え合っているよう
です[3]. その場合, 2,3種類の感染症に関する数値的分析や複雑なモデルのデ

3）　現に2013年に風疹が流行し, 2014年には麻疹が流行しましたが, 同様のパターンが過去
にも見られてきた.

ータ同化はできたとしても，明示的に全容を理解することは困難をきわめます．

　また，干渉のメカニズムは生物学的なもの以外にも感染時の社会的活動の変化によるものも知られています．例えば，急性ウイルス感染症の発病後間もない頃には自宅などで療養をして回復を待つことが多いです．そのため，間接的に職場や学校での接触が減少することに繋がりますので，ほかの病原体の感染機会が減少することに繋がり，それはほかの感染症の流行に多大な影響を及ぼします．これは生態学的干渉とも呼ばれ，先述の百日咳と麻疹のように一見まったく生物学的に関係していないような感染症の間に認める干渉メカニズムの描写をするために最も合理的と考えられています[3]．

ワクチン接種による置き換え

　さて，疫学的干渉がワクチン接種効果の評価にどのように影響するかを考えましょう．前述の肺炎球菌ワクチンですが，その効果はアメリカを中心とする各地で確認され，2013 年度には日本でも 2〜4 歳児を対象に定期接種に加えられました．また，成人用の同ワクチンも 2014 年 10 月から定期接種に加えられました．

　ただし，現行の肺炎球菌ワクチンは肺炎球菌の一部の感染のみを防ぐことしかできません．肺炎球菌には 92 種以上の系統(型)が存在することが知られています．ワクチンは 7 価，13 価あるいは 23 価などと呼ばれており，それぞれ 92 型の中でも合計 7, 13 あるいは 23 個の型からの感染を防ぐよう開発されたものです．そもそも，IPD などの侵襲性の感染は 92 型すべてではなく 7〜23 の型だけが引き起こす傾向が明確なためです．

　そういった病原体のワクチン接種を決断する場合には細心の注意が必要です．というのも，同じ細菌の型の間で疫学的干渉が起こっていることは想像に難くありません[4]．そうすると，一部の型のみを対象にするワクチン接種

4）　同じ病原体内では，抗原性を一部で共有している可能性が高いため，交差免疫を惹起する可能性が高い．

をプログラムとして導入すると，流行を引き起こす主な型の構成が変化します．

　このメカニズムを図 16.2 に示します．ワクチン接種プログラムの開始前から，ワクチン型と非ワクチン型は互いに影響を与え合ってきました．それぞれの型が存在することによって平衡状態を保っていたのです．しかし，ワクチン接種プログラムによってワクチン型を特異的に抑える免疫が付与されました．それにより，本来はワクチン型の影響で，間接的な抑制が効いていた非ワクチン型のタガがはずれ（秩序が乱れ），結果として非ワクチン型がワクチン接種プログラムによって増えることが起こり得るのです．この現象は血清型置換（serotype replacement）と呼ばれます．

　英米では，既に肺炎球菌の血清型置換を疑う所見が疫学データに見られると示唆されており[4]，それは接種プログラム評価の落とし穴になりかねないので細心の注意が必要であると指摘されています．また，置換現象が長期

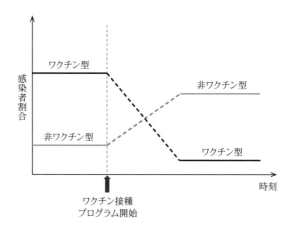

図 16.2　ワクチン接種による疫学的干渉の修飾[4]．ワクチン接種プログラムの開始前にはワクチンで防がれるタイプ（ワクチン型）とそれ以外（非ワクチン型）が互いに影響を及ぼし合って流行動態が保たれていた．ある日，突然に接種プログラムが開始され，それによってワクチン型の感染者は減少したが，一方で非ワクチン型が（かつてワクチン型によって与えられていた制御が効かなくなるために）増加した．このような変化は肺炎球菌やヒトパピローマウイルス（HPV）に対するワクチン接種で認められるのではないかと危惧されている．

238

間に渡って見られることは，ワクチン接種の効果を判定する側にとっても問題をきわめて複雑化する要因として認識されています．極端な話では，ワクチン接種によって短期的にワクチン型と非ワクチン型の両方が減ったとしても，複雑なメカニズムによって何十年後あるいは何百年後に非ワクチン型の隆盛が起こり得ることも十分に考え得るのです．ワクチン接種による間接的効果が何十年後・何百年後に負の値になることさえ起こり得ます[5]．その場合は上記の式(16.3)のような計算だと，ワクチン効果が時刻とともに大きく変化してしまうのです．ワクチン効果の推定式はワクチン型のみならず非ワクチン型の交差免疫の強さや持続期間などに多大な影響を受けます[6]．

子宮頸がんワクチンについて考えよう

　子宮頸がんワクチンは，肺炎球菌とともに 2013 年 4 月から日本で定期接種に加えられました．これはがんを直接的に防ぐワクチンではありません．女性の子宮頸がんはヒトパピローマウイルス(HPV)と呼ばれるウイルスの特定の型に感染した者に認められており，その感染を予防するワクチンとして開発されました．疫学で定義される「原因割合(etiological fraction)」とは，病気(子宮頸がん)の症例における特定の原因(HPV 感染)によるものが占める割合を表しますが，HPV 感染は子宮頸がんのほぼ 100% を説明することが知られています．言い換えるならば，同感染を防ぐことができれば，未来には子宮頸がんは病気として消滅している可能性すらあるのです．ですから，多大な期待が寄せられ，中学生女子を対象に同ワクチンの大規模な接種が導入されることになりました[5]．

　HPV は遺伝子(塩基配列)の相同性を基に約 100 種類以上の遺伝子型に分類されています．その中でも，HPV は大きく皮膚型と粘膜型に分類され，粘膜型の HPV は主に性器粘膜に感染します．性器粘膜の感染では長期間にわ

---

5)　ただし，2013 年中に接種後の痛みを中心とする副反応との因果関係が否定できないことから，いったん定期接種が中止され，その後接種が再開されたものの，国が適切な情報提供ができるまでの間は積極的勧奨が控えられていた．2022 年 4 月より，積極的勧奨が再開された．

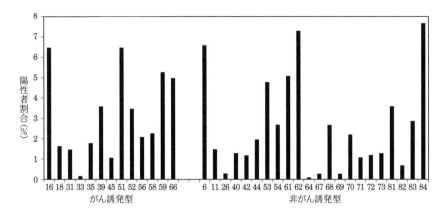

図16.3　ヒトパピローマウイルス（HPV）のウイルス型の分布[7]．ワ
クチン接種プログラムが開始される前のアメリカ，メキシコおよびブ
ラジルにおける一般女性の HPV 陽性者のウイルス型別割合．がん誘
発型は子宮頸がんの原因になることが知られているが，非がん誘発型
は子宮頸がんとの因果関係が明らかでない．

たって不顕性感染（症状がない感染）の状態で生殖器にウイルスが存在するた
め，HPV 感染は性行為を通じて世界的に蔓延してきました．粘膜型 HPV は，
さらに，がん誘発型と非がん誘発型の2種類に分類されます．図16.3はア
メリカ大陸における HPV の型別の感染者割合です．HPV16/18/31/33/35/
45/52/56/58 などは，がん誘発型と呼ばれており，子宮頸がんを中心とする
性器がんから多く検出されます．子宮頸がん以外にも肛門がんの85%，外陰
部がんの50% にウイルスがみられ，発がんウイルスと呼ばれています．一
方，非がん誘発型に分類される HPV6/11/13/42/43/44 は，性器に感染しても
尖圭コンジローマと呼ばれる「イボ」のような良性腫瘍しか起こさないこと
が知られています．
　現在，国内で定期接種で接種できる子宮頸がんワクチン（以下，HPV ワク
チンと呼ぶ）は2種類あります．1つの商品名は「サーバリックス」といいま
す．同ワクチンは HPV16 型と18型という2つの主要ながん誘発型の感染
を予防することが知られています．もう1つは「ガーダシル」と呼ばれるワ
クチンです．ガーダシルは，HPV16 型と18型に加えて，非がん誘発型の6
型や11型の感染も予防すると言われます．ガーダシルは尖圭コンジローマ

の予防にも繋がりますので，女性はもちろん男性の感染予防にも役立つという理論武装がされています．

さて，HPVワクチンの運用には大きく分けて3つの問題を認めます．1つは，2013年から社会的問題として顕在化した副反応の問題です．安全性（副反応の因果関係の特定など）に関する評価手法に関しては，機会を改めてご紹介したいと思います．もう1つはウイルス型の置換であり，肺炎球菌と同様にワクチン型以外のタイプが接種によって（ニッシェ[6]が生じて）増えるのではないかと危惧されています．置換に対応すべく，HPVワクチン接種プログラムでは，さまざまな統計モデルを事前に準備して対応策が練られています[8]．3つ目の問題は，男性の取り扱いです．HPVワクチンは女性の子宮頸がん予防を期待して実施されますが，男性においてもワクチンが有効であると知られています．

性別におけるワクチン接種の問題は，男女を宿主タイプとして区別して取り扱ったモデルを用いると簡単に理解することができます．1人の男性感染者が生み出す女性の2次感染者数の平均値をR_{fm}，1人の女性感染者が生み出す男性の2次感染者数の平均値をR_{mf}とします．このとき，次世代行列Kは

$$K = \begin{pmatrix} 0 & R_{fm} \\ R_{mf} & 0 \end{pmatrix} \tag{16.4}$$

として記述することができます．人口全体において，典型的な1人の感染者が生み出す2次感染者数の平均値を基本再生産数（R_0）と呼び，それは次世代行列の最大固有値として与えられます．すぐに計算可能ですが，$R_0 = \sqrt{R_{fm}R_{mf}}$です．

ここでM人分のワクチンが手に入る場合を考えましょう．接種対象の女性人口はN_f，男性人口はN_mとします．女性だけにワクチン接種を実施する場合，$p = M/N_f$の女性からの感染が防がれるので，ワクチン接種下の次

6）病原微生物が増殖可能なスペースのこと．そもそも，装飾品を飾ることができる寺院などの壁面の窪みのことを指すが，それが派生して，生態学において生物によって適応可能あるいは資源利用が可能な空の場所のことを指すためにこの用語が頻繁に用いられる．仏語nicheを英語読みしてニッチとも言われる．

世代行列は

$$K_v = \begin{pmatrix} 0 & R_{fm} \\ (1-p)R_{mf} & 0 \end{pmatrix} \tag{16.5}$$

となります．ワクチン接種下で，典型的な１人の感染者が生み出す２次感染者数の平均値を表す実効再生産数 (R_e) は

$$R_e = \sqrt{(1-p)R_{fm}R_{mf}} \tag{16.6}$$

となります．

ワクチンは女性だけでなく男性にも分配可能です．例えば，$p_e = M/(N_f + N_m)$ のように，同数のワクチンを男女に均等配分したときはどうなるでしょうか．次世代行列は

$$K_{v1} = \begin{pmatrix} 0 & (1-p_e)R_{fm} \\ (1-p_e)R_{mf} & 0 \end{pmatrix} \tag{16.7}$$

となりますから，実効再生産数は

$$R_e = (1-p_e)\sqrt{R_{fm}R_{mf}} \tag{16.8}$$

です．また，男性に重みをつけるような配分も可能で，男女それぞれの接種割合を p_m, p_f とすると

$$K_{v2} = \begin{pmatrix} 0 & (1-p_m)R_{fm} \\ (1-p_f)R_{mf} & 0 \end{pmatrix} \tag{16.9}$$

ですから，実効再生産数は

$$R_e = \sqrt{(1-p_m)(1-p_f)R_{fm}R_{mf}} \tag{16.10}$$

で与えられます．

図16.4（次ページ）に各々の接種戦略による（同数のワクチンが与えられたときの）実効再生産数の比較結果を示します．ワクチン接種率が低い間は女性のみに接種を実施する政策が最も能率が悪く，一方で，男性に重みをつけて接種をしたほうが少ないワクチン数で大規模流行が防がれるものと期待できます．ただし，接種率が高くなると男女均等配分は単に線形に再生産数を下げる効果しか及ぼさず，その場合は女性か男性に集中的に接種したほうが有益です．このように，男女別のワクチン配分の問題は次世代行列の固有値を用いて議論することが可能です[9]．集団免疫を高めて女性を守るだけでなく，男性の尖圭コンジローマも防ぐことのできるガーダシルの抜け目のな

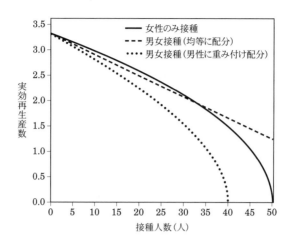

**図 16.4　ヒトパピローマウイルス（HPV）の男女別ワクチン接種戦略の
比較**．HPV ワクチンは女性だけでなく男性にも接種することが可能で
ある．1 人の男性感染者から生み出される 2 次感染女性の平均値が 2.2
人，1 人の女性感染者から生み出される 2 次感染男性の平均値が 5.0 人，
女性人口 50 人，男性人口 30 人とした場合の合計 80 人の仮想的集団に
おける接種計画別の実効再生産数の検討結果を示す．重み付け配分の
際には 40 人分の接種をしたところで全 30 人の男性すべてが防がれる
ので男女の伝播サイクルが絶たれる．女性のみを接種した場合でも女
性が 50 人なので 50 人分の接種で伝播サイクルが絶たれる．

さが理解されます．

おわりに

　肺炎球菌の血清型や HPV の遺伝子型のように同種内の干渉が無視できな
い事例をご紹介しました．特に，型の置換が起こることは干渉がある限り必
然的であり，もし，そういった干渉構造を理解せずに単純化しすぎたモデル
を利用すると，ワクチンの間接的効果などの評価の際に落とし穴にはまって
しまうことがあります．ただし，かと言って，すべての病原体の間の干渉を
記録するように常に観察を計画することは現実的ではありません．個々の研
究目的に応じて，どのような要素を無視したモデルを構築すべきであるのか，

無視した要素が結果にどのような影響を与えるのかを明らかにした上で現実的解釈を行う必要があります．そして，観察できない事象の不確実性への対処方法も常に注意深く考えることが必要です．

参考文献

[1] Haber M, Barskey A, Baughman W, Barker L, Whitney CG, Shaw KM, Orenstein W, Stephens DS. "Herd immunity and pneumococcal conjugate vaccine: a quantitative model". *Vaccine* 2007; 25(29): pp. 5390-5398.

[2] Dietz K. "Epidemiologic interference of virus populations". *J. Math. Biol.* 1979; 8(3): pp. 291-300.

[3] Rohani P, Green CJ, Mantilla-Beniers NB, Grenfell BT. "Ecological interference between fatal diseases". *Nature* 2003; 422(6934): pp. 885-888.

[4] Weinberger DM, Malley R, Lipsitch M. "Serotype replacement in disease after pneumococcal vaccination". *Lancet* 2011; 378(9807): pp. 1962-1973.

[5] Cobey S, Lipsitch M. "Niche and neutral effects of acquired immunity permit coexistence of pneumococcal serotypes". *Science* 2012; 335(6074): pp. 1376-1380.

[6] Omori R, Cowling BJ, Nishiura H. "How is vaccine effectiveness scaled by the transmission dynamics of interacting pathogen strains with cross-protective immunity?" *PLoS One* 2012; 7(11): e50751.

[7] HPV Study group in men from Brazil, USA and Mexico. "Human papillomavirus infection in men residing in Brazil, Mexico, and the USA". *Salud. Publica. Mex.* 2008; 50(5): pp. 408-418.

[8] Tota JE, Ramanakumar AV, Jiang M, Dillner J, Walter SD, Kaufman JS, Coutle'e F, Villa LL, Franco EL. "Epidemiologic approaches to evaluating the potential for human papillomavirus type replacement postvaccination". *Am. J. Epidemiol.* 2013; 178(4): pp. 625-634.

[9] Bogaards JA, Kretzschmar M, Xiridou M, Meijer CJ, Berkhof J, Wallinga J. "Sex-specific immunization for sexually transmitted infections such as human papillomavirus: insights from mathematical models". *PLoS Med.* 2011; 8(12): e1001147.

第 17 章

エボラ流行の
対策効果と国際的拡大

西浦 博
（京都大学大学院医学研究科）

さて，本章は，エボラウイルス病流行の数理的諸研究の2回目です．2014-15年において，数理モデル研究と流行対策はうまくいったのか，考えてみましょう．

2014年流行初期の予測は失敗だった

一般的に，時間軸と空間軸でバッチリ数値的予言に成功したと認識された過去の予測事例は1つもなく，いつも予測は事後批判の的となります．エボラでも，2014年秋の流行予測が実践的でなかったことが批判されました．特に，米国疾病予防管理センター(CDC)による研究では2015年1月20日までに55万〜140万人の感染者発生が見込まれましたが，これは明らかな過大評価でした[2]．過大評価はCDCに留まりません．筆者の研究でも，感染者の指数関数的増殖が続くと仮定すると年内に7万〜27万人が感染する可能性がある，と主張しました[3]．同様の予測はWHOが関わった研究でも実施され[1]，年内に指数関数的増殖が続く想定の下，予測された感染者数は筆者と同程度でした．

流行早期に指数関数的増殖が続くのには理論的根拠があります．時刻tにおける新規感染者数を$i(t)$，基本再生産数をR_0，時刻tで感受性を有する者の割合を$s(t)$，世代時間(1人の感染者が感染してから次の2次感染者が感染するまでの時間間隔)の確率密度関数を$g(s)$とします．再生産方程式は以下で与えられます：

$$i(t) = s(t)R_0 \int_0^\infty i(t-s)g(s)ds \tag{17.1}$$

この方程式では，時刻tで1人の感染者が生み出す2次感染者数の平均値(実効再生産数)は積分の外にある$s(t)R_0$で与えられます[1)]．流行が下火に至るのは感受性を持つ者の割合が$1/R_0$を下回ることで生じると仮定しているのです．流行初期では，すべての個体はエボラウイルス病に対して感受性を有するので$s(t) \approx 1$と仮定することができますから，式(17.1)は流行初期に

---

1) 全接触のうち，割合$s(t)$は既に感染した者と行われるため．

一定の増殖率で感染者が増えることを示唆します.

　しかし,実際には流行は10月頃から少しずつ下火になり,指数関数的な感染者数の増加は2014年内に継続的に続きませんでした.2015年までに2万人超の感染者数が報告されましたが,これが実際の数の半分と見積もったとしても5万人未満です.専門家内では2つの議論が巻き起こりました.

　1つ目は,数理的な解決手法として,未来に増殖率が減り始めるかも知れないことを直接的にモデルで仮定すべく,ロジスティック増殖のモデルを代替案として使うとより有効ではないか,という議論です.4パラメータの一般化ロジスティックモデルは流行予測に有用であることが広く知られています[4].しかし,果たしてロジスティックモデルが指数則よりも良いかというと,決してそうではありません.現に,2014年9月初旬にロジスティックモデルで予測を施してもより妥当な数値的予測は得られません(図17.1).ロジスティックモデルを流行早期に累積感染者数に適合しても変曲点の探知が難しく,予測される流行規模は外れてしまいます.また,別の問題として,

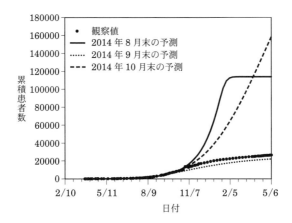

図17.1　一般化ロジスティックモデルを用いたエボラ出血熱の予測.
縦軸は累積患者数で,疑い患者と確定患者を合わせた報告数.横軸は報告日付.それぞれの予測値は2014年の特定時刻までのデータが与えられたときに,最尤推定法を用いて観察値に適合を行い,観察時期以降を含めて一般化ロジスティックモデル[4]で将来を予測したときの期待値を表す.世界保健機関の公表データベースを基に筆者が改変を加えた[1].

指数的増殖の対案としてロジスティック曲線を受け入れるには，ロジスティック増殖が「なぜ起こるのか」，背景メカニズムを数理的に説明することが求められます．現時点では，それが十分でなく，あくまで現象論的に流行曲線を捉えやすい関数として議論されています．

2つ目は，2014年9月初旬の時点では感染者数が減少に転じる兆候を認めず，近い未来に新規罹患者数が減り始める理由は見あたりませんでした．CDCの推定手法はともかく，指数関数的な感染者数の増殖を主張した研究者の多くは，もともとから数値的予測を中心的課題に据えて研究を発表しておらず，単純な予測値を研究結果に含めた真の狙いは「状況把握(situation awareness)」の改善でした．加えて，流行初期の研究[1,3]では，指数関数的増殖が（続かないだろうけれど）「仮に」続いた場合と明確に想定を明示した上で数値を議論しました．増殖率が下がれば過大評価なのは自明であり，技術的問題ではなく，事後のコミュニケーションが十分でないことが問題の本質かも知れません．

流行対策はうまくいったのか

なぜ，2014年を通じて指数関数的な患者数の増殖が続かず，冬の初めに増殖率が減少したのか．その有力な理由の1つは，流行対策の影響です．エボラウイルス病はおもに体液を介して伝播しますので，流行国では，感染者を入院させて接触行動を制限し，既に接触した健常者がいたら観察下に置く（そして，もし発病したら入院・隔離する）という「接触対策」をとことん実施しました．上記の通り，リベリアでは流行対策が功を奏したために早期に終息が宣言されました．歴史的に同国はアメリカ大陸へ渡った黒人奴隷の多くの出身国であり，その繋がりの影響もあり，米軍が大量に投入されて徹底的な接触対策が実施されました．

上記のように，2014年9月には現流行が大規模流行であり，放置すると何万〜何十万人の感染者が年内に見込まれる，という研究が複数発表されました．特に，感染者数が異常に増殖し，患者を診断・入院させて隔離するため

の病院や医療機関が足りないことが問題として浮き彫りになりました．その
ため，WHO や国境なき医師団が中心となり，医療従事者の数を拡充しつつ
野外に医療機関を設営することを決断しました．流行初期から存在したエボ
ラ治療センター(ETC)はスタッフ数も十分な施設で厳格な隔離が可能です
が，感染者数がその入院許容数を遥かに超えました．そのため，WHO は，
よりスタッフ数が少なくて済み，家庭内にいる患者を素早く収容できるコミ
ュニティ治療センター(CCC)の設営を推進しました．CCC が多数設営され，
ダイナミクスは図 17.2 の病院仮設後のように変化しました．設営前までは，
感染性を持った者が入院できずに家庭内に残り，家族構成員に次々と 2 次感
染者を生み出しましたが，病院設営によってその機会を奪い，遥かに低い頻
度で 2 次感染が起こる状況に変化したのです[5]．

　病院設営の影響は図 17.2 の数理モデルを観察データに適合すれば一目瞭
然です．シエラレオネにおいて，11 月末までに追加の病院を設営した場合と
現状維持とで，新規感染者数を比較した結果を図 17.3（次ページ）に示しま
す．現状維持が続くと，週あたり千人単位の新規感染者が年末年始に見込ま
れました．しかし，病院設営によって新規感染者数が頭打ちしました．年末

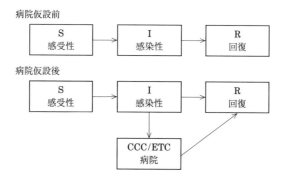

図 17.2　病院の設営に伴う伝播動態の変化． 病院数が足らず，コミュ
ニティで伝播が持続するときの感染動態が SIR モデルで十分に記述可
能であるとする．仮設病院設営が伝播ダイナミクスへ及ぼす影響は，
感染性を有するコンパートメントから病院へ感染者が遷移し，感染性
を失うことで具体化される．時刻とともに増加する病院数に対応付け
て遷移をモデル化することで病院設営の効果が検討された[5]．CCC
はコミュニティ治療センター，ETC はエボラ治療センターの略語．

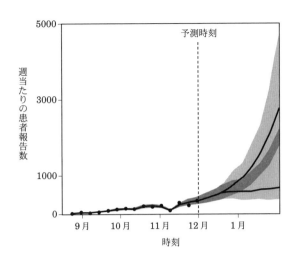

図 17.3　病院設営に伴うエボラウイルス病の流行動態の変化. 横軸は
時刻, 縦軸は週あたりの新規患者報告数. 11 月末時点(縦点線)までに
病院が十分な数だけ設営された場合と現状維持の場合の予測値を比較
している. 影は 95% 予測区間(濃い影は 2 つの予測区間の重複部分).
患者数が多いほうの予測が現状維持のシナリオ, 少ないほうが病院が
設営された場合のシナリオである. 実際には, 病院を設営したシナリ
オに近い観察値を認めた[5].

　年始に観察された患者報告数は病院設営時のシナリオに近い値でした. 単純
な SIR モデルですが, 時間に依存する入院コンパートメントの導入だけで,
ここまで説明がつきました. 病院建設だけでは流行を止めるのに十分ではあ
りませんが, 仮設病院によって接触対策の拡充に成功したことは明らかであ
り, 対策の奏功が評価されます.

国際的な流行拡大の予測

　上述の通り, 単一の流行曲線だと変曲点の早期探知が難しいため, 流行ピ
ーク前に精緻な流行予測を施すことが困難です. しかし, 新規感染者数の時
間分布だけでなく, 地理的分布が情報として加われば, 不確実性が幾分緩和
され, ピーク前の予測も改善することがあります. 特に, 国際的な流行拡大

予測はリアルタイム予測の成功事例として知られています[6].

　国際的な流行予測モデルはきわめて単純ですので定式化をご紹介しましょう. 患者数が離散時間で報告されますので, 感染症数理モデルで最も頻繁に利用する SIR モデルを離散時間で構築します. (S_t, I_t, R_t) をそれぞれ時刻 t における感受性宿主数(感染し得る者の数), 感染性宿主数(他者に感染させ得る者の数), 回復者数とします. 人口 N は t に独立で $N = S_t + I_t + R_t$ と不変とします. 伝達係数(伝播のしやすさを決定する係数)を β, 単位時間あたりの回復率を μ とします. 流行の時間発展を決定する離散時間 SIR モデルは以下で記述されます.

$$\begin{cases} S_{t+\Delta t} = S_t - \mathrm{Bin}\!\left(S_t, \beta\Delta t\dfrac{I_t}{N}\right) \\[2mm] I_{t+\Delta t} = I_t + \mathrm{Bin}\!\left(S_t, \beta\Delta t\dfrac{I_t}{N}\right) - \mathrm{Bin}(I_t, \mu\Delta t) \\[2mm] R_{t+\Delta t} = R_t + \mathrm{Bin}(I_t, \mu\Delta t) \end{cases}$$

$\mathrm{Bin}(a, b)$ とは確率 b で a 回の二項分布による試行を行った結果を表します. このモデルでは回復率が幾何分布に従うと仮定しています.

　この流行モデルを基礎に, ヒト移動を加味しましょう. ある1人の個体が j という国から i という国へ単位時間の間に移動する確率は以下で定義されます:

$$p_{ji} = \frac{w_{ji}}{N_j}\Delta t \tag{17.2}$$

ここで w_{ij} とは国間の交通量(ネットワーク科学のエッジの重み)に比例する移動率であり, 同データは IATA などの航空機を利用した移動統計から入手可能です. また, N_j は出発国 j の人口で, 移動者は j 国でランダムに選択されると想定しています. p_{ij} が得られれば

$$P(\{\xi_l\}) = \frac{X_j!}{\left(X_j - \sum_l \xi_{jl}\right)!\prod_l \xi_{jl}!}\prod_l p_{jl}^{\xi_{jl}}\left(1 - \sum_l p_{jl}\right)^{\left(X_j - \sum_l \xi_{jl}\right)} \tag{17.3}$$

のように, 旅行者数 ξ が人口 X_j から二項分布に従ってランダムに抽出され j から l へ移動する様をモデル化できます. これに伴い, 確率的旅行オペレータと呼ばれる j から l への移動率が記述できます:

$$\Omega_j(\{X\}) = \sum_l \left(\xi_{jl}(X_j) - \xi_{lj}(X_l) \right) \tag{17.4}$$

Ω_j は X 状態（S, I, R などの状態）の者が j という国に移入あるいは移出が起こったときの純移動数を与えます．確率的試行を基に得られた Ω_j を利用すれば，SIR モデルを国別（添字 j で表す）で議論可能です：

$$\begin{cases} S_{j,t+\Delta t} = S_{j,t} - \mathrm{Bin}_j\left(S_{j,t}, \beta \Delta t \dfrac{I_{j,t}}{N} \right) + \Omega_j(S) \\[2mm] I_{j,t+\Delta t} = I_{j,t} + \mathrm{Bin}_j\left(S_{j,t}, \beta \Delta t \dfrac{I_{j,t}}{N} \right) - \mathrm{Bin}_j(I_{j,t}, \mu \Delta t) + \Omega_j(I) \\[2mm] R_{j,t+\Delta t} = R_{j,t} + \mathrm{Bin}_j(I_{j,t}, \mu \Delta t) + \Omega_j(R) \end{cases}$$

地理的な流行モデルの専門家間では，Ω_j は確率的干渉項（coupling term）と呼ばれます．

このモデルは決定論的モデルを基礎に感染や回復の過程に二項分布を利用しており，ハイブリッド型確率モデルと呼ばれます．同モデルを利用すると j 国の新規感染者数は $\mathrm{Bin}_j\left(S_{j,t}, \beta \Delta t \dfrac{I_{j,t}}{N} \right)$ で決定されますから，尤度関数が簡単に導出されデータ適合が容易です．ベイズ推定を実施すればリアルタイム予測が実装されます．予測区間には（事後分布から得られる）パラメータの不確実性と（モデル内の二項分布から得られる）感染や回復イベントの確率性の両方が反映されます．

図 17.4（次ページ）は上記モデルを基礎に，エボラウイルス病の国際的な拡大について実装した研究成果の1つです[7]．同研究では，まず，2013年におけるIATAの静的移動データを利用して，流行が顕著な3国（ギニア，リベリア，シエラレオネ）を中心とするエボラウイルス病流行のデータ同化を実施し，2014年8月末までの観察データを基に流行の1か月程度先の未来までのリアルタイム予測を実施しました．ただし，2014年夏以降，アフリカ諸国を中心とする40か国以上で上記3国への渡航制限が行われました．この影響を流行予測に反映するため，西アフリカ地域の近隣諸国では渡航制限によって全渡航の80%，それ以外の制限実施国では全渡航の90%がキャンセルされたと仮定し，ネットワークデータの重みを人為的に修飾した上で Ω_j を計算して流行シミュレーションを再度実施しました．図 17.4 は，それら2つのシミュレーションから各国の流行開始日の平均値を取り，渡航抑制によ

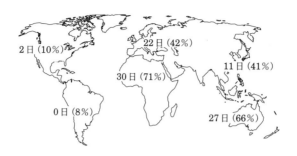

図 17.4　渡航抑制に伴うエボラウイルス病患者の侵入の遅れ効果. 航空機を利用したヒト移動ネットワークを用いて流行のメタ個体群モデルを実装した分析結果. 8 月末日までの流行データを利用し, 渡航抑制がまったくない場合と比較して, 渡航抑制をした場合における 9 月末までの流行の遅れ効果を検討した. 世界を大きく 6 地域に分けたとき, アフリカ地域では実に流行国(3 か国)との間で 71% 以上の渡航が抑制され, 9 月中の侵入はほぼ回避できるほどの影響があったと推定された. 欧州では 42% の渡航が抑制され, 約 22 日程度の遅れ効果が推定された. アジア地域は 11 日, 南北アメリカでは 2 日間の遅れ効果が推定された[7].

って, 世界各国でエボラウイルス病の感染者が侵入する日数がどの程度遅れたのかを 2014 年 9 月末までを対象期間として計算した結果です. 渡航制限により, アフリカ地域では約 1 か月の遅れ効果が得られ, 他の地域では長くて数週程度の遅れが得られたものと推定されました.

　ただし, この程度の遅れではワクチン開発・生産を待つには十分でなく, 流行国で伝播が続く限り, 国際的な流行拡大は避けられないであろう, と同研究は結論付けました[7]. 渡航抑制は, 各地域への経済的影響や渡航の自由に対する干渉との間でバランスを取るべき政策課題であり, 仮にアフリカ地域で 1 か月間の遅れがあったとしても, それが喜ばしい結果と手放しで受け取られるわけではないようです.

　少なくとも, 上記のモデル[2]は予測の実行可能性がきわめて高く, 改めて広く知られる機会になりました. モデル構造としても SIR モデルを少しだ

2）　メタ個体群モデルと呼ばれる.

254

け拡張するだけで実装可能です．個体群１つを国単位とすれば，定量化も容
易です．また，地理的な流行拡大予測の妥当性が高いことは，他の新興感染
症の分析においても実証されてきました．図 17.5 は 2002〜3 年に香港を基
点に流行が世界的に拡大した重症急性呼吸器症候群（SARS）のリアルタイム
予測において，事後評価のスナップショットを１枚だけ抽出したものです．
流行は，香港と関連の深い国（カナダ，シンガポール，ベトナム，台湾）へ拡
大しました．同拡大を予測した結果，ほとんどの国で観察患者数はモデルの
予測区間内に収まりました．同モデルは地理的な流行拡大の経路（epidemic

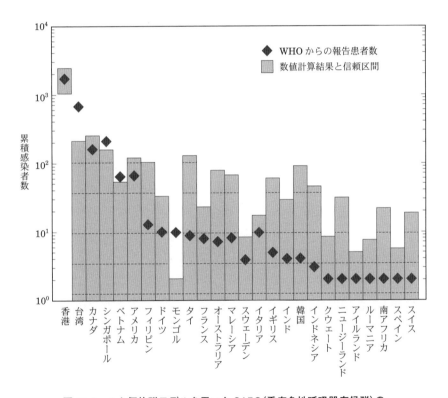

**図 17.5　メタ個体群モデルを用いた SARS（重症急性呼吸器症候群）の
国別患者数予測**．SARS は中国広東省で発生し，香港を基点に世界各
国に流行が拡大した．ヒトの航空機移動ネットワークを利用してメタ
個体群モデルで流行予測を実施したときの，流行 98 日目の予測患者数
と観察患者数の比較結果を示す．ほとんどの国・地域において観察値
が予測区間内に収まった[6]．

pathway）を確実に定量化できることが売りであり，一部の物理学者の間では，ヒト移動ネットワーク上で予測された通りに流行が拡大する様相自体を予測可能性（predictability）として定義し，他のモデルから差別化して現実社会での実装を企んでいます[6].

エボラ対策はうまくいったのか

いつの世も，常に結果論的な議論は受け入れられやすいものです．野外の仮設病院の設営や接触対策の徹底によって 2014-2015 年のエボラ流行は終焉を迎えました．大局的には，21 世紀で一番の人類未曾有の危機と捉えられる流行が，人類の力によって制御することができたと言っても過言ではありません．エボラウイルス病は入院による接触管理が必要であり，今後も発展途上国を中心とした問題であり続けるでしょう．世代時間に 2 週間を要するスローな伝播であることもあり[8]，少数の感染者の侵入である限り，日本のような先進国で流行が爆発的に拡大する可能性は低いです．

参考文献

[1] WHO Ebola Response Team. "Ebola virus disease in West Africa-the first 9months of the epidemic and forward projections", *New England Journal of Medicine* 2014; 371(16): pp. 1481-1495.

[2] Meltzer MI, Atkins CY, Santibanez S, Knust B, Petersen BW, et al. "Estimating the Future Number of Cases in the Ebola Epidemic-Liberia and Sierra Leone, 2014-2015". *Mortal Morbid Wkly. Rep.* 2014; 63: pp. 1-14.

[3] Nishiura H, Chowell G. "Early transmission dynamics of Ebola virus disease (EVD), West Africa, March to August 2014". *Eurosurveillance* 2014; 19(36): pii＝20894.

[4] Hsieh YH, Cheng YS. "Real-time forecast of multiphase epidemic outbreaks", *Emerg. Infect. Dis.* 2006; 12: pp. 122-127.

[5] Kucharski AJ, Camacho A, Checchi F, Waldman R, Grais RF, et al. "Evaluation of the benefits and risks of introducing Ebola community care centers, Sierra Leone", *Emerg. Infect. Dis.* 2015; 21: pp. 393-399.

[6] Colizza V, Barrat A, Barthelemy M, Vespignani A. "Predictability and epidemic

pathways in global outbreaks of infectious diseases: the SARS case study", *BMC Med.* 2007; 5: 34.

[7] Poletto C, Gomes MF, Pastore Y Piontti A, Rossi L, et al. "Assessing the impact of travel restrictions on international spread of the 2014 West African Ebola epidemic", *Eurosurveillance* 2014; 19: pii=20936.

[8] Nishiura H, Chowell G. "Theoretical perspectives on the infectiousness of Ebola virus disease", *Theoretical Biology and Medical Modeling* 2015; 12: 1.

第 18 章

汚れた空気は
キレイにできるのか

西浦 博
（京都大学大学院医学研究科）

　本章は空気を介した感染微粒子のサイズや飛散距離に着目した数理モデル
を紹介します．呼吸器[1]で増殖する病原体は，感染微粒子が感染源から空中
など外環境を介して感受性者[2]へ伝搬されることで2次感染が成立します．
病原体が長時間，空中を浮遊しながら他者へ伝搬する感染を空気感染と呼び
ますが，その恐ろしさとほかの伝播様式との違いを明確にしつつ，同現象を
モデル化していきましょう．

呼吸器感染症の伝播経路の分類

　インフルエンザウイルスなど呼吸器で感染を起こす病原体の伝播様式は大
きく分けて，次の3つの伝播経路に現象論的に分類されます．1つ目は接触
感染と呼ばれます．環境中の物体などの汚染を介する場合を含め，手指など
が物理的に病原体に汚染されることで侵入・増殖に成功するものです．汚染
された手指が口や鼻の粘膜に触れるときに病原体が伝達されます．ほかの2
つは空気を介するものです．1つが飛沫感染と呼ばれるもので，くしゃみな
どによって感染源から感受性者へ直接的・機械的に病原体を含んだ粒子が到
達するものです．飛沫感染が成立するには近接的な距離に感染源と感受性者
の両方がいることが必要です．なぜなら，くしゃみで排出される粒子の多く
は直径 $100\,\mu m$ 以上であることが知られており[1]，空中から地面にすぐ落ち
てしまい，それで病原体も失活するためです．もう1つが空気感染と呼ばれ
るものです．粒子サイズの直径が $10\,\mu m$ 未満のものを指し，空中を漂ったも
のを感受性者が吸気することで感染が成立します．特に，呼吸器の末梢であ
る肺などに，感染の成立する時点から感染微粒子が到達します．

　こういった分類は現象論的かつ古典的なので，分類そのものは曖昧な傾向
が否めません．そのため，排出される感染微粒子のサイズがどの程度で分布
しているのかに関して，より定量的な議論が最近までに施されるようになり
ました（図 18.1（A））．くしゃみは遠くまで飛びませんが，気管の奥から（咳

1）　鼻や喉から肺に至るまでの呼吸を司る器官．

2）　感染し得るヒトのこと．

(A)

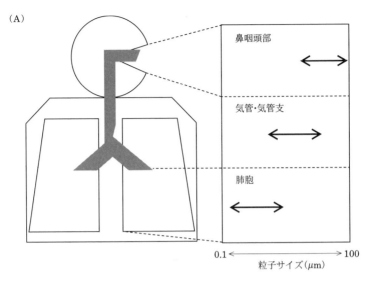

(B)

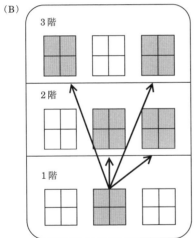

図18.1　（A）　呼吸器感染症の感染微粒子の形成部位と粒子サイズの
関係．鼻咽頭部からくしゃみなどで放たれた粒子のほうが気管支や肺
胞などから放たれる感染微粒子よりも粒子サイズが大きい[1]．粒子サ
イズが大きいと，放出された粒子はすぐに地面に落ちてしまうので，直
接にくしゃみが到達した者にしか2次感染は起こらない．
（B）　ドイツのある病院におけるフロアを跨いだ天然痘の集団発生．
1階に初期感染者が入院し，隔離されていたが，2階および3階の患者
に2次感染者が発生した[3]．この観察は，天然痘の伝播の少なくとも
一部は空気感染によるものであることを支持する知見となった．

を含めて）喀出される粒子は遠くまで感染微粒子が至ります.

　少なくとも，伝播様式の分類はどのように感染対策を実施すれば良いのかを明確に指し示す点で有用です．接触感染による伝播を防ぐためには手洗いや汚染物の滅菌・消毒を実施することが有用です．飛沫感染を防ぐには近接な接触を回避するか，あるいは，サージカルマスクやゴーグルを着用して大き目の粒子が粘膜に直接的に届くのを防止すればいいでしょう．一方で，空気感染は厄介です．結核は空気感染を起こすことが知られていますが，結核患者が病院で入院する場合には空気が外部に出ていかない陰圧室で隔離することが必要です．それらの患者さんの治療に当たる医療従事者も N95 マスクと呼ばれる微粒子を通さないマスクをしっかり着用した上で対応にあたる必要があります.

　逆説的ですが，2002-3 年に流行した SARS（重症急性呼吸器症候群）患者に接した医療従事者のうち，サージカルマスクを着用した者が未着用の者と比較して感染頻度が確実に低かったため，SARS のおもな伝播経路は飛沫感染である，という間接的証拠となりました[2]．ちなみに空気感染は，必ず空気感染が起こる病原体と空気感染とほかの伝播経路が混在する病原体に分類されます．結核は前者に該当します．後者にはインフルエンザが含まれますが，同じ疾患の中でも空気感染によるインフルエンザの臨床症状は，呼吸器末梢に病原体が到達した上で感染・発病が起こるので，接触感染や飛沫感染によるインフルエンザと比べてより重症になりやすい，と考えられています[1].

　現象論的分類は簡単ですが，観察研究では，これまでの空気感染の知見はおもに状況証拠のみでした．図 18.1（B）に，ドイツのある病院における天然痘の伝播パターンを図示します．最初に 1 階に天然痘患者が入院し，フロアを跨いで患者が移動しなかったにも関わらず 2 階や 3 階で 2 次感染が起こったことから，天然痘ウイルスを含んだ微粒子が空気中を浮遊し，それによって空気感染が起こったのが「尤もらしい」と考えられました[3]．同様のことは 2002-3 年の SARS 流行時に，香港の九龍島にあるアモイガーデンと呼ばれる住宅用ビル群のビル-ビル間で患者の発生があったことを基に議論されました．最初の患者が出たビルの下水管が一部の部屋で外気と通じており，

そこから空気中に浮遊した粒子が風に乗って付近のビルの住居を汚染し，2次感染者を排出するのに繋がった，と言われています[4]．もちろん，ほかの説も否定されません．例えば，空気感染ではなくて「不顕性感染者[3]による2次感染ではないか」と言われると反証が難しいのも事実です．

感染者からの粒子の飛散と2次感染のリスク

最近，観察研究で患者に協力いただいて，特殊なデータを収集することでウイルス粒子の飛散する範囲を特定し[5,6]，それを利用して感染リスクの推定に繋げるモデル化が実施されています[7]．図18.2（A）（次ページ）をご覧ください．アメリカを中心に呼出気収集システムと呼ばれる特殊なサンプリング法が開発され，インフルエンザ患者から排出される粒子の収集が行われています[5]．あるクリニックでインフルエンザと診断された患者を診断直後にリクルートし，一定時間だけサンプリング機械の前で呼吸をしてもらい，患者からの距離の関数でウイルス粒子の到達面積や容積を把握するのです．

呼出されるウイルス粒子の分布が把握されると，ウイルス量の空間分布がわかります．感受性者が暴露する確率は以下のようにウイルス量 D に依存します．

$$P_{\exp}(D) = 1 - \exp\left(-\frac{D}{k}\right) \tag{18.1}$$

病原微生物がランダムに分布する中で確率 $1/k$ で暴露部位まで到達すると想定するためである，と解釈されます．暴露が起こったとき，それにより感染が起こる確率は体内で病原微生物が生存する確率に依存します．それは体内で一定ではなくベータ分布で近似可能であると考えられており，多くの感染症の用量反応モデルは以下のベータポアソン型モデルで記述可能であることが知られています[8,9]．

$$P_{\inf}(D) = 1 - \left(1 + \frac{D}{N_{50}}\left(2^{\frac{1}{\alpha}-1}\right)\right)^{-\alpha} \tag{18.2}$$

3）　感染しても症状を呈さずに経過する者のこと．

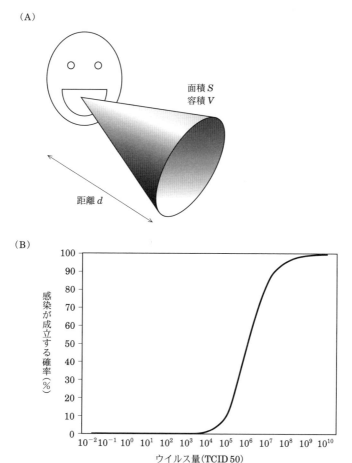

（A）

面積 S
容積 V

距離 d

（B）

感染が成立する確率（％）

ウイルス量(TCID 50)

図 18.2　感染源から感染微粒子が飛散する物理.（A）　感染源から病原体を含む粒子が放出されるが，その際の飛散の範囲は感染源からの最短距離 d，飛散する範囲の面積 S とその容積 V によって評価される．（B）　ヒトボランティアの感染実験データに基づくインフルエンザ感染の用量反応関係．経験的に感染に関わる用量反応関係の多くがベータポアソン型モデルで記述可能と言われている．

N_{50} は対象の 50% が影響を受ける用量を指し，α はべき指数で分布形状を決定します（$\alpha \to \infty$ で指数分布）．図 18.2（B）は健常なボランティアにおけるインフルエンザの接種試験（チャレンジスタディ）の結果を基に作成した，インフルエンザ感染の用量反応関係の図です[7]．ウイルス量が 10^5 を超える

あたりから感染確率が一気に上がるのが特徴的です．実験による飛散距離別のウイルス量の空間分布と用量反応関係モデルを組み合わせることによって，実験ベースで各感染症の特徴(例：どれくらいの割合で空気感染が起こっているのか)が少しずつ理解されようとしています．

古典的な空気感染のモデル

空気感染に伴う感染確率の数理的な理解は，しばしば空気感染専用の古典モデルとして知られる Wells-Riley モデルを用いて議論されます[10]．その簡単な構造を理解するために，Wells-Riley モデルの基本的コンセプトとして感染クォンタ(quantum of infection)について最初に定義しなければなりません．これは，時間あたりの空中の感染微粒子(quanta)の生成率のことで，感染症別で異なると考えられています．感染微粒子が十分に空中で混合された定常状態にある閉鎖空間での感染確率は以下で記述されます．

$$P_{\mathrm{inf}} = 1 - \exp\left(\frac{-Iqpt}{Q_{\mathrm{oa}}}\right) \tag{18.3}$$

ここで I は感染源の数，p はある感受性者 1 名の肺換気量(m^3/時間)，q はクォンタの生成率(/時間)，t は暴露時間(時間)，そして Q_{oa} は清浄な空気との外気換気率(m^3/時間)です．

ここで注意しなければならないのですが，同モデルにおけるクォンタは，実在する物理的単位ではなく，疫学的な観察研究などから逆計算して推定される(あくまで仮説に基づく)感染用量であることです．現実には，q は時間あたりで微粒子が生成された量に加え，上述の粒子サイズの影響や粒子の感染性などによって特徴づけられる量です．q の推定値に関する文献はきわめて限られていますが，例えばインフルエンザだと 67/時間や 100/時間と頻繁に想定されています．類似の風邪症候群を引き起こすライノウイルスでは，1-10/時間と考えられていますし，結核だと 13/時間，麻疹だと 570-5600/時間と推定されています．結核の q が低いので結核の感染性そのものが低いと思われるかもしれませんが，結核の場合，同様の呼出が長時間持続して繰り

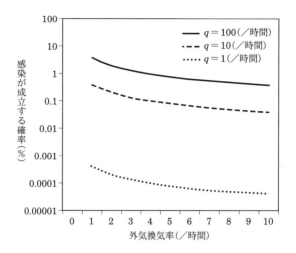

図 18.3 Wells-Riley モデルに基づく換気の効果. 時間あたりの排出
量クォンタ q の別によって外気換気率の感染確率に対する影響をモデ
ル化した結果を示す.

返されるためにトータルの感染性は高くなります.

図 18.3 に外気換気率の変化に対する感染リスクの減少度を図示します.
外気換気率を高くすると指数関数的なリスク減少が見込まれ, 病院や家庭な
どでの換気の重要性を示唆します. クォンタ q による違いもきわめて重要で
す. q = 1 と比較して q = 100 では高い確率で 2 次感染を起こす点は特徴的
です.

Wells-Riley モデルが好んで用いられる一番の理由は, 病原体を排除する
数理的検討が容易であることです. 換気以外に, 紫外線などの分解効果, 粒
子の沈殿効果, HVAC フィルター効果などが挙げられます. それら効果は
次のようにハザードに取り込まれます.

$$P_{\text{inf}} = 1 - \exp\left(\frac{-Iqpt}{V(\lambda_{\text{ventilation}} + k_{\text{filtration}} + k_{\text{deposition}})} \right) \tag{18.4}$$

ここで V は室内空気量(m³), $\lambda_{\text{ventilation}}$ は清浄空気の換気率(/時間), $k_{\text{filtration}}$
はフィルター効果による感染微粒子の排除率(/時間), $k_{\text{deposition}}$ は感染粒子の
沈殿率(/時間)です. 何も特別な対策をせずに, 外気との換気をしている場
合は $\lambda_{\text{ventilation}} = Q_{\text{oa}}/V$ となります. フィルター効果 $k_{\text{filtration}}$ は HVAC フィル

ターを介した空気流量率（Q_{filter}）やシステム稼働時間（f_{HVAC}），空気浄化装置あるいはフィルターの微粒子除去能率（η_{filter}）に依存します．以下のように代数的に記述されるのが魅力的です．

$$k_{\text{filtration}} = f_{\text{HVAC}}\frac{Q_{\text{filter}}\,\eta_{\text{filter}}}{V} \tag{18.5}$$

式(18.5)では粒子サイズの効果を加味せずに明示的に記述されていますが，フィルターや沈殿は粒子サイズに依存します．そのため，粒子サイズを考慮したモデル化が提案されています．例えば，数値的実験に基づく沈殿効果の式は以下のように記述されます[11]．

$$k_{\text{deposition}} = \frac{0.108 d_p^2 \left(1 + \dfrac{0.166}{d_p}\right)}{H} \tag{18.6}$$

ここでd_pは空気力学的な粒子の直径（μm），Hは部屋の高さ（m）です．こうやってモデル化をすると，空気清浄機のフィルターが感染リスクを減弱する効果など，空気フィルターの工学的評価に基づく数値を感染確率を含む現象的な事象の推定値へと繋げることができるため，Wells-Riley モデルは製品開発の専門家などの興味を惹きました．しかし，そもそもモデルの妥当性は1970 年代以前の観察に基づく歴史的経験に頼っており，取り扱える対象にも理想的な空気感染のみが想定されます（例えば，インフルエンザ伝播の大部分は飛沫感染によって生じており，空気感染対策だけでは防ぐことができません）．また，式(18.6)のような数値計算結果を得るのは大変なのですが，式(18.4)で換気に加えてほかの対策を加味する部分のハザードの取り扱いはきわめて雑です．Wells-Riley モデルのみを用いて感染リスク減弱の計算を実施する枠組みは，実験と観察現象を強引に繋ぐ枠組みのため，注意が必要であると理解されるようになりました．

臨床情報を用いた新しいアプローチ

３つ目のモデルとして，筆者も関わった家庭内伝播の疫学データを利用し

た臨床情報に基づく推定をご紹介します[12,13]. インフルエンザの家庭内
伝播をハザード h_j を利用してモデル化をします. $j=1$ は接触感染, $j=2$
は飛沫感染, $j=3$ は空気感染だとし, それぞれがワイブル分布に従うとし
ます. ワイブル分布の形状パラメータを ϕ とし, それが3つの伝播経路で共
通であるとき, 接触感染のハザードは

$$h_1 = \phi \lambda_1^\phi T_i^{\phi-1} \exp(\beta_1 X_{hi}) \tag{18.7}$$

で記述可能とします. ここで, λ_1 はワイブル分布の位置パラメータ, T_i は個
体 i の感染時刻, X_{hi} は個体 i が手洗いをしたか否かを示す2値変数, β_1 は手
洗いに伴う相対リスク減少の対数で $\beta_1 = \ln(1-r_1)$ です. 同様に, 飛沫感染
についても

$$h_2 = \phi \lambda_2^\phi T_i^{\phi-1} \exp(\beta_2 X_{mi}) \tag{18.8}$$

と記述されるものとします. λ_2 は飛沫感染ハザードのワイブル分布位置パ
ラメータ, β_2 はサージカルマスクの着用による感染の相対リスク減少の対数
で $\beta_2 = \ln(1-r_2)$ を与え, X_{mi} は個体 i がマスクを着用していたかどうかを
表す2値変数だとします. 空気感染は手洗いやマスク着用で防げないので

$$h_3 = \phi \lambda_3^\phi T_i^{\phi-1} \tag{18.9}$$

と記述します.

　3つのハザードが競合している模様(競合リスクモデル)を利用して, イン
フルエンザのそれぞれの伝播経路の重要性を明らかにすることができます.

　生存関数は以下のようになります.

$$S(T_i) = \exp(-(\lambda_1 T_i)^\phi \exp(\beta_1 X_{hi}) - (\lambda_2 T_i)^\phi \exp(\beta_2 X_{mi}) - (\lambda_3 T_i)^\phi)$$

$$\tag{18.10}$$

観察データにおいて, 伝播経路が直接的に既知ならば, $h_j S(T_i)$ を感染経路 j
の尤度関数として用いることができるのですが, 実際には伝播経路は直接に
観察できないので, すべての観察事象を対象に $\sum_{j=1}^{3} h_j S(T_i)$ を用いることが必
要となります. ただし, それでは3つの伝播経路が識別できないので, 式
(18.8)と(18.9)の中に手洗いとマスク着用の効果を個体レベルで加味してい
ます. 原著研究の中では, さらに, 空気感染ではインフルエンザの症状が重
くなり, 発熱と咳の頻度が高いことも尤度方程式に加味しました.

　競合リスクモデルを用いる利点として, 全感染に占める空気感染の割合を

以下で計算することが可能です.

$$\int_A h_3(t)S(t)\,dt \tag{18.11}$$

また,ワイブル分布を用いることの利点は,これが以下に単純化されることです.

$$\int_0^\infty \phi\lambda_3^\phi t^{\phi-1}\exp\left(-(\lambda_1 t)^\phi-(\lambda_2 t)^\phi-(\lambda_3 t)^\phi\right)dt=\frac{\lambda_3^\phi}{\lambda_1^\phi+\lambda_2^\phi+\lambda_3^\phi} \tag{18.12}$$

さらに,仮想的に空気感染のみが存在する場合のリスクは以下のように計算されます.

$$\int_A h_3(t)\exp\left(\int_0^t h_3(s)\,ds\right)dt \tag{18.13}$$

図18.4は,手洗いとマスク着用の効果がそれぞれ既知の場合に,インフルエンザの家庭内における全2次感染中の空気感染の相対的割合を等高線で示したものです[12].具体的な空気感染の貢献度が把握されることに加え,家庭内のインフルエンザ伝播では3つの異なる伝播経路によって2次感染が起こっていることが理解されます.そのため,手洗いのような接触感染対策,

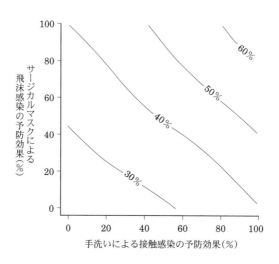

図18.4 接触感染と飛沫感染の予防効果によるインフルエンザの空気感染割合の推定.等高線上の確率は家庭内で発生したインフルエンザの2次感染全体のうち,空気感染によって生じたと考えられる割合を示す.

マスク着用のような飛沫感染対策，あるいは換気を伴う空気感染対策のうち，いずれか1つを実施しても同対策によって期待される予防効果は限られていることが推察されます．

空気感染は制御できるのか

　空気感染に複数のモデル化アプローチがあることをご覧いただきました．では，果たして空気感染を起こす感染微粒子は人為的に制御できるのかと問われますと，理想的な条件に限って言えば制御可能であると言えます．成功事例として広く知られているのは紫外線の照射です[14]．1957-58年の香港かぜ（パンデミックインフルエンザ）の研究において，空気を紫外線で消毒した場合とそうでない場合とでインフルエンザの感染リスクが異なることが示唆されました．空気感染ばかりを起こす病原体（結核など）をターゲットにするならば，特に病院内のように換気効率に限界のある屋内施設で有効な対策になり得るものと考えられます．

　しかし，Wells-Riley モデルが頻用されすぎた問題点に代表されるように，これまで空気感染対策は仮想的な条件下での一部の伝播経路のみの対策として注目されすぎました．典型的な問題は，インフルエンザでは接触感染，飛沫感染，空気感染の3つがあるのに，飛沫感染対策を実施せずに空気のフィルター効率ばかりを議論しても，くしゃみや物理的接触でどんどんと2次感染が起こることです．空気感染対策は飛沫感染対策に繋がらないことが多いのです．

　一方，より肯定的な見方をすると，これまでの知見は商用アイデアも含め，一部の場面で適用可能と考えられます．典型的な紫外線の活用可能設定は航空機です．航空機の機体の中では空気を循環させていますが，その大気が客室でないスペースに出たところで十分に紫外線照射をすれば十分な空気感染予防効果が期待できるのではないでしょうか．また，小中学校や幼稚園・保育園は冬季にさまざまな感染症の集団感染が起こる温床になり得ますが，その閉鎖空間での空気を天井付近で紫外線照射することによって浄化する仕組

みも考え得るのではないでしょうか. ただし, 繰り返しになりますが, これ
らは空気感染対策であって, 飛沫感染対策をするにはマスク着用や感染源か
らの十分な距離の確保が求められます.

興味深い空気感染

　感染症の数理モデルは, そのサイエンスと技術が発達するのに伴い, より
ミクロな現象をモデル化する方向に発展しつつ進歩してきました. 古典的な
黎明期は, 国レベルの集団のモデルのみを相手にしていたのですが, それが
家庭や学校内での伝播を扱うようになり, 次第に個体レベルのモデル化やシ
ミュレーションが実施されるようになりました. その流れを鑑みると, 最終
的に流体力学を巻き込みつつ, 感染微粒子の用量反応関係や関連する知見を
利用した感染症対策に議論が展開されていくのは必至であろうと考えられま
す.

　しかし, 今日における空気感染のモデリング全般に関して言えば, 特に観
察と理論の間に乖離があり, また, 理論的モデルと現実的な感染症対策には
未だ大きなギャップがあることが否めません. ただし, そう述べる一方, 空
気中の感染微粒子の観察にちょっとしたブレークスルーが起こるだけで, こ
の分野のモデリングの妥当性は飛躍的に発展する可能性を秘めています.

参考文献

[1] Roy CJ, Milton DK, "Airborne transmission of communicable infection——the
elusive pathway", *New England Journal of Medicine* 2004; 350(17): pp. 1710-1712.

[2] Nishiura H, Kuratsuji T, Quy T, Phi NC, Van Ban V, Ha LE, Long HT, Yanai H,
Keicho N, Kirikae T, Sasazuki T, Anderson RM, "Rapid awareness and
transmission of severe acute respiratory syndrome in Hanoi French Hospital,
Vietnam", *American Journal of Tropical Medicine and Hygiene* 2005; 73(1): pp. 17-
25.

[3] Wehrle PF, Posch J, Richter KH, Henderson DA, "An airborne outbreak of
smallpox in a German hospital and its significance with respect to other recent
outbreaks in Europe", *Bulletin of World Health Organization* 1970; 43(5): pp. 669-

679.

[4] Yu IT, Li Y, Wong TW, Tam W, Chan AT, Lee JH, Leung DY, Ho T, "Evidence of airborne transmission of the severe acute respiratory syndrome virus", *New England Journal of Medicine* 2004; 350(17): pp. 1731-1739.

[5] Fabian P, McDevitt JJ, Houseman EA, Milton DK, "Airborne influenza virus detection with four aerosol samplers using molecular and infectivity assays: considerations for a new infectious virus aerosol sampler", *Indoor Air* 2009; 19(5): pp. 433-441.

[6] Milton DK, Fabian MP, Cowling BJ, Grantham ML, McDevitt JJ, "Influenza virus aerosols in human exhaled breath: particle size, culturability, and effect of surgical masks", *PLoS Pathogens* 2013; 9(3): e1003205.

[7] Teunis PF, Brienen N, Kretzschmar ME, "High infectivity and pathogenicity of influenza A virus via aerosol and droplet transmission", *Epidemics* 2010; 2(4): pp. 215-222.

[8] Haas CN, "Estimation of risk due to low doses of microorganisms: a comparison of alternative methodologies", *American Journal of Epidemiology* 1983; 118(4): pp. 573-582.

[9] Teunis PFM, Havelaar AH, "The beta Poisson model is not a single hit model", *Risk Analysis* 2000; 20(4): pp. 513-520.

[10] Riley RL, "Airborne infection", *American Journal of Medicine* 1974; 57(3): pp. 466-475.

[11] Nicas M, Nazaroff WW, Hubbard A, "Toward understanding the risk of secondary airborne infection: emission of respirable pathogens", *Journal of Occupational and Environmental Hygiene* 2005; 2: pp. 143-154.

[12] Cowling BJ, Ip DK, Fang VJ, Suntarattiwong P, Olsen SJ, Levy J, Uyeki TM, Leung GM, Malik Peiris JS, Chotpitayasunondh T, Nishiura H, Mark Simmerman J, "Aerosol transmission is an important mode of influenza A virus spread", *Nature Communications* 2013; 4: 1935.

[13] Cowling BJ, Ip DK, Fang VJ, Suntarattiwong P, Olsen SJ, Levy J, Uyeki TM, Leung GM, Peiris JS, Chotpitayasunondh T, Nishiura H, Simmerman JM, "Modes of transmission of influenza B virus in households.", *PLoS One* 2014; 9(9): e108850.

[14] McDevitt JJ, Milton DK, Rudnick SN, First MW, "Inactivation of poxviruses by upper-room UVC light in a simulated hospital room environment", *PLoS One* 2008; 3(9): e3186.

第19章

流行への警戒は
どのように終わるのか

西浦 博
（京都大学大学院医学研究科）

　感染症の流行開始を宣言するのと比べて，流行の終息を宣言することのほうが神経をすり減らします．仮に流行開始のアナウンスに失敗があったとしても，それはリスクアセスメント活動の一環として受け取られるでしょうが，流行終焉のアナウンスにエラーがあると社会が不利益を被る可能性があります．なぜなら，流行の終わりというものがさまざまな決断や行動と強く関係するためです．流行が終わったら，今までの流行対策活動を終わらせることに繋がります．患者を発見するための積極的なサーベイランス（疫学調査）や医療機関での警戒度が下げられるでしょうし，流行対策にあたってきた保健医療従事者の勤務シフトも元通りにできるでしょう[1]．ワクチン予防可能疾患の制御に成功した場合には，流行制圧という事実はそのまま定期予防接種の中止の決断に繋がるでしょう[2]．流行終息のインパクトは保健医療に関係する物事にとどまりません．流行が終わることによって海外等からの旅行者数が回復するので，観光業や関連する経済活動と流行は独立にはいられません．また，動物感染症の場合，世界で制圧を試みている家畜伝染病が起こった場合は，それがなくなったと証明するまでの間は動物の輸出入が認められません．社会的および政治的な関心の下で疫学的および実験医学的な手法を駆使して流行の終焉というものはアナウンスされなければならないのです．

　流行終息の判定がこれだけ重要である一方，終息を明示的に判定する手法はこれまでほとんどありませんでした[4]．特に，これまでに出版されてきた手法は単一暴露の食中毒のように，単発の感染時刻を想定できる場合の終息判定に限られてきました．実践的な現場では集団発生の終焉を判断するための方法論に十分なニーズがあるのですが，現実には判定を困難にするさまざまな要因があり，疫学モデルだけで即座に判断をすることが難しい状態が続いています．例えば，全感染者中の不顕性感染者[1)]が多いだけでモデルが相当に複雑になります．さらに，診断バイアスや報告バイアスのように感染者すべてが診断・報告されない問題があります．また，受動的に受け取った情報と能動的に患者を発見しようとした情報との取り扱いの違いさえ，まだ

1）　症状を呈さない感染者．

理路整然とした区別をして検討手法を分類して使用できる段階にありません．
加えて，一部の暴露患者の間で生体検査が行われた場合についても十分に明確な議論がされていません．

　では，これまでの社会では，どのようにして流行終息が判断されており，今後，数理科学はどのように本課題に貢献できるのでしょうか？　以下では流行終息の判定手法に焦点をあてて紹介します．

WHOの古典的アプローチ

　2013年以降のエボラ出血熱流行において，世界保健機関（WHO）によって採用された「エボラゼロの基準」はきわめて古典的ですが明快な基準です[6]．ギニア，リベリア，シエラレオネを含む流行国の流行終息は，最後の患者が2回連続で血液検査陰性となった日から42日間が過ぎた場合に終息と判断できるとされています．この基準に従って終息がアナウンスされた後，終息国では引き続きさらなる90日間はサーベイランスの警戒度を高い状態で維持し，その後も患者報告が機能するように徹底する，とされています．上記3か国のうち，最後の国の患者の検査陰性から42日間が経過したら，2013-16年まで続いたエボラ出血熱の流行終息とする，としています．

　42日間という数値を採用した理由は，感染から発病までに要する潜伏期間の右裾の情報に基づいています．図19.1（次ページ）にエボラ出血熱の潜伏期間の確率密度関数を示します[5]．これまでに観察された最大値は21日間でした．この値の2倍をとって42日間を待機時間とした，という経緯がこれまで説明されています．残念ながら，なぜ潜伏期間を利用して，なぜ観察された最大値の2倍を取ったのか，という詳細の理論的理由に関してこれ以上の説明はされていません．おそらく，潜伏期間を利用したのは，最後の患者の血液検査陰性日が理論的に暴露が起こる可能性が否定できない最後の日であると考えられたため，ということだと筆者は理解しています．2倍を採用したのは，1世代の2次感染者が仮に見逃された場合も想定しているのかもしれません．理論的には相当に不可解な点の多い定義ですが，しかし，固定し

274

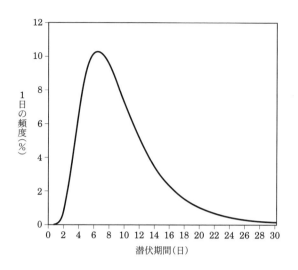

図 19. 1　エボラ出血熱の潜伏期間の確率密度関数. 感染後の経過日数
ごとに1日で発病する確率を示す. 文献値に基づいて, 潜伏期間の平
均と分散は9.7日と30.3日² と仮定し, 対数正規分布を利用した[5].

た具体的な日数を提示することで, 西アフリカ地域の野外での公衆衛生活動
を実践する者たちにとってはきわめて明快であることは確実です. WHO が
その権威の下で日数を示すことで, 対応しやすくしているものと思われます.
　理論的には, 暴露時刻が明らかなときに限り, 潜伏期間を待ち時間にする
ことで, 症状を呈する感染者が生み出されるのか否かを判定することができ
ます[7]. 暴露時刻が直接に観察されなかったとしても, 理論的に暴露が起
こり得ると考えられた最近の日を暴露時刻と仮定して潜伏期間をカウントす
れば, 保守的な待ち時間のカウントに繋がるでしょう[8].
　しかし, 当然ですがシンプルな方法には技術的問題が満載です. 第1に,
観察された最大値はサンプル数が増えることによって将来にさらに大きな数
値になる可能性があります[9]. 第2に, 症状を呈さない不顕性感染者が多
い場合, 潜伏期間が有用でないのは明らかで[10], 気づかれないままに不顕
性感染者による2次感染の連鎖が起こっていることもあり得ます. 第3に,
客観性が低いために終息までの待機時間は実際の終息の確率などを一切測る
ものではない点が挙げられます. 例えば, エボラ出血熱は男性感染者が回復

した後に精液の中から分離されることがあり，性交によって伝播することがあります．そのような2次感染は潜伏期間の右裾を検討するだけの定義には反映されていません．現に，ニュースで報道されてきましたが，西アフリカでは，流行終息を宣言する度に，何度もそれを覆すかのように新たな感染者が診断されました．

単一暴露へのアプローチ

多くの食中毒は複数の患者の間で共通の食品を暴露源として集団発生として起こります．単一暴露流行は共通暴露の集団発生の特別な型です．単一暴露は結婚式やパーティなどの1回のイベントで（一瞬の）暴露を共有した者たちの間で感染が起こるものです．単一暴露の流行は，感染時刻がすべての感染者の間で共通のため，流行曲線は潜伏期間と同じ形状を呈するという特徴があり（図 19.2），その理由から，これまでに統計学者によって盛んに研究されてきました．

単一暴露の流行は，流行の終息という点においてもよく分析されてきまし

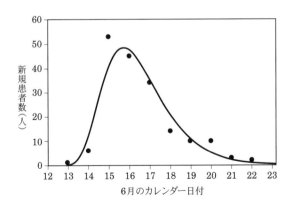

図 19.2　2003 年に岐阜県で発生したサルモネラ症集団発生の流行曲線.
食品に由来するサルモネラ症の単一暴露流行における 178 人の患者の
発病日別の患者数を点で示し[7]，暴露時刻を閾値パラメータとして含
む 3 パラメータ対数正規分布を適合した結果を曲線として示す.

た．図 19.2 は 2003 年岐阜県で起こったサルモネラ食中毒の流行曲線です．流行パターンを捉えるために，以下のような 3 パラメータの対数正規分布が適合されました．

$$f(t\,;\gamma,\mu,\sigma^2) = \frac{1}{(t-\gamma)\sigma\sqrt{2\pi}}\exp\left(\frac{-(\ln(t-\gamma)-\mu)^2}{2\sigma^2}\right), \tag{19.1}$$

ただし $t-\gamma > 0$ の範囲で 0 より大きな値を取るとします．t はカレンダー時刻であり，γ は閾値パラメータと呼ばれ，暴露が起こったカレンダー時刻を指します．岐阜の流行事例では γ の最尤推定値は 2003 年 6 月のカレンダー時刻で 11.7 と推定されました．おそらく，6 月 11 日の昼食か夕食において暴露が起こったと示唆されました．食品由来の感染症集団発生では，流行調査において 1 人ひとりの患者に食品とその具材を思い出してもらう作業を通じて原因食品を探索します．ただ，1 週以上前のすべての食事は思い出しようがなく，その作業には想起バイアスの問題を認めます．しかし，式(19.1)を用いることにより 11 日の周辺の食事だけを想起すれば良いようアレンジできますから，統計モデルを用いることでそのバイアスの問題を幾分だけ軽減できるのです[7]．

　暴露時刻の推定を実施することに加え，流行曲線の右裾を詳しく分析すれば，流行の終焉を検討することに用いることができます．なぜなら潜伏期間分布の分位（パーセンタイル）を得ることができれば，特定のカレンダー時刻までに全患者の何パーセントが発病したのかが示唆されるからです．Brookmeyer と You[4]はこの情報を活用して仮説検定手法を提案しました．流行の真の感染者数が N 人であり，特定の時刻までに観察された感染者数が n 人だとします．全 n 人分の発病時刻の順序統計 $y_1, \cdots, y_n$ があり，最後の患者の発病日 (y_n) から T 日が経過したとします．検討すべき帰無仮説は $\mathrm{H}_0 : N > n$ であり，対立仮説は $\mathrm{H}_1 : N = n$ です．

　仮説検定には，j 番目のスペーシング $s_j = y_{j+1} - y_j$ を利用します．例えば，潜伏期間が 2 パラメータの指数分布で閾値パラメータが G としましょう（$u > G$ で $f(u) = \lambda\exp(-\lambda(u-G))$ であり，$u < G$ で 0 となります）．λ は平均潜伏期間の逆数です．全患者数 N 人の j 番目のスペーシングもパラメータ $\lambda(N-j)$ の指数分布に従うことが知られており，スペーシングの密度

関数は以下のようになります.

$$f(s_j) = \lambda(N-j)\exp(-\lambda(N-j)s_j) \tag{19.2}$$

n 番目のスペーシングが t よりも長い確率は

$$\Pr(s_n > t) = \exp(-\lambda(N-n)t) \tag{19.3}$$

ここで α を有意水準とします. また, 待機時間 t を式(19.3)が $N = n+1$ のときの帰無仮説において α と等しくなるような場合を考えると, 以下を得ます.

$$T \geqq -\frac{1}{\lambda}\ln(\alpha) \tag{19.4}$$

一般的にどの $N > n$ においても, 帰無仮説 $\mathrm{H_0}$ を棄却する確率は

$$\Pr\left(s_n \geqq -\frac{1}{\lambda}\ln(\alpha)\right) = \alpha^{N-n} \tag{19.5}$$

となります.

　上記の方法は統計学的にきわめて厳密です. しかし, 一方で単一暴露の流行以外に直接用いることができません. また, その応用はすべての感染者が症状を呈し, 報告される, という仮定の下のみで可能となります. これらの問題はありますが, 厳密な方法論の間でも最もシンプルなものの1つであり, 少しの拡張によってスペーシングの概念を他の分布等に適用することは可能であろうと推察されます.

感染者不在を証明する生体検査

　獣医疫学の現場では, 相当数の動物から生体サンプルを採取して検査を行うことが可能なケースが多いです. というのも, 国にとっては特定の家畜伝染病が存在しないことを証明することが, 当該家畜の国際的な取引再開に繋がるため, 経済的な影響も多大であり, 相当数の生体検査を実施するための費用も正当化されやすいのです. たとえ, サンプリングが可能な対象が動物群の一部だけであろうとも, 生体サンプルを複数採取して検討したデータは一定の価値があるものとなります.

　ここで，理論的簡便性のため，仮に検査の能率が完璧であり，動物数が無限に大きいような理想的なケースを考えます．感染個体の割合が p の動物個体群においてランダムに n サンプルを採取した場合，陽性の検体が見つかる確率は以下の二項分布に従います[11]．

$$\mathrm{Pr}(X = x) = \binom{n}{x} p^x (1-p)^{n-x} \tag{19.6}$$

感度 (Se) が 100%，特異度 (Sp) が 100% の完璧な検査を利用して検査陽性のサンプルが1つも見つからないとき，その感染症が不在である確率が計算されます．陽性サンプル $x = 0$ の場合，式(19.6)は以下に単純化されます．

$$\mathrm{Pr}(X = 0) = (1-p)^n \tag{19.7}$$

検査の能率が完璧でない場合でも，上記の理論は容易に拡張可能です[11]．n 頭のサンプルを検査した際に x 頭の陽性結果を得る確率は以下の二項分布に従います．

$$\mathrm{Pr}(X = x) = \binom{n}{x} (p\mathrm{Se} + (1-p)(1-\mathrm{Sp}))^x (p(1-\mathrm{Se}) + (1-p)\mathrm{Sp})^{n-x},$$

$$\tag{19.8}$$

もちろん，式(19.8)は上記の(19.7)と同様の議論によって，陽性検体がゼロの場合を対象とする動物個体群に感染症が存在しない確率を計算することへ利用可能です．また，そういった確率の計算結果は獣医学領域の疫学専門家が生体検査を集団で実施するときの最少サンプル数を計算することに利用可能です．

　上記の生体検査に基づく方法はきわめてシンプルですが，この方法はサンプリングと検査能率に強く依存することへ注意が必要です．ランダムなサンプリングに関連する重要な問題として，直接伝播する感染症の流行では小規模のクラスタが形成されやすいことが挙げられます．クラスタの存在する中でランダムサンプリングは難しく，それが全頭検査の必要性の議論に発展してしまうと厄介です．もう1つの技術的問題は，上記の議論では感染個体数は定数と想定されており，流行は静止状態にあると暗黙裡に仮定されています．そのため，同方法に基づく制圧の確率は二項分布で描写されるサンプリングエラーのみで記述されており，感染頭数が変動する確率性は無視されま

す．これらの問題はありますが，一方で生体検査を実施することによって不
顕性感染も見つけることが可能である，という点できわめて魅力的であるの
も事実です．

複数暴露に対応した明示的方法

　ヒト–ヒト感染が起こる感染症の観察データは感染リスクに従属性の構造
が存在しますが，その構造に直接的に対応可能な疫学的方法はきわめて希少
です．それは，ヒト–ヒト感染の存在する下で単純な式によって複雑な流行
動態を捉えることが難しいことに起因します．

　この内容において，きわめて例外的でパイオニア的な研究として Eichner
と Dietz によるポリオ制圧の待機時間研究があげられます[12]．ポリオは小
児麻痺を起こす感染症ですが，ほとんどの感染は不顕性のままで症状を呈す
ることなく終わることが知られており，文献的な推定値によると感受性を有
する集団における感染者 200 人のうち約 1 人だけが麻痺症状を起こすと推定
されています．そのため，麻痺患者だけに頼った政策判断がきわめて難しい
のですが，ポリオは天然痘の次に地球上から根絶することが可能な感染症だ
と言われており，ワクチン接種によって制圧が現実的になっています．流行
地では，いわゆるポリオの終息ゲームが繰り広げられています．

　上記研究では，コンパートメント型の確率過程モデルが数値計算に用いら
れました．Eichner と Dietz はポリオの麻痺患者が認められた後に不顕性感
染が水面下で継続中である確率を計算しました[12]．ジャンプ型マルコフ過
程によって蔓延状態から数値計算を開始し，図 19.3（次ページ）にあるよう
な麻痺患者の発生以降の不顕性感染連鎖の継続確率を計算したのです．麻痺
がおこる顕性感染が 100 人から 300 人に 1 人くらい起こると幅を持たせた想
定の下で数値計算したところ，不顕性感染が続いている確率が 1% 未満であ
ることを確実にするには，麻痺患者の発生から 5 年間程度の待機時間を経な
ければならないことを明らかにしました．

　確率過程に基づく流行モデルを観察データに適合して上記のような議論を

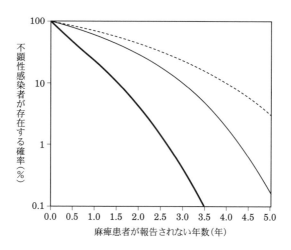

図 19.3　ポリオの不顕性感染者が存在する確率. 最後の麻痺患者の発生以降の経過年数の関数で，未だ不顕性感染者が存在する確率を示す．Eichner と Dietz[12]を参考に，不活化ワクチンが 80% の接種率で実施された場合のシナリオを再現した．顕性感染者の割合は 100 人に 1 人（太線），200 人に 1 人（細線），300 人に 1 人（点線）を仮定した．

することが，流行終息を判断したり絶滅確率を計算したりする上では最も理論的に適切かつ頑健であろうと考えられます．そのようなモデルは野外において患者発見の努力が施された場合のデータにも適用可能でしょう．しかし，実践的な問題として，そのようなモデルを流行データの一部だけに厳密にフィットすることがきわめて困難であることに注意が必要です．というのも，流行の終息近くのデータだけにモデルをフィットするには，感染者の感染後経過時刻（感染齢）の分布に関する情報なしに，分断された流行曲線のみを基に複雑な流行動態を把握する，という課題に挑戦することに繋がるわけですから，そこには恣意性が入らざるを得ません．現に，図 19.3 の数値計算結果も，静止状態の境界値を初期条件に利用したシミュレーション結果であり，最近の現実的な感染者観察データを起点に検討開始したものではないことに注意が必要です．

複数暴露に対応する発見的アプローチ

最後に紹介する方法は，2015 年に韓国で発生した中東呼吸器症候群（MERS）の流行終焉の判断に研究活用した筆者の提案した手法です[1]．2015 年 7 月に感染者が数週以上発生しないことから，韓国と WHO は流行終息宣言の方法とタイミングについて議論しました．本稿で最初に紹介した通り，WHO の古典的手法は観察された潜伏期間の 2 倍を利用することです．これまでの MERS 感染において観察された潜伏期間の最大値は 14 日間でしたから，同手法によると 28 日間を待機時間とすることになります．最後の患者の診断・隔離日が 7 月 4 日でしたので，そこから 28 日間を待つと 8 月 2 日となります．WHO の厳密な定義では検査陰性となる必要がありましたが，その場合だと 12 月後半までかかりました．このような状況の中，観光業への影響なども加味して韓国政府は 7 月 27 日に行動制限下にあった暴露者のすべてにおいて感染が否定されたことをアナウンスして，言わば，勝手に事実上の終息宣言をしました．これらの判断のタイミングが妥当であったのかを知るため，筆者はカレンダー時刻ごとにさらなる感染者を認める確率を推定し，それと WHO の待機時間を比較することにしました．

さらなる感染者の観察確率を計算するために 2 つの疫学情報を用いました．1 つは発病間隔と呼ばれるもので，感染源の発病時刻から 2 次感染者の発病時刻までの時間間隔に関する確率密度です．もう 1 つは MERS の感染性であり，分岐過程における子孫の分布[2]です．発病間隔の累積分布関数を $F(t)$ とします．最後の患者の発病から t 日間が経過し，仮に，その患者が 1 人の 2 次感染者しか生み出せない場合は，1 人以上のさらなる患者を t 以降に観察する確率は $1-F(t)$ で計算されます．感染源が複数の 2 次感染者を生み出す可能性に対応するために，子孫の分布 $p_y = \mathrm{Pr}(Y=y)$ を用いましょう．最後の感染源の発病から t 日の経過以降に少なくとも 1 人のさらなる患者を認める確率は以下で計算されます．

---

2) offspring distribution；1 人の感染源あたりの 2 次感染者数の分布.

$$\Pr(X \geq 1) = 1 - \sum_{y=0}^{\infty} p_y F(t)^y \tag{19.9}$$

韓国では 185 人の患者 ($i = 0, 1, \cdots, 185$) が発生し，その全員から 2 次感染が起こる可能性があります．各患者 i の発病時刻を t_i としましょう．カレンダー時刻 t 以降に少なくとも 1 人のさらなる患者を認める確率は以下で計算されます．

$$\Pr(X \geq 1) = 1 - \prod_{i=1}^{185} \sum_{y=0}^{\infty} p_y F(t - t_i)^y \tag{19.10}$$

式 (19.10) では，実際に起こった 2 次感染を手作業で引いていませんから，この式から計算される患者発生の確率は過大評価であると考えられます．しかし，以上を利用すれば保守的な終息判断をすることは可能です．

統計学的仮説検定における p 値の決定や検疫期間の決定で実施されているように，将来の患者の観察確率が任意の閾値（例えば 5%）を下回ることを利用して流行終息の判定を行うことができます[8,10]．図 19.4 に示すように，5% を割り込む最初の日は 7 月 21 日，1% を割り込む最初の日は 7 月 23 日と推定されました．つまり，WHO の古典的基準による 8 月 2 日と比べて，

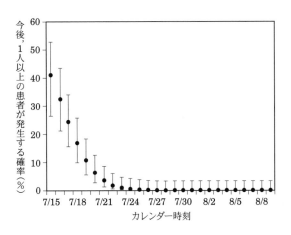

図 19.4　中東呼吸器症候群 (MERS) 患者が新たに出現する確率. 2015 年 5 月から韓国で流行した MERS 患者が特定のカレンダー時刻以降に 1 人以上発生する確率を示す[1]．黒点は事後分布の中央値，髭は 95% 信頼区間を示す．

それぞれ 11 日間，9 日間だけ早く流行終息が宣言できたものと考えられます．

　計算された確率は明示的に解釈可能であることに加え，WHO の古典的基準と比較して客観的な流行終息の判断により一歩近づいた方法論と考えられます．もちろん，未診断の感染者や軽症者が存在することなどは加味されておらず，診断バイアスが無視できないくらい大きいと流行終息の宣言は上記の計算結果よりも遅らされるべきです．そのため，上記方法はそのままではエボラ出血熱には適用できません．次章に新型コロナウイルス感染症の流行での変遷について見ていきましょう．

おわりに

　簡単ではありますが，流行の終息を判定するための疫学的および生体検査医学的な方法をご紹介しました．流行の終息を宣言するためには，一生懸命に採取してきた観察データの特性を着実に捉えたモデル化が必要です．特に，感染リスクの従属性を観察データ内に認める場合には方法論が希少な状況にあります．このような課題を達成するためには，サーベイランスと数理モデルが両輪となって疫学者のツールボックスとして機能することが求められます．

参考文献

[1] Nishiura H, Miyamatsu Y, Mizumoto K, "Objective determination of end of MERS outbreak, South Korea, 2015", *Emerging Infectious Diseases* 2016; 22: pp. 146-148.

[2] Arita I, Wickett J, Nakane M, "Eradication of infectious diseases: its concept, then and now", *Japanese Journal of Infectious Diseases* 2004; 57: pp. 1-6.

[3] Greiner M, Dekker A, "On the surveillance for animal diseases in small herds", *Preventive Veterinary Medicine* 2005; 70: pp. 223-234.

[4] Brookmeyer R, You X, "A hypothesis test for the end of a common source outbreak", *Biometrics* 2006; 62: pp. 61-65.

[5] WHO Ebola Response Team, "Ebola virus disease in West Africa —— The first 9 months of the epidemic and forward projections", *New England Journal of*

Medicine 2014; 371: pp. 1481–1495.

[6] World Health Organization, "Definition of zero Ebola cases", World Health Organization: Geneva (2014).

http://www.who.int/csr/disease/ebola/declaration-ebola-end/en/

（連載当時のリンク．現在リンク切れなので，以下などを参照．）

https://papersowl.com/examples/global-response-to-the-2013-ebola-outbreak/

[7] Nishiura H, "Early efforts in modeling the incubation period of infectious diseases with an acute course of illness", *Emerging Themes in Epidemiology* 2007; 4: 2.

[8] Nishiura H, "Determination of the appropriate quarantine period following smallpox exposure: an objective approach using the incubation period distribution", *International Journal of Hygiene and Environmental Health* 2009; 212: pp. 97–104.

[9] Farewell VT, Herzberg AM, James KW, Ho LM, Leung GM, "SARS incubation and quarantine times: when is an exposed individual known to be disease free?", *Statistics in Medicine* 2005; 24: pp. 3431–3445.

[10] Nishiura H, Wilson N, Baker MG, "Quarantine for pandemic influenza control at the borders of small island nations", *BMC Infectious Diseases* 2009; 9: 27.

[11] Cameron AR, Baldock FC, "A new probability formula for surveys to substantiate freedom from disease", *Preventive Veterinary Medicine* 1998; 34: pp. 1–17.

[12] Eichner M, Dietz K, "Eradication of poliomyelitis: when can one be sure that polio virus transmission has been terminated?", *American Journal of Epidemiology* 1996; 143: pp. 816–822.

第 20 章

新型コロナウイルスの
クラスター収束に
まつわる数理

ナタリー・リントン
（カリフォルニア州保健局／疫学者）

西浦　博
（京都大学大学院医学研究科）

はじめに

　中国で発生した新型コロナウイルス感染症（coronavirus disease 2019; COVID-19）が 2019 年 12 月に初めて報告されてから，またたく間に世界中で流行を引き起こした．しかし，これまでの研究知見から，接触者追跡と隔離，感染の危険性の高い場所を避けることや接触削減などの公衆衛生対策を適切に行えば，集団発生の中には比較的容易に収束するものもあることがわかってきた．移動自粛や接触削減などの緩和が流行収束により決定されることを考えると，流行が収束する（流行が落ち着く）ことに関する評価は明示的な理論と計算に基づいて行われるべきである．

感染症の潜伏隔離と伝染特性

　流行の収束判定に必要なパラメータを紹介する．まず，感染源（infector）の発病日と 2 次症例（infectee）の発病日の間隔を発病間隔（serial interval）という．発病間隔は，次のような両側区間打ち切り（doubly interval censoring）モデルを用いた尤度関数によって推定される[1, 2]．

$$L(\Theta_g; \boldsymbol{D}) = \prod_i \int_{E_{L,i}}^{E_{R,i}} \int_{S_{L,i}}^{S_{R,i}} g(e) f(s-e)\, \mathrm{d}s \mathrm{d}e, \tag{20.1}$$

Θ_g は推定するパラメータ，$\boldsymbol{D}$ は観察データである．ここで，各症例のペア i の 1 次症例の発病期間 $(E_{R,i}, E_{L,i})$ の確率密度関数が $g(\cdot)$ であり，$g(\cdot)$ が時間依存性をもたないと仮定すると，均一分布に従う．そして $f(\cdot)$ が各ペア i の 2 次症例の発病期間 $(S_{R,i}, S_{L,i})$ の確率密度関数である．

　発病期間の平均と標準偏差をそれぞれ 4.8 日と 2.3 日に仮定しよう[2]．対数正規分布に適合した発病間隔の確率密度関数を図 20.1（次ページ）に示す．

　次に，基本再生産数（basic reproduction number）R_0 と分散係数（dispersion factor）k について述べる．R_0 は 1 人の感染者が起こす 2 次感染者数の平均値である．R_0 が 1 よりも大きければ感染者数が増加し，感染が拡大する．

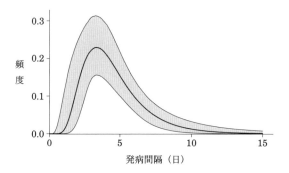

図20.1　COVID-19の発病間隔（対数正規分布）

k が小さいほどばらつきが大きくなり，過分散（overdispersed）といわれる．COVID-19 の R_0 は 2 から 3 と考えられており[3]，k が 0.1 から 0.6 と考えられている[4, 5]．

　1 次症例が引き起こす 2 次症例数の分布は子孫の分布（offspring distribution）と呼ばれている[6]．負の二項分布でモデル化した子孫の分布から，2 次症例数 y が Y である確率 p_y の確率質量関数が以下のように書けることは既に述べた．

$$p_y \equiv \mathrm{Pr}(Y = y) = \frac{\Gamma(k+y)}{y!\,\Gamma(k)}\left(\frac{k}{k+R_0}\right)^k\left(\frac{R_0}{k+R_0}\right)^y \tag{20.2}$$

R_0 を 2.5，k を 0.1 か 0.6 と仮定した場合の子孫の分布を以下の図 20.2 に示す[4]．

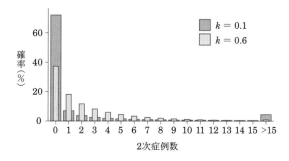

図20.2　COVID-19の子孫の分布

流行収束の推定

これまで示したパラメータを用いて，流行収束，つまり，t 日に 1 人以上の追加感染者 X が発病する確率は以下のようになる[8].

$$\Pr(X(t) > 0) = 1 - \prod_{i=1}^{M} \sum_{y=0}^{\infty} p_y [F(t-t_i)]^y \tag{20.3}$$

p_y が前項で説明した子孫の分布である．M は感染者の総数であり，$F(t-t_i)$ は各感染者 i の発病日 t_i から t 日までの発病間隔の累積分布関数である．

以上の確率に加えて，t 日に追加感染者が発病した確率だけでなく，t 日に追加感染者が報告された確率を計算しなければ実際の対策には直接にすぐ役立たないかも知れない．というのも，感染者は発病してから報告されるまでに必ず時間の遅れが認められるためである．接触者追跡のスピードにより感染者が潜伏期間中に報告されることは可能であるが，ほとんどの症状のある感染者が発病してから少し遅れて報告される．そこで，推定に発病日から報告までの報告遅延を考慮すべきだ．報告遅延の確率質量関数を $h(\tau)$ と表し，発病間隔の確率質量関数 $f(s-\tau)$ と畳み込む（convolute）と，報告日に基づく発病間隔の累積分布関数 $F(t-t_i)$ は

$$F(t-t_i) = \sum_{s=2}^{t-t_i} \sum_{\tau=1}^{s-1} f(s-\tau) h(\tau) \tag{20.4}$$

となる．$\tau = 0$ のとき，和の中の関数が 0 になるため，τ は 1 から推定する．

1 人以上の追加感染者 X が t 日後に現れる確率 $\Pr(X(t) > 0)$ が所定のしきい値 c を下回ると流行が収束したと決定できる．流行収束決定日を T^* と表すと以下のような関係式ができる．

$$T^* = \min_{t > t^*} \{\Pr(X(t) > 0) < c\} \tag{20.5}$$

ここで t^* がデータ内の最終発病日である．収束の確実性を高めたい場合は低い閾値 c を選択する．

診断バイアスの問題

　以上の理論を通じて，報告された感染者のデータに基づく確定日別の流行収束確率について推定できる．しかし，より実践性の高い推定を行うためには厳密なサーベイランスが必要である[7]．不十分なサーベイランスであったり確定診断のための検査感度が 100 パーセント未満であるとき，未診断感染者が存在することとなる．当然ながら，未診断の感染者が多いと推定結果が大きく変動する．

　感染された個体の総数のうち，報告された感染者の割合を q とする．すると未確定感染者が流行曲線の値に $(1-q)/q$ を掛けた数となる．q が 0.5（感染者の 50% が確定した）を仮定すると流行曲線が 2 倍になる．

　そのほかにも，無症状病原体保有者と発病日が不明な感染者は発病日のデータがないため，計算に加味することができていない．しかし，診断さえされていれば報告日は既知のため，発病から報告までの遅れの分布を利用すれば発病日を統計学的に推定することは可能である．

まとめて推定する

　1 つのクラスター（集団感染）を取り上げる．図 20.3 の流行曲線は，当該ク

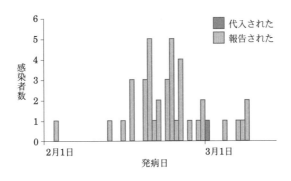

図 20.3　クラスターの流行曲線

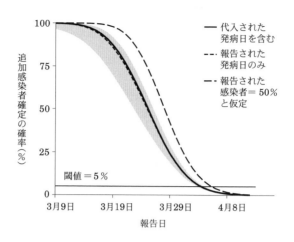

図 20.4　流行収束確率

表 20.1　閾値と確定率に基づくクラスター収束日

感染者の確定	閾値	
	$c = 5\%$	$c = 1\%$
報告された発病日のみ	4 月 4 日	4 月 8 日
計算された発病日を含む	4 月 4 日	4 月 8 日
感染者が 50% 確定	4 月 6 日	4 月 10 日

ラスターの感染者の発病日を示している．感染者の総数が 40 人であり，1 人
の無症状病原体保有者以外に残りの 39 人の発病日がすべて報告された．

　R_0 を 2.5，k を 0.1，そして閾値 c を 5% に仮定すると収束確率の分布が図
20.4 のようになる．ここで，横線は閾値 $c = 0.05$ を示している．細かい破線
は発病日が報告された 39 人の感染者しか取り上げない．実線は無症状病原
体保有者一人の代入発病日も含んでいる．そして，粗い破線は q が 0.5 と仮
定した上で確定されていない 50% の感染者も含めた感染者の総数を使用し
た場合を示している．$q = 0.5$ のとき，クラスターでの収束決定が 2 日間遅
れる（表 20.1）．

おわりに

　この方法より，報告日に基づく客観的な流行収束の決定が可能となり，新型コロナウイルス感染症においても各クラスターの経過観察において本稿で紹介した手法を適用してきた．この方法は潜伏期間や暴露時刻に依存しすぎず，感染の基本的パラメータと流行曲線，発病から報告までの時間の遅れ分布，などがわかれば流行の収束確率が推定できる．しかし，この方法は診断バイアスに弱く，接触者追跡が行われたクラスターの例だとしても，診断されていない感染者が含まれていないことを常に忘れずに推定を実施することが欠かせない．

参考文献

[1] Reich NG, Lessler J, Cummings DAT, Brookmeyer R. "Estimating incubation period distributions with coarse data". *Statistics in Medicine*. 2009; 28: pp. 2769-2784.

[2] Nishiura H, Linton NM, Akhmetzhanov AR. "Serial interval of novel coronavirus (COVID-19) infections". *IJID*. 2020.

[3] Park M, Cook AR, Lim JT, Sun Y, Dickens BL. "A systematic review of COVID-19 epidemiology based on current evidence". *J. Clin. Med*. 2020; 9(4): 967.

[4] Endo A, Abbott S, Kucharski AJ, Funk S. "Estimating the overdispersion in COVID-19 transmission using outbreak sizes outside China". *Wellcome Open Research*. 2020 May: pp. 1-8.

[5] Bi Q, Wu Y, Mei S, Ye C, Zou X, Zhang Z, et al. "Epidemiology and transmission of COVID-19 in 391 cases and 1286 of their close contacts in Shenzhen, China: a retrospective cohort study". *Lancet Infect Dis*.; 3099(20): pp. 1-9.

[6] Blumberg S, Lloyd-Smith JO. "Comparing methods for estimating R_0 from the size distribution of subcritical transmission chains". *Epidemics*. 2013; 5(3): pp. 131-145.

[7] Thompson RN, Morgan OW, Jalava K. "Rigorous surveillance is necessary for high confidence in end-of-outbreak declarations for Ebola and other infectious diseases". *Philos. Trans. R. Soc. Lond., B, Biol. Sci*. 2019; 374(1776).

[8] Nishiura H, Miyamatsu Y, Mizumoto K. "Objective determination of end of MERS outbreak, South Korea, 2015". *Emerg. Infect. Dis*. 2016; 22(1): pp. 146-148.

第 21 章

あとがきにかえて
感染症数理モデル元年に
機構と外挿の狭間に立つ

西浦 博
（京都大学大学院医学研究科）

機構的モデルと外挿的モデル

　政策の科学の一部として数理モデルが利用され始め，今後はよりそのアプローチや研究者の層も洗練されるものと期待されるが，その動きが加速化する前に，ちゃんと原理原則に立ち返って機構と現象に対して異なるモデリングのアプローチがあることについて確実に振り返っておくべきだと思う．特に，本問題に関しては15年来に渡って筆者が研究論文を執筆したテーマでさえあるので[1]，ここで歴史とともに機構と現象のそれぞれのアプローチの使い分けについて検証したいのである．

　機構的なモデル（mechanistic model）が目指しているのは抽象化対象の現象（例：感染伝播）そのものを数理的に記述し，その数理的構造を理解しようとするものである．人口の中で感染がどのように広がるのか，重症患者がいつピークを迎えるのか等，感染や発病，重症化，死亡などのイベントをボトムアップ式にモデル化し，それを定性的かつ定量的に分析することによって感染症制御そのものに対する示唆を得ることができる．特に，ヒトからヒトへ伝播する感染症はリスクに従属性が生じる点で人間のほかの病気とは異なり，また，感染イベントは直接に観察できないことが多いため統計学的推定を要するなどの特徴を有する．そのため，本来的には大変特殊であり，また，数理的素養を鍛えることに正面から取り組まないと，感染症疫学の専門家として本課題に対峙することが困難である．

　外挿的なモデル（extrapolation model）は誤解を恐れずに対比して書くならば，現象論として観察データを説明するのに「正しいっぽい曲線」を当てはめたものに相当する．回帰直線は最も単純な外挿だし，特定の関数による曲線の当てはめを行うことも少なくない．実際，筆者たちの研究グループでもリアルタイム予測の目的においては一般化ロジスティック方程式（いわゆるRichardsモデル）を用いることもある．

　要は目的によって使い分けが必要であるのだが，実際のところは疫学者でも理論家でも，あまり実学的課題として感染症に「ハマっていない」方から外挿的なモデルが突如として提案されることが多い．実は過去50年以上に

渡って，大規模な感染症流行があるたびに歴史は繰り返してきたのである.

Farrの法則

William Farr（1807-1883）は 19 世紀に活躍した人口学の父として知られるが，Farr が唱えた法則を一般化して天然痘死亡の流行曲線に当てはめた者がいた. その名を John Brownlee（1868-1927）と言い，彼は英国でみられるさまざまな感染症の流行曲線が左右対称のベル型の形状をしていることに注目し，それらの多くが正規分布で近似できないかと考えた. Brownlee のそもそもの研究目的は，同理論を通じて感染者数が時刻とともに減少することについて，1 人ひとりの感染者の感染性が時刻とともに落ちてくるためであることを説明することだった（が，仮説が間違っていて，それは失敗してしまう）[2]. しかし，1980 年代にその理論を再訪問した Alexander Langmuir 氏（1910-1993）が同理論を無批判に HIV/AIDS の疫学予測に活用し，米国医学会誌に発表した結果，さまざまな議論を巻き起こしてしまう[3]. ちなみに Langmuir は米国疾病管理予防センター（CDC）の接触者を追跡する EIS（Epidemic Intelligence Service）の創設者であり「疫学の父」の 1 人とも呼ばれるが，数理モデルには決して明るくなかった.

Brownlee の理論では AIDS の年間新規発病者の比の比（secondratio）が定数であると仮定した. 例えば i 年の AIDS 患者数を a_i とすると

$$\frac{a_4/a_3}{a_2/a_1} = \frac{a_5/a_4}{a_3/a_2} = C < 1$$

のようなものである（ここで C は定数である）. Brownlee は上記の式は対数を取ることによって差の差に変換できることを知っていた：

$$(\ln a_4 - \ln a_3) - (\ln a_2 - \ln a_1) = \ln C$$

これは力学系に明るい方なら 2 階微分が適用できることがわかる. つまり，$\ln a = A$ とすると

$$\frac{d^2 A}{dt^2} = \ln C.$$

そこまで一般化できると常微分方程式の解析解があることは自明であり，積分すると以下を得る：

$$a(t) = \exp(-Xt^2 + Yt + Z).$$

ここで X, Y, Z は係数である．言い換えると，2次の時間項を含む指数関数がAIDSの流行曲線であり，この式はAIDSの流行曲線が正規分布に従うと想定していることにほかならないのである[4]．

1900年代前半に，経験的にBrownleeが「正規分布に従うように見えることが多い」と発見したことは賞賛されるべきものである．その思想によって流行メカニズムの研究も予測も新たな一歩を踏み出すことができたからである．しかし，1980年代までの間に機構的モデルを含む別のより一般的なアプローチでより多くの観察現象を捕捉可能な数理モデルが登場していた．その中でLangmuirが正規分布を特出しで利用することに関しては一定の理由を要する．特に，Langmuirは「今後ほどなくAIDS流行は頭打ちになって新規感染者は減り始める」と予測したわけであり，実際にその通りにならなかったこと（流行ピークは予測された時刻よりも後に観察され，流行曲線は対称的な形状とならなかったこと）は，米国CDCの数理モデル史にとっては大変厳しい船出となった（実際その後，米国CDCは数理モデル研究の世界的発展の中で取り残されがちになってしまう）．

もちろん，米国の研究者がそれを無批判に受け入れたわけではなかった．妥当性を疑う論説がLangmuirの報告のすぐ後に出版されており，HIV感染の血清データに基づくと，その陽性者数は正規分布で予測されるAIDS患者の5倍以上である，という議論が巻き起こった[5]．

この事例を通じて，筆者はLangmuirのような立派なパイオニアの失敗を現代における流行モデルの一部のメタファーとして議論をするつもりはないし，特定の事例を批判する意図はない．仮に，これ以外のコンセプトで，とんでもないモデル研究があろうとも，民主主義の世界において科学的発見を主張する言論は自由であるべきであるし，何らかの対価を仮に支払おうとも研究に関わるプロの数が増えないといけないのが日本の現状である．でも，読者諸氏は「同様の過ちが繰り返されるリスク」に気付かれることと思う．特に，リアルタイムで流行が進展する中で，幼弱な政治に巻き込まれる形で

不完全な数理モデルがあたかも流行を確実に記述した法則のように流布され，放置すると人の命にかかわってしまう場合には科学的に妥当な議論をして介入し，より適切な未来へ導かないといけない．

そのとき，日本は

　日本における初期の HIV 感染者数推定も外挿に頼ったものであった．HIV は AIDS の病原体であるが，HIV 感染だけでは症状がなく，感染者は自身で血液検査を受けない限りは感染に気付かない．検査で気付かなければ，平均約 10 年を要する潜伏期間を経て AIDS を発病してやっと自覚することも少なくない．そのような中で AIDS 患者数という観察情報を利用して HIV の感染者総数をリアルタイムで把握することはきわめて重要な疫学モデルのタスクである．

　日本では捕捉率と呼ばれる患者中の既診断者数の比を用いる方法が流行初期に用いられてきた[1]．真の HIV 感染者総数は既に診断されている HIV 感染者とそれ以外の未診断者に分解できる．そして，その未診断者に対する診断者の比が，AIDS 患者のそれと等しい，という想定をした．つまり，

$$\frac{H_d}{H_u} = \frac{A_d}{A_u}$$

のような想定をしたのである．ここで，H_u, H_d と A_u, A_d はそれぞれ累積の未報告・報告済み HIV 感染者数と累積の未報告・報告済み AIDS 患者数である．右辺は既知であり，左辺も H_d が既知で H_u を知りたいわけである．1990 年代半ばまでに報告された AIDS 患者のうち 19.6％ が発病前に HIV 感染を診断されていたため，この比は AIDS 患者を基にすると 1：5.1 と推定されてきた．

　この捕捉率は暗に時刻に対して独立であると想定されてきた．これに加えて，HIV 感染者数が線形に（定数で）増加するという想定を加えて未来の HIV 感染者数を予測し，さらに，AIDS を発病するまでの潜伏期間がワイブル分布を定量化して得られた確率密度に従うと想定して AIDS の将来予測を

実施した．すなわち，

    (1) 捕捉率を利用した HIV 感染者数の推定，

    (2) 推定 HIV 感染者数の線形回帰，

の2つの過程を経て HIV/AIDS の将来予測が実施されたのである．

今日の感染ダイナミクスの基礎知識に従うと過度な想定ではあろうが，それでも医学研究者らが苦心した上で編み出した単純な方法論に基づく推定が，方法論を開陳しつつ実施されてきたことは，科学的知識が疫学データ分析に活用される歴史のプロセスとして受け止めなければならない．他方，再び繰り返すが，捕捉率には数理的証明はなく（むしろ，証明しようとすると HIV と AIDS の捕捉率は等しくならないはずであると思われ[1]），加えて，線形の増加を無批判に受け入れる，という方法論を取ったのであるから，その実施時期までに国際的に広く活用されてきた他の方法が取られなかったことに対する説明が今日的には必要になるだろう．

政策への影響

米国の正規分布による予測の出版直後には多数の専門家が即座に厳しい批判を述べた．それらの即応する批判を除くと，筆者の過去の調査によれば Langmuir らの予測は少なくとも6回の参考文献としての引用がなされた．技術的結果について明確に議論が行われてきたにも関わらず，また，その定量的予測に対するケアの必要性が適切に議論されたにも関わらず，米国の研究は単に「より保守的な推定値」として（他の予測値と一緒に）後日の政策学研究論文に引用されることとなった．

日本ではどうであったか．当時の厚生労働省の見解はやや日本的である．「未報告を含めた現在の HIV 感染者数を推計する事は重要なことであるが，複数の推計方法が存在しうるものであり，最良の方法を委員会として採用することが現時点では難しいと考えたため，特定の方法を用いて推計した数値

を提示するのは適切ではなく，むしろ，各研究者がそれぞれの立場で推計したものを，それぞれの推計方法が基礎とした前提や仮定を参照した上で，利用していくべきものと考える．（[7]）」 こういった見解が，当時の厚生労働省エイズ動向委員会から発表されたことがある．

こういった方法論を採る副次的問題として，観察データの収集システムの変化が挙げられる．流行当初はHIV感染者のうちの診断者やAIDS患者数はすべて報告されてきたのだが，「臨床医が混乱する」という理由によって，1999年にデータ収集の制度が，AIDS発病前にHIV感染を報告することになっていた者はAIDS発病時には再び報告しなくても良いように変わってしまった．このことによってAIDS患者数の総数がわからなくなる事態となり，日本ではAIDS患者総数に頼った逆計算のような単純推定が困難になってしまったのである．AIDS患者数の総数を知ることの重要性が方法論とともに適切に伝達されていれば，このような変化は生じなかったのかも知れない．

感染症の政策決定と数理モデル活用

本稿で紹介した2つの研究事例は広く受け入れられている研究アプローチと比較するとかなり異なる方法論であると言える．政策に数理モデルを活用する上で理論が群雄割拠することは同分野応用の成長にとって必須のことであるが，より広く受け入れられているモデルに共通する次の3点を明示することが重要になるものと考えられる[1]．

● 1. モデル定式化の落とし穴

特定の問題に関して，妥当で要領を得た結果を提供するモデルの鍵は内的動態（intrinsic dynamics）を捉えていることである．感染症研究においては個々のヒトを独立に考えられないのだから，伝播にかかる個体群動態はできる限り明示的に検討すべきなのだ．もちろん，より広く受け入れられている非線形モデルや確率過程などのモデルにも不確実性や予測精度で不十分なものがあるかも知れない．しかし，それらのアプローチは感染が拡がる疫学的

プロセスを理解することにも役立つだろう.

● 2. 予測の一般的アセスメント

　予測の実効力が高いモデルは必ずしも良いモデルではない. 良いモデルは妥当な感染伝播に関わる基礎的想定を伴うものであり, 入力パラメータにも繊細な注意が図られているものである. 非線形微分方程式モデルや確率過程モデルはこれらの点に十分なケアが行われて定量化されている. 他方, 上記に紹介した2つの外挿モデルではあくまで「当てはめ」をしているわけであり, それはモデリングの最も不確実な要素に相当することを覚えておかなければならない. そういったアプローチに限って, 予測値そのものの実測値への近さや単純な残差などの情報に集中してしまいがちである.

● 3. 政策実装のためのモデル評価

　モデル専門家にとって最も大きなチャレンジは, 上記のような点をいかにコミュニケーションするかである. 他分野の疫学者を含め多くの研究者は基本的なモデル構造や鍵となる想定を理解していない. さらに, 一般的な読者にとっては原著論文を評価する一般的ルールやモデリング研究の批判的吟味の方法論が体系化しているわけではない. このような状況下で, 政策決定者が予測可能性に関する詳細な議論に入る前に, モデルの目的や鍵となる想定が十分に共有されていない場合は決して少なくない.

解決可能性のあるオプション

　本稿で紹介した2つの研究はその実施者を批判するものではなく, 未来のための改善点を明らかにしようと試みるために検討をした. 感染症モデリング研究一般にとって, 政策決定に真に役立つようにするために, 筆者は以下のような4つのオプションを提示したい. これらは本稿で紹介した米国や日本の特殊な事例だけでなく, ほとんどの定量的モデルにも当てはまるのではないだろうか.

● 1.　モデリング目的の明示

　数理モデルの構造は特定の研究問題に依存する．妥当な想定に従っていようとも，主たる目的以外に追加の示唆に富むわけではないことを覚えておきたい．そのため，個々の研究から何を学ぶことができるか，何が学べないのかは，読者のために明示的に記述することが望ましい．同じデータに2つ以上の定量的アプローチがなされている場合は，そもそも目的や抽出しようとしている情報が異なるかも知れない．同じデータに複数のアプローチが適用されることは稀でなく，目的を明示することによってより比較可能性も高くなるものと考えられる．

● 2.　想定，限界，パラメータのリスト化

　推定や予測の妥当性はモデル想定に依存することが多い．そのため，すべての数理モデル研究を通じて想定，限界とパラメータが明示的にリスト化されていることが望ましい．多くの感染症領域の定量的モデル研究では想定の明示化は実践されているが，それをより系統的に行うことと，COVID-19のように他分野の研究者が参入する際にはより気を付けて共有しなければならない項目である．数値計算でパラメータが固定されている場合には，個々のパラメータの役割，想定値の出典，地理的な代表性などについて明示することが好ましい．政策決定者はモデリング研究がそのようなルールに従っているかどうかを採用の判断根拠にしても良いだろう．

● 3.　特定の研究課題に回答するための想定

　ほとんどのモデルは未だ非現実的な想定をいくつか受け入れた上で定量化しなければならない．可能な限りに現実的なモデルにする努力が行われているが，他方で観察データが限られていることも少なくない．数理モデルに数々の詳細を取り込むことは現実の描写を改善するとは限らないことにも注意を要する．解決しようとする研究問題に応じて，未だきわめてシンプルな数理モデルのほうがより理想的であることも少なくなく，複雑なシミュレーションよりもシンプルなモデルのほうがより良く現実を捉えることができる場合もあるのだ[6]．端的には非専門家は

(1) モデルが単純明快に研究問題を解決しているか，

(2) 使用した想定が科学的に受け入れ可能で十分に現実的か，

を注意してチェックすると良い.

● 4. 政策決定

　数理モデルの専門家は，内的動態について充分に理解するか，疾病の詳細な自然史について情報提供が可能な専門家と共同研究を行うべきである．数理科学専門家のみが観察データを分析する研究が多数存在する現状は脱しなければならない．モデル研究の結果が誤解されることは稀ではないため，数理モデルの構築と活用においては，モデル専門家と政策決定者，医学研究者がともにテーブルに座って議論することがきわめて重要である．そのような実践において，数理モデルの専門家はモデル妥当性の評価に関する知識を共有し，政策決定に関連する示唆について充分に説明しなければならない．公衆衛生の専門家がモデルに基づく予測の発見について評価不可能な場合は，定量化研究に参画する数理モデルの専門家はコンサルテーションに応じる体制を設けておくことが求められる．これらの専門家は，サーベイランス(動向調査)のような疾病モニタリングシステムについても知識を提供することが求められる．

　どのように感染症が伝播するか，あるいは，関連する想定が施されたのかを無視したり，あるいは鍵となる入力情報を無視することは，政策を誤った方向に導いてしまうリスクを伴う．上記の4点を実践することは，そのような混乱を避ける上で鍵となるだろう．

参考文献

[1] Nishiura H., "Lessons from previous predictions of HIV/AIDS in the United States and Japan: epidemiologic models and policy formulation", *Epidemiol Perspect Innov*, 2007; 4: 3.

[2] Brownlee J., "Historical note on Farr's theory of the epidemic", *Br. Med. J.* 1915; 2: pp. 250-252.

〔3〕 Bregman D. J., Langmuir A. D., "Farr's law applied to AIDS projections", *JAMA* 1990; 263: pp. 1522-1525.

〔4〕 Fine P. E. M., "John Brownlee and the measurement of infectiousness: An historical study in epidemic theory", *J. R. Stat. Soc. Ser. A* 1979; 142: pp. 347-367.

〔5〕 Artzrouni M., "AIDS projections: how Farr out?", *JAMA* 1990; 264: pp. 1103-1104.

〔6〕 May R. M., "Uses and abuses of mathematics in biology", *Science* 2004; 303: pp. 790-793.

〔7〕 厚生労働省エイズ動向委員会,「エイズ発生動向調査の概要」. In:「平成15 (2003)年エイズ発生動向年報(1月1日〜12月31日)」, 厚生労働省.
https://api-net.jfap.or.jp/status/japan/data/2003/03nenpo/cyousa.htm

索引

初出一覧

第1章　緒論——感染症のコンパートメントモデルと基本再生産数
((※3) 小林鉄郎, 西浦 博「感染症数理モデル入門」改題)

第2章　エボラ流行の基礎理論
((※2) 2015年5月号「エボラ流行の数理モデル(1)」改題)

[コラム1]　インフルエンザを隔離で制御できるのか？
((※1) 2009年7月号「病院はほかの患者さんでいっぱいです」改題)

第3章　新型インフルエンザの重大度レベルの数理——感染リスク
((※4) 2009年12月号「新型インフルエンザの重大度レベルの数理／(1) 感染リスク」改題)

[コラム2]　そんなにタミフルはありません
((※1) 2009年4月号・同タイトル)

第4章　デング熱の数理モデル
((※2) 2014年12月号「デング熱が到来した日本の未来」改題)

[コラム3]　インフルエンザの伝播は子どもが悪いのか？
((※1) 2009年9月号「子どもは悪の根源？」改題)

第5章　MERSは日本にとってどれくらい危険なのか？
((※2) 2015年9月号・同タイトル)

[コラム4]　予防接種はまず子どもから？
((※1) 2009年10月号・同タイトル)

第6章　大規模流行の発生確率にまつわる数理
((※3) 安齋麻美, 西浦 博・同タイトル)

[コラム5]　学校は閉鎖すべきか, 否か？
((※1) 2009年5月号・同タイトル)

第7章　直接に観察できない感染イベント
((※2) 2015年2月号・同タイトル)

[コラム6]　迅速診断データのウラの用途
((※1) 2009年12月号「迅速診断が利用されるウラの理由」改題)

第8章　新型インフルエンザの重大度レベルの数理——死亡リスク
((※4) 2010年1月号「新型インフルエンザの重大度レベルの数理／(2) 死亡リスク」改題)

[コラム7]　「でも, 田舎は安全でしょ？」は間違い
((※1) 2009年8月号・同タイトル)

第9章　MERS死亡リスクを早期探知せよ
((※2) 2015年11月号・同タイトル)

[コラム8]　流行を持続させるマガモ
((※1) 2010年1月号「流行持続の背景はマガモにあり」改題)

第10章　ワクチン接種の集団での自然史
((※4) 2010年2月号・西浦 博, 合原一幸「新型インフルエンザの予防戦略／(1) ワクチン接種の基礎理論」改題)

[コラム9]　発病しにくいインフルエンザの検疫
((※1) 2009年6月号・同タイトル)

第11章　新型インフルエンザの予防戦略(1)——ワクチン接種効果の推定

((※4) 2010年3月号・西浦 博, 合原一幸「新型インフルエンザの予防戦略／(2) ワクチン接種効果の推定」改題)

[コラム10]　家庭内で推定できるワクチンの効果
((※1) 2009年11月号・同タイトル)

第12章　新型インフルエンザの予防戦略(2)——望ましいワクチン接種のあり方
((※4) 2010年4月号・西浦 博, 合原一幸「新型インフルエンザの予防戦略／(3) 望ましいワクチン接種のあり方」改題)

[コラム11]　患者が増えすぎて報告できません
((※1) 2010年2月号・同タイトル)

第13章　あなたと私の予防接種の駆け引き
((※2) 2014年4月号・同タイトル)

[コラム12]　デルタ株と集団免疫閾値
((※4) 2021年9月号「予防接種完了時の新型コロナウイルス感染症流行をどのように見通しているか」pp. 50-51)

第14章　予防接種が「効く」ことの数理
((※2) 2014年6月号・同タイトル)

[コラム13]　もとの世界に戻りたい気持ち
((※4) 2021年9月号「予防接種完了時の新型コロナウイルス感染症流行をどのように見通しているか」p. 51)

第15章　日本の風疹大流行を解剖する
((※2) 2014年8月号・同タイトル)

[コラム14]　複数年の長期を見通せていない戦略
((※4) 2021年9月号「予防接種完了時の新型コロナウイルス感染症流行をどのように見通しているか」p. 52)

第16章　予防接種評価の落とし穴——疫学的干渉
((※2) 2014年10月号・同タイトル)

第17章　エボラ流行の対策効果と国際的拡大
((※2) 2015年7月号「エボラ流行の数理モデル(2)」改題)

第18章　汚れた空気はキレイにできるのか
((※2) 2016年1月号・同タイトル)

第19章　流行への警戒はどのように終わるのか
((※2) 2016年3月号・同タイトル)

第20章　新型コロナウイルスのクラスター収束にまつわる数理
((※3) ナタリー・リントン, 西浦 博「感染症流行の収束にまつわる数理」改題)

第21章　あとがきにかえて——感染症数理モデル元年に機構と外挿の狭間に立つ
((※3)「感染症数理モデル元年に機構と外挿の狭間に立つ」改題)

●注記
(※1)『数学セミナー』連載「オランダ発パンデミック東方見聞録」
(※2)『数学セミナー』連載「うつる病を読み解くモノサシ」
(※3)『数学セミナー』2020年9月号・特集「新型コロナウイルスと闘うために数学にできること」
(※4)『数学セミナー』単発記事・短期連載
(初出に表記のないものは, すべて西浦 博著)

著者プロフィール（章別登場順）

◎編著者

西浦　博●にしうら・ひろし

京都大学大学院医学研究科社会健康医学系専攻教授.

1977年, 大阪府生まれ.

2002年, 宮崎医科大学医学部卒業.

2006年, 広島大学大学院保健学研究科修了. 博士（保健学）.

英国やドイツ, オランダ, 香港などで感染症数理モデルの研究に従事.

2013年, 東京大学准教授, 2016年, 北海道大学教授を経て, 2020年より現職.

2020年からは厚生労働省の新型コロナウイルス感染症対策本部においてクラスター対策班に参画.

専門は感染症疫学, 理論疫学.

編著書に,『感染症疫学のためのデータ分析入門』（金芳堂）などがある.

◎著者

小林鉄郎●こばやし・てつろう

京都大学大学院医学研究科社会健康医学系専攻助教.

東京都生まれ.

2008年, 北海道大学医学部卒業.

2017年, 東京大学大学院医学系研究科公共健康医学専攻（公衆衛生学修士課程）修了.

安齋麻美●あんざい・あさみ

京都大学大学院医学研究科博士後期課程大学院生.

福島県生まれ.

2012年, 福島県立医科大学看護学科卒業.

2020年, 北海道大学大学院医学院医科学専攻修士課程（公衆衛生学コース）修了.

合原一幸●あいはら・かずゆき

東京大学特別教授・名誉教授／東京大学国際高等研究所ニューロインテリジェンス
国際研究機構（IRCN）副機構長.

1954 年，福岡県生まれ.

1977 年，東京大学工学部卒業.

1982 年，東京大学大学院工学系研究科電子工学専門課程博士課程修了．工学博士.

以降，東京電機大学助教授，東京大学助教授・教授を経て，2020 年より現職.

専門は数理工学，複雑系数理モデル学，カオス工学.

著書に，『人工知能はこうして創られる』（編著，ウェッジ），『カオス学入門』（放送
大学教育振興会），『数理工学 最新ツアーガイド』（共著，日本評論社）など多数ある.

ナタリー・リントン● Natalie Linton

カリフォルニア州保健局／疫学者.

アメリカ出身.

2015 年，オレゴン州立大学公衆衛生学修士課程修了.

2018 年，オビエド大学修士課程修了.

2021 年，北海道大学大学院医学院博士課程修了．博士（医学）.

感染症流行を読み解く数理

2022 年 7 月 20 日　第 1 版第 1 刷発行

編 著 者	西浦 博
著　　者	小林 鉄郎, 安齋 麻美, 合原一幸, ナタリー・リントン
発 行 所	株式会社 日本評論社
	〒170-8474 東京都豊島区南大塚 3-12-4
	電話　(03) 3987-8621 [販売]　(03) 3987-8599 [編集]
印 刷 所	株式会社 精興社
製 本 所	株式会社 難波製本
ブックデザイン	原田恵都子(Harada＋Harada)
写 真 撮 影	中野泰輔

copyright © 2022 Hiroshi Nishiura, Tetsuro Kobayashi, Asami Anzai, Kazuyuki Aihara, Natalie Linton. Printed in Japan.
ISBN 978-4-535-78759-9

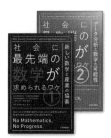
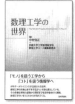
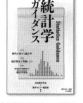